新安孤本醫籍叢刊

第一輯

王鵬/主編

2019年度國家古籍整理出版專項經費資助項目

山居本草 壹

〔清〕程履新/撰

王鵬/提要

U0215883

北京科学技术出版社

圖書在版編目（CIP）數據

山居本草 ：全2册 / 王鵬主編. — 北京 ：北京科學技術出版社，2020.1
（新安孤本醫籍叢刊. 第一輯）
ISBN 978-7-5714-0532-8

Ⅰ. ①山… Ⅱ. ①王… Ⅲ. ①本草—中國—清代
Ⅳ. ①R281.3

中國版本圖書館 CIP 數據核字（2019）第229232號

新安孤本醫籍叢刊・第一輯. 山居本草

主　　編：王　鵬
策劃編輯：侍　偉　白世敬
責任編輯：侍　偉　白世敬　董桂紅　楊朝暉　劉　雪
責任校對：賈　榮
責任印製：李　茗
出 版 人：曾慶宇
出版發行：北京科學技術出版社
社　　址：北京西直門南大街16號
郵政編碼：100035
電話傳真：0086-10-66135495（總編室）
0086-10-66113227（發行部）　0086-10-66161952（發行部傳真）
電子信箱：bjkj@bjkjpress.com
網　　址：www.bkydw.cn
經　　銷：新華書店
印　　刷：北京捷迅佳彩印刷有限公司
開　　本：787mm × 1092mm　1/16
字　　數：419千字
印　　張：82.25
版　　次：2020年1月第1版
印　　次：2020年1月第1次印刷
ISBN 978 – 7 – 5714 – 0532 – 8/R・2687

定　　價：**1880.00元（全2册）**

京科版圖書，版權所有，侵權必究。
京科版圖書，印裝差錯，負責退換。

《新安孤本醫籍叢刊·第一輯》編纂委員會

主　編　王　鵬

副主編　王旭光　汪滬雙　黄　輝

編　委　王　鵬　王旭光　汪滬雙　黄　輝　鄧　勇　何　玲
譚　輝　羅夢曦　王　瑞　葉　紅　郭錦晨

《新安孤本醫籍叢刊·第一輯》編輯委員會

主　任　章　健

委　員　章　健　侍　偉　白世敬　董桂紅　楊朝暉　劉　雪

前言

中醫藥學源遠流長，在其漫長的發展進程中，涌現出大批著名醫家，他們在學術上各領風騷，形成了衆多的醫學流派。不同流派的争鳴與滲透、交流與融合，促進了中醫藥學術的不斷進步和臨床療效的不斷提高。各家中醫學術流派薪火相承，後浪推前浪，鑄就了中醫藥學發展史上一道道亮麗的風景綫。

九州方隅，風物萬千，醫家臨證各有所長，傳習日久，漸成衆多地域醫學流派。地域醫學流派是對某一特定地域醫家學術特徵的整體概括，凸顯了中醫藥學辨證論治的原則性、多樣性和靈活性。

『天下明醫出新安。』安徽自古物寶文華、人杰地靈，是歷史上名醫輩出的地方，『南新安、北華佗』的原生態傳統醫學文化獨具特色和優勢。源自古徽州的新安醫學，以其鮮明的地域特色、厚重的傳統底蘊、突出的學術成就、深遠的歷史影響，在我國地域醫學流派中獨樹一幟。作爲徽文化五大要素之一的新安醫學，儒醫輩出、世醫不絶，文獻宏富、名著林立，創新發明、學説紛呈，特色鮮明、影響深遠，傳承至今、經久不衰，是公認的綜合性地域醫學流派的典型代表。

傳統在本質上是一種歷史的積澱。富有生命力的傳統文化，從來都不衹是久遠的歷史，她具有超越時空的思想力量。中醫藥理論上以道御術，實踐中以術弘道，中醫藥的學術理論與實踐經驗，往往通過古代文獻這一載體得以傳承、延續。因此，我們必須重視中醫藥文獻的整理研究和價值挖掘，用前人的成就來啓發我們的智慧。中華人民共和國成立以來，學術界一直十分重視新安醫學文獻的整理與研究，以安徽學者爲核心，聯合國内其他地區學者，針對新安醫學古籍文獻開展了一系列卓有成效的研究工作，在文獻校注整理、醫家醫籍考證、名家學術思想研究等領域，取得了衆多具有代表性的成果，使一批重要的新安醫籍文獻得以整理出版，爲傳承發展新安醫學學術、弘揚優秀傳統文化做出了重要貢獻。但時至今日，仍然有大量重要的新安醫籍未曾經過系統整理和出版，這不能不説是一種遺憾。爲有效彌補既往古籍整理研究的不足，不斷完善新安醫學醫籍體系，進一步促進對新安醫家學術思想的深入研究，安徽中醫藥大學組建了專門的整理研究團隊，有計劃、分批次地開展新安醫學孤本、珍本醫籍文獻整理工作，并將整理後的新安醫籍叢書命名爲《新安孤本醫籍叢刊》。

《新安孤本醫籍叢刊·第一輯》共選取九種具有重要學術研究和實踐應用價值的新安孤本、珍本文獻，包括中醫理論類文獻一部、傷寒類文獻兩部、本草類文獻兩部、内科類文獻一部、雜著類文獻一部、名家醫案類文獻兩部，以完全保留原貌的形式影印出版，旨在挽救部分瀕臨亡佚的新安孤本、珍本醫籍；同時從作者、成書、版本、主要内容、學術源流及影響等方面爲每部著作撰寫内容提要，充分展現各醫籍的新安醫學特色及其對後世中醫藥學術傳承與發展的影響。

入選《新安孤本醫籍叢刊·第一輯》的文獻各有其學術價值和臨床特色。

《醫説》，十二卷，南宋新安醫家張杲撰，是我國現存最早的筆記體裁醫史傳記著作，也是現存成書年代最早的一部完整的新安醫籍。國内傳本主要有宋本、明刻本和《四庫全書》本等。其中宋本有二，分别藏於南京圖書館、北京大學圖書館，皆有闕失。宋本之外，刻印最良者當推明代顧定芳本，此本藏者較多，惟安徽中醫藥大學圖書館藏本較諸本多出顧定芳跋文一篇，彌足珍貴。

《醫理》，一卷，清代新安醫家余國珮撰，係作者對家傳醫學理法『已驗再驗』之後的全面總結。其將易理及道家觀念與醫學相結合，進一步闡發醫理，并後附醫案百餘種。此書未見刊行，僅存一種清宣統二年（一九一〇）皋邑蔣希原抄本，藏於安徽中醫藥大學圖書館。

《婺源余先生醫案》，一卷，清代新安醫家余國珮撰。全書按證類列，每證録案一至三則，共録醫案七十四則，多從『潤燥』論治，對辨析燥邪尤有創見，且與《醫理》一書相輔爲證。此書未見刻本，現僅存一種劉祉純抄本，藏於安徽中醫藥大學圖書館。

《傷寒從新》，二十卷，清末民初新安醫家王潤基撰。此書彙集歷代研究《傷寒論》名家的學術觀點，折衷傷寒各派，以温熱補充傷寒，以六經指導温病，是近代注解《傷寒論》的大成之作。現存一九三二年抄本，係孤本，藏於安徽中醫藥大學圖書館。

《傷寒論後條辨》，十五卷（附《讀傷寒論贅餘》一卷），清代新安醫家程應旄撰，係作者汲取方有執及喻嘉言錯簡重訂、綜合整理《傷寒論》條文之長，再行歸類條理，闡發己見而成，是傷寒錯簡重訂派的代表性著作之一。《傷寒論後條辨》版本較少，安徽中醫藥大學圖書館藏式好堂本存有書名頁，且較其他式好堂本多出黄周星序，是現存最佳版本。《讀傷寒論贅餘》刻本僅存式好堂本一種，藏於安徽中醫藥大學圖書館。

《本草綱目易知録》，八卷，清代新安醫家戴葆元撰。此書以《本草綱目》《本草備要》爲基礎删補而成，仍分十六部，載藥一千二百零五種，末附全書病證索引《萬方針綫易知録》，是一部切合臨證實用的綜合性本草文獻。現僅存清光緒十三年（一八八七）婺源思補山房刻本，屬戴葆元私家刻本，藏於安徽中醫藥大學圖書館和江西省圖書館。

《程敬通先生心法歌訣》，一卷，明末清初新安醫家程敬通撰。全書按證分篇（每證下分病證歌訣、方藥歌訣兩部分），概述了五十七種病證之辨證與論治，内容簡明扼要，便於臨床記誦。此書未曾付梓，現僅存一種程六如抄本，藏於安徽中醫藥大學圖書館。

《程六如醫案》，八册，近現代新安醫家程六如撰。全書包括内科醫案六册、外科醫案二册，按時間順序排列，共載醫案九百餘則。每案首記患者之姓、所在之村和開方之日，後詳備病因病機、臨床症狀、治法方藥等，資料完整。此書未曾刊印，僅存抄本，藏於安徽中醫藥大學圖書館。

《山居本草》，六卷，清代新安醫家程履新撰。全書分身部、穀部、菜部、果部、竹木花卉部、水火土金石部六部，將《本草綱目》十六部中除禽獸蟲魚部外的藥物，分别選入六部之中，共載藥一千三百四十三種。該書是一部集養生和用藥經驗於一體的綜合性本草文獻，所輯藥物均是易得易取之品，所載炮製及用藥方法皆簡便易行。此書刻本僅存清康熙三十五年（一六九六）初刻本，藏於上海圖書館。

《新安孤本醫籍叢刊·第一輯》的整理出版工作，在北京科學技術出版社的大力支持下，成功獲批二〇一九年度國家古籍整理出版專項經費資助項目。北京科學技術出版社長期從事中醫藥古籍的整理出版工作，并將中醫藥古籍作爲重點圖書版塊加以打造，多年來出版了一系列學術水平高、業界影響大的中醫類古籍圖書，積纍了豐富的中醫藥古籍出版經驗，爲本次《新安孤本醫籍叢刊·第一輯》整理出版工作的順利實施提供了强有力的組織和技術保障，確保了本次整理項目的順利開展與按期完成。在此，謹對北京科學技術出版社及參加本項目出版工作的同道們致以衷心的感謝。

新安醫學的當代價值正體現在她實用的、不斷創新的、至今仍造福於民衆的知識體系中，而新安醫學古籍文獻則是這些知識體系的載體，是彌足珍貴的文化遺産。本次影印出版的《新安孤本醫籍叢刊·第一輯》，以具有重要實用價值的新安醫籍孤本、珍本文獻爲整理對象，與臨床實踐密切相關，能够更爲直接地用以指導臨床實踐工作，豐富現有的臨床辨證論治體系，促進中醫醫療水平的提高。我們衷心地期望，通過本叢刊的出版，能够更有效地保護并展示被廣泛認同、可供交流、原汁原味的新安醫籍珍貴文獻，同時爲弘揚新安醫學學術精華、傳承發展中醫藥事業貢獻一份力量。

編者

二〇一九年十月八日

目録

新安孤本醫籍叢刊·第一輯

山居本草

提要　王鵬

内容提要

《山居本草》，六卷，明末清初醫家程履新撰，是一部集養生和用藥於一體的實用性本草著作。

一、作者與成書經過

程履新，字德基，生於一六四四年，卒於一七二二年，徽州休寧汊口（今安徽省黄山市休寧縣）人。曾師從明末祁門（今安徽省黄山市祁門縣）名醫李之材（字素庵），得其傳，博覽醫書，精明醫理。程氏一生游歷多地，後主要行醫於吴中（今江蘇省蘇州市）一帶，頗有醫名。撰有《山居本草》六卷、《程氏易簡方論》（又名《程氏醫方簡編》《易簡方論》）六卷。

《山居本草》成書動機與經過，從程履新所撰引言中即可得知：『此集只以日用尋常之物，足以養生却病，并可以治尋常易識之病耳。七情皆由心動，一正心而諸病安矣。如薑可治寒、蘇可散風、扁豆葉可治暑火、酒可治濕、蜜可治燥、水可治火之類，第須自明其受病之原而自治之，又何難哉？老拙無能，聊作自了漢，就食山居，偶爾集成，姑命曰《山居本草》云。』書成，於清康熙三十五年（一六九六）刊行。

二、版本介紹

本書版本有刻本、影印本、排印本三類。

刻本一種，刊於清康熙三十五年（一六九六），藏於上海圖書館。凡六卷，八册，四眼綫裝。開本尺寸縱二十七點五厘米，横十七點八厘米；黑色版框，白口，單黑魚尾，四周雙邊；版框尺寸縱十九點八厘米，横十三點八厘米。正文大字每頁十行，每行二十二字，小字雙行同。

影印本有兩種：一是全國中醫藥圖書情報工作委員會組織出版的『中醫古籍孤本大全』影印本，一九九五年由中醫古籍出版社出版；二是中國文化研究會組織出版的《中國本草全書》影印本，一九九九年由華夏出版社出版。以上兩種影印本均據清康熙三十五年（一六九六）刻本影印。

排印本有兩種：一是二〇一七年中國中醫藥出版社出版的『中國古醫籍整理叢書』簡體標點注釋本；二是二〇一八年人民衛生出版社出版的『新安醫籍珍本善本選校叢刊』簡體標點注釋本。

三、基本内容與構成

《山居本草》全書以養生、却病、延年爲宗旨。前有引文，介紹了該書的編著思路和學術觀點，分析了《神農本草經》以降三十八部本草類文獻的源流關係，并給予簡要評價。正文共六卷，分为身部、穀部、菜部、果部、竹木花卉部、水火土金石部六部，將《本草綱目》十六部中除禽獸蟲魚部外的藥物分别選取并入六部之中，共載藥一千三百四十三種。卷一身部，上半卷引用《内經知要》養精安心、調節陰陽氣血之説，近取諸身、以靈心治蠢心、以戒治貪、以定治嗔、以慧治痴，取儒、釋、道三教修身正心格言作爲時人之冰鑒，後附坐功却病之法、二十四節氣坐功圖、八段錦導引法、起居飲食之節，并節録《遵生八箋》養老延年之方；下半卷爲人身之鬚髮、便溺、胎盤、乳汁等二十種可供入藥者的主治及用法。卷二至卷六，收録藥物一千三百二十三種，其中卷二穀部一百六十三種、卷三菜部三百三十八種、卷四果部三百五十七種、卷五竹木花卉部三百一十七種、卷六水火土金石部一百四十八種，對每藥均記其正名、别名、鑒别、炮製、性味、功能主治、用法、宜忌等内容，間有附方。卷六之後附總論，總集考訂前賢論藥之説，訂出規範，認爲凡藥物命名和使用前須先辨體、色、氣、味、形、性、能、力、地、時，并列有『辨藥八法』；此外，尚有從《藥品化義》節引的『用藥十八法』。全書以養生之道貫穿始終，充分體現了中醫預防爲主的思想；所輯藥物均是易得易取之品，炮製及用藥簡便易行。本書是一部集養生和用藥於一體的綜合性本草著作，對研究程履新醫學思想和新安醫學本草學術成就有重要參考價值。

四、引用文獻

本書主要轉引了《本草綱目》《内經知要》《遵生八箋》的内容，此外還引用了《素問》《靈樞》《神農本草經》《千金要方》《千金翼方》《藥品化義》等約三十種文獻的有關内容。本書引用方式有明引和暗引兩種。其中，正文卷一上的内容主要引自《内經知要》和《遵生八箋》，卷一下至卷六上的單味藥内容基本引自《本草綱目》，卷六下『用藥十八法』部分内容引自《藥品化義》。

五、學術價值

（一）宣導養生保健

程氏十分强調預防養生，主張『病有以藥治者，有不以藥治者，有以治治之者，有不以治而治之者』，贊同『與其病後能服藥，不如病前能自防；與其病前能自防，不如無病能自養』的觀點，認爲如能保持恬憺安和，不妄爲常，不驕奢淫欲，不貪嗔痴狂，精神内守，調養五臟，使營衛堅固無隙可乘，病則無從入。《山居本草》中處處體現出程氏注重日常養生的思想，如將起居飲食之節分爲少時、壯年、老年三種情況，并做了詳細論述。程氏關於養生保健的論述對於現代人的日常生活起居亦有着重要的指導意義。

（二）强調藥取尋常

程氏認爲，有是病必有是藥，病千萬變藥亦千萬變，病無窮藥亦無窮。他批評那種只知議藥之功、不知議病之實，只知治病之末、不去探究致病之本的醫療現象；還批評索隱炫奇者以海上异人傳方和外國遐方之藥欺騙病家的行爲。他認爲『天地不虚生一物，一物必有一物之用』，如此，則『人一身之内，一家之中，與山林、園圃、坡澤之物，蔬果菊艾之類，逐一探討，見有取之甚易，製之無難，而皆可以治危病、起痼疾者』，『於至賤之中，每建非常之效者』，均予以彙集，從而編成《山居本草》。

（三）總結辨藥八法

程氏在《山居本草》中總集前賢論藥之説，尤其吸收了明末賈所學《藥品化義》八款之論，提出『辨藥八法』，云：『每藥一品，須分八款，更有次序，曰體、曰色、曰氣、曰味，此四者，乃天地産物生成之法象，必先辨明以備參考；曰形、曰性、曰能、曰力，此四者，藉明哲格物推測之義理，而後區别以印生成。按此八法，交相詳辨，庶不爲古今諸書所誤，以淆惑藥理。』程氏『辨藥八法』之『辨』，非特指藥物真僞優劣之『辨』，而是全面認識、把握、判别中藥物理屬性和藥物特性諸多方面特徵之『辨』。其辨藥八法，不僅可以指導人們正確理解已知藥物，而且可以指導人們研究和辨識未知藥物，至今仍有重要的參考價值。

安徽中醫藥大學　王鵬

序

嘗論天下之理深寓于淺高本于卑道固然也故布帛菽粟非有異致也而推之爲民生日用之大經倫紀綱常非有奇行也而極之爲萬世不磨之正典然則博古窮理之士又何必探奇索隱爲哉吾鄉程德基先生博極群書精明醫理先成易簡方論一書既已登長桑之堂洞隔垣之照矣而今復就人一身之内一家之中以

及山林園圃陂澤之物遂一採討見有取之甚易製之無難而皆可以治危病起痼疾喟然歎曰昌黎公所言洵不謬哉赤箭青芝牛溲馬勃天地間無一可棄之物因纂集各方彙成一帙名曰山居本草就正于　鎮臺高大人之前大人曰程子之隱德大矣此書一成則田間牧豎與山野耕夫皆得取其眼前自有之物以救一切危難之症民無夭札人登仁壽天下之望救

于此書者豈容一刻緩哉遂贈以刻資立付剞劂是書也先生著之大人成之其救人活命之恩不與天地並垂不朽乎先生少遊京師以刀圭之神見重于王侯公卿一時車騎盈門指揮如意而先生不屑留也迨後隨督師進剿凱旋議敘授郡司馬之職而先生不樂就也雅尚嚴子陵林君復氣節一琴一鶴娛老煙霞是先生志在山水而今以山居名篇猶之馬季長好音

而賦長笛楊子雲樂道而草太玄此物此志也言山居而城市廟堂同之矣言本草而丹砂皮角槃之矣其爲物也淺而易得其奏效也速而且神則先生利濟之功不更出長沙玄晏上哉

康熙丙子孟夏上浣同里弟孫淸題於韶陽官舍

山居本草引

昔在神農。闡本草四卷。藥分三品。計三百六十五種。以應周天之數。察寒熱溫平。分君臣佐使。救生民之夭枉。實醫藥之鼻祖也。帝王世紀云。黃帝時。岐伯天師。嘗味草木。定本草經。造醫方以療衆疾。桐君有采藥錄二卷。伊摯有湯液本草三卷。魏華陀弟子吳普。著吳氏本草一卷。李當之集李氏藥錄三卷。六朝陶弘景。字通明。隱句曲山。號華陽隱居。增漢魏兩晉以來名醫所用藥三百六十五種。并爲七卷。謂之名醫別錄。進上梁武帝。帝每咨訪之。稱山中宰相云。北齊徐之才。增飾雷公藥對凡二卷。使古籍流傳。亦其力也。劉宋時。雷斅著炮炙論。胡洽居士重加定述。凡三百種。爲上中下三卷。其性味炮炙熬煮修製之法。類多古奧。始别成一家者歟。唐高宗命司空英國公李勣等。修陶隱居所著神農本草經。增爲七卷。世謂之英公唐本草。頗有增益。顯慶中。右監門長史蘇恭重加訂註。帝復命太尉趙國公長孫無忌等二十二人與恭詳定。增藥一百一十四種。分爲玉石草木人獸禽蟲魚果米穀菜有名未用十一部。凡二十卷。目錄一卷。别爲藥圖二十五卷。圖經七卷。共五十三卷。世謂唐新本草。自謂本經雖闕。有驗必書。别錄雖存。無稽必正。良有以也。正字甄權。有藥性本草。孫眞人有千金食治同州刺史孟詵著食療本草張鼎又補其不足者八十九種併舊爲二百二十七條凡三卷開元中三元縣尉陳藏器以神農本經雖有陶蘇補集之説然沉遺尚多故別爲序例一卷拾遺一卷解分三卷總曰本草拾遺而世或譏其怪僻不知古今隱顯亦異辟虺雷海馬胡豆之類皆隱于昔而用于今仰天皮燈花敗扇之類皆所常用者非此書收藏何從稽考乎肅代時李珣著海藥本草獨詳于偏方亦不可缺也李含光甄立言殷子嚴蕭炳皆有本草音義非初學之所藉乎南唐陪戎副尉劍州醫學助教陳士良輯食性本草十卷總集淮南王崔浩竺

喧等食經及饍饈養療昝殷食醫心鑑婁居中食治通說陳直奉親養老諸書皆祖食醫之意也蜀主孟昶命翰林學士韓保昇等取唐本草參較增補註釋別爲圖經凡二十卷世謂之蜀本草其圖說藥物形象詳于陶蘇矣宋太祖開寶六年命尚藥奉御劉翰道士馬志等九人取唐蜀本草詳校仍取陳藏器拾遺諸書相參刊正別名增藥一百三十三種馬志爲之註解翰林學士盧多遜等刊正七年復詔志等重定學士李昉等看詳凡神農者白字名醫所傳者墨字別之并目錄共二十一卷如敗鼓皮移附于獸皮胡桐淚改從于木類或討源于別本或傳效于醫家

下采衆議幾欲聚腋成裘矣仁宗嘉祐二年詔光祿卿掌禹錫祠部郎中林億諸醫官等同修本草新補八十二種新定一十七種通計一千八十二條謂之嘉祐補註本草共二十卷校修之功勤矣仁宗又詔天下郡縣圖上所產藥物用唐永徽故事專命太常博士蘇頌撰述凡二十一卷謂之圖經本草攷證詳明徽宗大觀二年蜀醫唐慎微取嘉祐補註本草及圖經本草陳藏器本草孟詵食療本草舊本所遺者五百餘種附入各部幷增五種仍采雷公炮炙及唐本草食療陳藏器諸說收未盡者附于各條之後又採古今單方幷經史百家之書有關藥物者亦附之

共三十一卷名證類本草上之朝廷改名大觀本草政和中復命醫官曹孝忠較正刊行故又謂之政和本草開寶中日華子大明序集諸家本草所用藥各以寒溫性味花實蟲獸爲類其言功用甚悉政和中醫官通直郎寇宗奭以補註圖經及圖經二書參考事實覈其情理援引辨正名本草衍義宜東垣丹溪所尊信也金易州張元素言古方新病各不相能乃自成家法辨藥性之氣味陰陽厚薄升降浮沉補瀉六氣十二經及隨症用藥之法立爲主治秘訣心法要旨謂之珍珠囊元李東垣祖之增以用藥凡例諸經嚮導綱要活法而著用藥法象王好古著湯液本

草二卷。取諸本草。及張長沙成無已張潔古李東垣之書間附已意。朱丹溪因寇氏衍義之義而推衍之。名本草衍義補遺。近二百種多所發明。明洪武時。山陰徐彥純取張潔古李東垣。王海藏朱丹溪成無已。數宗之說。著本草發揮三卷。周憲王因念旱澇民饑。咨訪野老田夫。得草木之根苗花實可備荒者四百四十種。圖其形狀。著其出產苗葉花實性味食法。凡四卷。詳明可據也。宣德中。寧獻王取崔昉外丹本草。造化指南。寶藏論。丹臺錄。諸集成庚辛玉冊二卷。蓋丹爐昇煉之術也。弘治中。禮部郎中王綸。取本草常用藥器。及潔古東垣丹溪所論序例畧節。著本草集要八卷。正德時。九江知府汪穎撰食物本草二卷。京口甯原因之作食鑑本草。嘉靖中祁門汪機。集本草會編二十卷。陳嘉謨集本草蒙筌十二卷。刻成對語以便記誦頗有發明便于初學。楚蘄李時珍。蒐羅百代。採訪四方。歲歷三十稔。書攷八百餘家。著成本草綱目五十二卷。計舊本一千五百一十八種。今增藥三百七十四種。列爲十六部。部各分類。類凡六十。標名爲綱。列事爲目。誠集大成者也。噫本草一書。聖帝明王倡之于前。賢臣名醫續之于後。可謂詳明精粹。蔑以加矣。凡有病者對症檢藥。應無不瘳。然而有効有不効者何耶。豈前賢有不詳歟。抑古今風氣有不俗間數諺云讀書三年無病不醫行醫三年無藥可用抑又何耶蓋緣徒知識藥之功而不知識病之實徒知治病之末而未常究致病之本也自其常而論之神農三百六十五種已不爲少就其變而論之雖綱目一千八百九十二種尚有所未足焉夫天地不虛生一物生一物必有一物之用故有是病必有是藥病千萬變藥亦千萬變病無窮藥亦無窮也常觀内典文殊令善財採藥善財徧觀大地無不是藥者拈一莖草度與文殊殊示衆曰此藥能殺人亦能活人夫大地無不是藥而所拈才一莖耳人知藥能活人不知能殺人知能殺能活不知活之爲殺殺之爲

活了是義者然後可活人于無量世有流水長者子諳秘法于大醫父善知四大增損偏至國內號于衆曰我是醫師遇諸病苦輒言慰諭聞者歡喜病即除差夫輒言慰衆歡喜愈病此不載方書從何指授抑豈顓顓藥物見効者耶故病有以藥治者有不以藥治者有以治治之者有不以治而治之者古哲云與其病後能服藥不如病前能自防與其病前能自防不如無病能自養也古人喻用藥如用兵夫兵凶器也戰危事也每誦一將功成萬骨枯之句不寒而慄矣努力廊廟愼佳兵其仁人之言也夫常見人有自少至老康健安寧從無疾病終身不知藥爲何物者

又何藉尚于本草也耶正如堯舜成康之世雍雍熙熙擊壤而歌民不知兵甲爲何用者又何尚于孫吳韜畧也哉內經曰恬憺虛無眞氣從之精神內守病安從來豈復有七情之傷六淫之感乎惟其不然以酒爲漿以妄爲常驕奢淫慾貪嗔癡狂日夜攻伐自取滅亡八苦交煎始求藥方草木無靈覓諸金石金石不應異丹徧嘗是皆不求其本之過也孟子曰萬物皆備于我矣人爲萬物之靈心爲人身之主主明則衆安主不明則十二官危心生種種病生心安種種病安古哲云心病還將心藥醫又豈草木金石之所能代治哉傷于麯蘗者斷酒方瘥縱于淫蕩者戒

慾許安寧于憂鬱者瀟灑方起若不原其情而求其本雖坐扁鵲于堂無有裨也內經曰憂傷脾喜勝憂之類皆以所勝治之所謂五臟自相平也一臟不平所勝平之無煩草木金石矣奈何病者延醫每不實告其情醫者診視又不詳審其本姑求之姑應之盲以對盲幸而中則邀以為功不幸而不中朝錢暮李以至於危莫知所由可不哀哉更有索隱炫奇者曰吾方從海上異人傳此藥自外國遐方至病者急於求愈每每試之所謂試病非治病也予竊痛之常思天地父母養育此身豈願此身有病苦哉無奈狗名狗利之徒貪嗔癡妄棄天褻天以其所自及至困苦

呻吟呼天呼地，噬臍無及矣。予亦過來中人，遍歷艱辛，今老矣，痛定思痛，將心醫心，不辭苦口，不避俚俗，只為中乘說法，應知見笑大方，謂此拙老又添蛇足，知我罪我，一任高明。

一集身部。易曰：近取諸身。以靈心治蠢心，以戒治貪，以定治嗔，以慧治癡，取古賢之唾餘，作時人之冰鑑，倘觸目而有警，或動中而醒悟，庶不負老拙之苦衷，少助遷善自新之萬一耳。內附坐功却病之法，起居飲食之宜，養老延年之方，識者鑒之。

二集穀部。內經曰：脉細，皮寒，氣少，泄利前後，飲食不入，此謂五虛漿粥入胃泄注止則虛者活葢知穀之補人也重于他物矣素問云五穀爲養麻麥稷黍豆以配肝心脾肺腎其中各有眞味每爲厚味醬醋所掩而眞味隱矣聖人有言人莫不飲食也鮮能知味也可不哀哉若知五穀眞味飯蔬飲水皆有自得之樂無煩貪求矣

三集菜部素問云五菜爲充所以輔佐穀氣疏通壅滯也古者三農生九穀場圃藝草以備饑饉菜固不止于五而已夫陰之所生本在五味陰之五宮傷在五味謹和五味臟腑以通氣血以流骨正筋柔腠理以密可以長久是以內則有訓食醫有方菜之于人補非小也安可

不詳爲剖晰。

四集果部素問云五果爲助五果者以五味五色應五臟李杏桃栗棗是矣禮記內則列果品菱椇榛瓜之類周官職方氏辨五地之物山林宜皁物柞栗之屬川澤宜膏物菱芡之屬丘陵宜核物梅李之屬甸師掌野果蓏場人樹果蓏珍異之物以時藏之觀此則果蓏之土產常異性味良毒豈可縱嗜欲而不知物理乎

五集竹木花卉部茲惟取尋常處處家家所有易得之花卉竹木不易得者不敢集焉今人每喜奇而厭常捨近而圖遠殊不知至賤之中常建非常之效者往往珍異

之品反有悞服而致疾者不可不察也且家園之中收
採得時取貯有法習見可信如熟用僮僕可擇而使者
耳譬之初交之人信其一偏之詞未常經慣一悞則無
所解且奈之何哉如一菊也服之可以長生一艾也用
常可除百病顧收採用捨何如耳若七年之病求三年
之艾苟爲不蓄吾末如之何也矣

六集水火土金部人非水火不能活不可一日缺者也第
水有雨露霜雪河海泉井流止寒溫氣之所鍾既異甘
淡鹹苦味之所入不同是以昔人分别九州水土以辨
人之美惡壽夭葢水爲萬化之源土爲萬物之母飲資

于水食養于土飲食者人之命脉也而營衛賴之故曰水去則營竭穀去則衛亡然則水之性味尤愼疾衛生者之所潛心也昔太古燧人氏上觀下察鑽木取火教民熟食使無腹疾堯命祝融以掌火政周官司烜氏以燧取明火于日鑑取明水于月以供祭祀司爟氏掌火之政令四時變國火以救時疾曲禮云聖王用水火金木飲食必時則古先聖王之于火政天人之間用心亦切矣而後世慢之何哉至于土者五行之主坤之體也具五色而以黄爲正色具五味而以甘爲正味是以禹貢辨九州之土色周官辨十有二壤之土性蓋其爲德

至柔而剛至靜有常兼五行生萬物而不與其能坤之德其至矣哉在人則脾胃應之故諸土入藥皆取其裨助戊巳之功也若夫金銀則山居罕有然銅青鐵鏥亦可治病今取數種以備五行之全耳以上諸物皆尋常日用之物第不可日用而不知其故格物君子又豈僅知而已哉以上數集巳足養生却病不集禽獸蟲魚者恐傷生也總集統治之法者蓋疾病雖繁而其要者只有三因內惟七情外止六淫不內不外只撲損傷數種而已予述易簡方論巳詳言之此集只以日用尋常之物足以養生卻病并可以治尋常易識之病耳七情皆

由心動一正心而諸病妄矣如薑可治寒蘇可散風扁豆葉可治若火酒可治濕蜜可治燥水可治火之類第須自明其受病之原而自治之又何難哉老拙無能聊作自了漢兢食山居偶爾集成姑命曰山居本草云

白岳雲深叟程履新識于汉川岐陽瓜圃

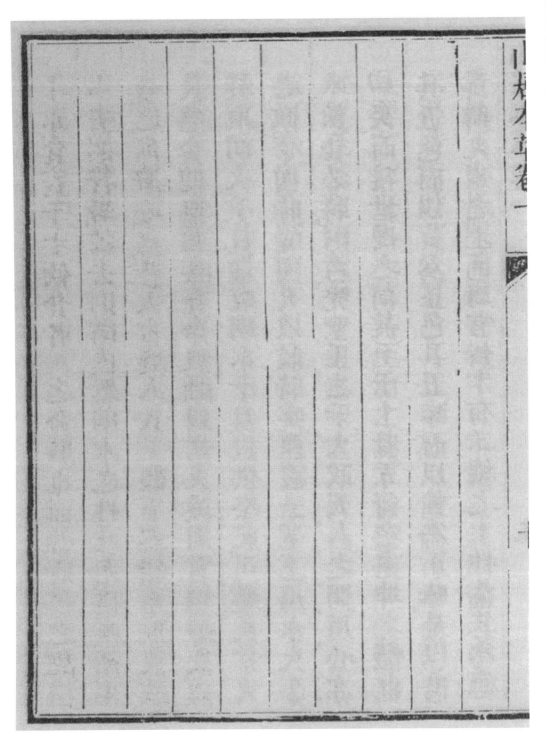

山居本草卷一

新安程履新德基甫述
錢唐陳培昌武威甫校

身部

夫身者父母生之天地成之原至重也苟能尊養此身則位天地育萬物爲聖爲賢成仙成佛皆是此身爲之可不慎重乎哉惟世人不知自重其身縱性肆慾靡所不爲枉生七尺之軀甘受六賊之害上之可以戕吾性次之可以損吾身甘爲下愚甘爲夭折醉生夢死不知愧悔可不哀哉試思此身幸而爲中華人幸而爲男子

身。又幸而讀聖賢之書。觀聖賢之事。皆百千萬刼所難遭遇者也。若不亟思猛省。希聖希賢。如入寶山而空手回矣。豈不大可惜乎。故余今者欲成治疾之書。先明尊身之道。或集聖賢經傳。或述古今格言。使人知治病於已病之後。孰若治病于未病之前也。尤恐未盡其說。更附以坐功却病之法。起居飲食之宜。養老延年之方。所謂行遠自邇。登高自卑之意。惟　高明採擇焉。

易曰。乾道成男。坤道成女。又曰。近取諸身。又曰。大人者。與天地合其德。日月合其明。四時合其序。鬼神合其吉凶。先天而天不違。後天而奉天時。天且不違。而況于人乎。

況于鬼神乎。

孔子曰、人之生也直。順理而歸于自然也。

大學曰、自天子以至於庶人。壹是皆以修身爲本。重修身也。

中庸曰、天命之謂性。率性之謂道。致中和。天地位。萬物育。明性命之本原。出于天而不可易。其實體備于已而不可離也。推至誠之道。則可以贊天地之化育。而與天地參矣。

孟子曰、萬物皆備於我矣。反身而誠。樂莫大焉。强恕而行。求仁莫近焉。

渾元述禀篇曰人生于天地之間禀二氣之和冠萬物之首居最靈之位總五行之英參于三才與天地並德貴矣哉。

內觀經曰天地搆精陰陽布化一月爲胞精血凝也二月爲胎形兆胚也三月陽神爲三魂動以生也四月陰靈爲七魄靜鎮形也五月五行分五臟以安神也六月六律定六腑用滋靈也七月七精開七竅通光明也八月八景神具降真靈也九月宮室羅布以定精也十月氣血滿足萬象成也元和哺飼時不停也太乙居腦總衆神也司命處心納生氣也桃康住臍保精根也無英居

左制三魂也白元居右拘七魄也所以周身神不空也神投股殼之中性具方寸之内後為赤子後為大人不慮而知者是良知也不學而能者是良能也良知良能完完淳淳擴而充之明德自明無奈火宅尊焰騰騰妄曰予智陷落紅塵逐逐七情失其本心太上有言上德不德下德執德執着之者不明道德衆生所以不得真道者爲有妄心既有妄心則驚其神既驚其神即着萬物既着萬物則生貪求既生貪求只是煩惱煩惱妄想憂苦身心便遭濁辱流浪生死常沉苦海永失真道真常之道悟者自得得悟道者常清淨矣

靈樞本神篇曰、天之在我者德也。地之在我者。氣也。德流氣薄而生者也。理賦于天者。德也。形成于地者氣也。天地絪縕。德下流而氣上薄。人乃生焉。故生之來謂之精。來者所從來也。生之來。即有生之初也。陰陽二氣各有其精。精者即天一生水。地六成之。為五行之最初。故萬物初生。其來皆水。易曰、男女媾精。萬物化生。是也。兩精相搏謂之神。兩精者。陰陽也。相搏者交媾也。易曰、天數五。地數五。五位相得而各有合。周子曰、二五之精妙合而凝。即兩精相搏也。神者至靈至變。無形無象。奈何得之精搏之後乎。大元紀大論曰。陰陽不測之謂神。易曰、知變化之道者。其知神之所為乎。神者即虛極之本。生天生地者也。瀰滿乾坤。無之非是。故易曰、神無方。即天之所以為天。地之所以為地者也。二五妙合之後。窈然小天地矣。故云隨神往來者謂之魂。並精而出入者謂之魄。陽神曰魂。陰神曰魄。人之生也。以氣養形。以形攝氣。氣之神曰魂。形之靈曰魄。生則魂載于魄。魄檢其魂。死則魂歸于天。魄歸于地。魂喻諸火。魄喻諸鏡。火有光燄。物來便像鏡雖照見不能燒物夫人夢有動作身常靜定動者魂之用靜者魄之體也夫精爲陰神爲陽魂爲陽魄爲陰故隨神往來並精出入各從其類也所以任物者謂之心神雖藏于心神無形而體虛心有形而任物君主之官萬物皆任也心有所憶謂之意心已起而未有定屬者意也意之所存謂之志意已決而確然不變者志也因志而存變謂之思志雖定而反覆計度者思也因思而遠慕謂之慮思之不已必遠有所慕憂疑展轉者慮也因慮而處物謂之智慮而後動處事靈巧者智也五者各歸所主之藏而總統于心故諸藏爲臣使而心爲君主也

上古天真論曰夫上古聖人之教下也皆謂之虛邪賊風避之有時教下者教民避害也風從衝後來者傷人者也謂之虛邪賊風如月建在子風從南來對衝之火反勝也月建在卯風從西來對衝之金剋木也月建在午風從北來對衝之水剋火也月建酉風從

東來對衝之木反勝也必審其方隨時令而避之也恬憺虛無眞氣從之精神內守病安從來恬者內無所營憺者外無所逐虛無者虛極靜篤即恬憺之極臻于自然也眞氣從之者昔眞人所謂神是性兮氣是命神不外馳氣自定張虛靜曰神一出便收來神返身中氣自回又曰人能常清靜天地悉皆歸眞一之氣皆來從我矣精無妄篤神無妄動故曰內守如是之人邪豈能犯病安從來乎

有眞人者提挈天地把握陰陽呼吸精氣獨立守神肌肉若一眞天眞也不假修爲故曰眞人心同太極德契兩儀提挈把握也今眞之人呼接天根吸接地脈精化爲氣也獨立守一神氣化爲神也精氣皆化獨有神存故曰獨立肌肉若一者神還虛無雖有肌肉而體同虛空也仙家所謂抱元守一又曰了得一萬事畢即形與神俱之義也故能壽敝天地無有終時此其道生天地有質劫滿必敝眞人之壽前乎無始後乎無終天地有敝吾壽無終矣此非戀戀于形生蓋形神俱妙與道合眞故曰此其道生者明非形生也

有至人者淳德

全道和于陰陽。調于四時。至者以修爲而至者也。淳者厚也。德厚道全。不悖于陰陽。不逆于四時。庶幾奉若天時者矣。去世離俗。積精全神。去世離俗。藏形隱跡也。積精全神者。煉精化氣。煉氣化神也。游行天地之間。視聽八遠之外。全神之後。便能出隱顯之神。故游行天地之間。塵紛不亂。便能徹耳目之障。故視聽八遠之外。此蓋益其壽命而強者也。亦歸于真人。前之真人。則曰道生。此言至人。則曰壽命。曰強。但能全形而已。亦歸于真人者。言若能煉精神還虛。亦可同于真人。此全以修爲而至者也。行聖人者處天地之和。從八風之理。聖者。大而化之。人中之超類者。與天地合德。四時合序。故能處天地之和。而氣頼以養。從八風之理。而邪弗能傷也。八風者靈樞九宮八風篇云。風從所居之鄉來者爲實風。主生長養萬物。從其衝後來者爲虛風。傷人者也。主殺主害。從南方來。名曰大弱風。從西南方來。名曰謀風。從西方來。名曰剛風。從西北方來。名曰折風。從北方來。名曰大剛風。從東北方來。名曰凶風。從東方來。名曰嬰兒風。從東南方来名曰弱風。適嗜欲于世俗之間，無恚嗔之心。行不欲離于世，被服章，舉不欲觀于俗。食飲有節，起居有常，適嗜欲也。攝情歸性，無恚嗔也。和光混俗，不離世也。被服章者，皐陶謨曰：天命有德，五服五章哉。聖人之心，不磷不淄，雖和光混俗而未常觀效于俗也。外不勞形于事，內無思想之患，以恬愉為務，以自得為功。形體不敝，精神不散，亦可以百數。外不勞形則身安，內無思想則神靜。恬愉者，調伏七情也。自得者，素位而行，無入不自得也。如是者，形不受賊，精神不越，而壽可百矣。有賢人者，法則天地，象似日月，辨列星辰，逆從陰陽，分別四時。賢人者，精于醫道者也。法天地陰陽之理，行鍼砭藥石之術，習者能調五臟，斯人是已。將從上古合同于道，亦可使益壽而有極時。將從者，有志繇古，未能與之同其歸也。合同于道者，皆道通仙道也。調攝營衛，培益本元，勿干天地之和，自無夭札之患，故曰亦可益壽。

亦者次別上文之至人也有極時者天癸數窮形體衰憊鍼砭藥石無可致力矣○真人者無爲而成至人者有爲而至聖人治未病賢人治已病修詣雖殊尊生則一也○按有物運成先天地生強名曰道無跡象之可泥豈形質之能幾白玉蟾所以有四大一身皆屬陰不知何物是陽精之說也返本還元湛然常寂名之曰道積精全神益壽强命名之曰術文始經云忘精神而超生見精神而益生是也忘精神者虛極靜篤精自然化氣氣自然化神神自然還虛也見精神者虛靜以爲本火符以爲用鍊精成氣鍊氣成神鍊神還虛也嗟吾人處不停之運搽必化之軀生寄死歸誰能獲免貪求者忘殆自棄者失時節有一二肯修聽煉皆以身內爲工夫獨不聞胎息經云胎從伏氣中結氣從有胎中息氣入身來謂之生神去離形謂之死知神氣者可以長生氣有先天後天之別後天者呼吸往來之氣也先天者無形無象生天生地生人生物者也康節云乾遇巽時觀月窟地逢雷處見天根天根月窟閑來往三十六宮都是春眞既醉于先天之說也惜乎下手無訣訛傳錯教妄以兩目爲月窟陽事爲天根令人捧腹若得訣行持不過一時辰許先天祖氣忽然來歸鼻管如迎風之

狀不假呼吸施為不事閉氣數息特須一言抉破可以萬古長存若非福分深長鮮不聞而起謗甚有俗醫笑其迂妄不知醫道通仙自古記之亦在乎人而已矣天氣清靜光明者也清當作淨。清陽之氣淨而不雜天之體也居上而不亢下濟而光明天之用也藏德不止故不下也藏德者藏其高明而不肯自以為高明也不止者健運不息也惟藏而不止雖下降而實未之下蓋常損其居上之尊乎故不下也曰天明則日月不明邪害空竅惟天藏德不自為用故日月顯明以裹造化使天不藏德而自露其光明則日月無以藉之生明大明見者小明滅矣此喻身中元本不藏發呈于外明中空而邪奏也陽氣者閉塞地氣者冒明天氣自用則孤陽上亢而閉塞乎陰氣地氣隔絕而冒蔽乎光明矣雲霧不精則上應白露不下地氣上為雲霧天氣下為雨露上下否隔則地氣不升而雲霧不得輸精于上天氣不降而雨露不得施布于下〇人身上焦如霧膻中氣化則通調水道下輸膀胱氣化不及州都則水道不通猶之白露不降矣交通不表萬物命故不施不施則名木多死獨陽不生獨陰不成若上下不交則陰陽乖而生道息不能表見于萬物之命故生化不施而名木多死惡氣不發風雨不節白露不下則菀槀不榮惡氣不發濁氣不散也風雨不節氣候乖亂也白露不下陰精不降也即不表不施之義也菀槀不榮言草木抑菀枯槀不能發榮即名木多死之義也上文言天地不交此則專言天氣不降也賊風數至暴雨數起天地四時不相保與道相失則未央絕滅陰陽不和賊風暴雨數爲侵侮生長收藏不保其長失陰陽倏舒自然之道矣央中半也未及中半而蚤已絕滅矣惟聖人從之故身無奇病萬物不失生氣不竭從之者法天地四時也存神葆真以從其藏德勇猛精勤以從其不止收視返聽以從其不自明通任督以從其陰陽之升降則合乎常經尚安得有奇病萬物不失與時偕行生氣滿乾坤也不竭者無未央絕滅之患也愚按四時者陰陽之行也刑德者四時之合也春凋秋榮冬雷夏雪刑德易節賊氣

至而災矣。德始于春，長于夏。刑始于秋，流于冬。刑德不失，四時如一。刑德離鄉，時乃逆行。故不知春若天時非尊生之典也。是以天眞論曰調于四時，又曰分別四時。四氣者，天地之恒經。調神者，修煉之要則。故春夏養陽，秋冬養陰，以從其根。根者，人本于天，天本于道，道本自然。此皆治未病之方，養生者所切要也。

陰陽應象論曰：能知七損八益，則二者可調；不知用此，則蚤衰之節也。

二者，陰陽也。七者，少陽之數；八爲少陰之數。七損者，陽消也；八益者，陰長也。陰陽者，生殺之本始。生從乎陽，陽懼其消也；殺從乎陰，陰懼其長也。能知七損八益，察其消長之機，用其扶抑之術，則陽常盛而陰不乘，二者可以調和，常體春夏之令，永獲少壯之强，是眞把握陰陽者矣。不知用此，則未央而衰。用者，作用也。如復卦一陽生，聖人喜之，則曰不遠復，无祇悔，元吉；姤卦一陰生，聖人惡之，則曰繫于金柅，貞吉，有攸往，見凶，羸豕孚蹢躅。此即道家進陽火、退陰符之妙用也。宋紫陽曰：老子言治人事天莫若嗇，夫惟嗇，是謂早服；早服，是謂重積德。早服者，言能嗇則不遠而復，復在此也。重積德，言先有所積而復養以嗇，是又加積之也此身未有所損而又加以當養是謂早張而重積若損而後養僅足以補其所損不得謂之重積矣如此則七陽将損八陰將益便早為之所陽氣不傷陰用下張虗謂燮陰陽造化在手之神用也　華元化曰陽者生之本陰者死之基陰宜常損陽宜常益順陽者生順陰者滅此語可作七損八益註疏**年四十而陰氣自半也起居衰矣**二十爲少陽三十爲壯陽東垣云行年五十以上降氣多而升氣少降者陰也升者陽也由是則四十之時正升陽之氣與降陰之氣相半陽勝陰則強陰勝陽則衰陰陽相半衰兆見矣**年五十體重耳目不聰明矣**陽氣者輕而善運陰氣者重而難舒五十陰盛故體重也陽主通達陰主閉塞故耳不聰陽爲顯明陰爲幽晦故目不明**年六十陰痿氣大衰九竅不利下虛上實涕泣俱出矣**陽氣大衰所以陰痿也九竅不利者陽氣不充不能運化也下虛者少火虛也上實者陰乘陽也涕泣俱出陽衰不能攝也**故曰知之則強不知則老**知七損八益而調之則強不知則陰漸長而衰老。**故同出**

而異名耳（同出者陰與陽也，異名者強與老也）。智者察同，愚者察異（智者謂明陰陽之故，故曰察同；愚者徒知強老之形，故曰察異）。愚者不足，智者有餘，有餘則耳目聰明，身體輕強，老者復壯，壯者益治（愚者陰長日就衰削，故不足；智者陽生日居強盛，故有餘，有餘則聰明輕健，雖耄老而復同于壯，壯者益治，即老子早服重積之說也）。是以聖人爲無爲之事，樂恬憺之能（無爲者自勝之道也，恬憺者清靜之樂也，老子之無爲而無不爲，莊子之樂全得大是也），從欲快志於虛無之守，故壽命無窮，與天地終（從欲者，如孔子之從心所欲也；快志即大學之自慊也。至虛極，守靜篤，虛無之守也。天下之受傳者實也，有也，與虛無同體，不受壞矣，故壽命無窮，與天地終）。愚按：陽者輕清而無象，陰者重濁而有形，長生之術，必曰虛無，得全於陽也，故仙真之用，在陰盡純陽，仙真之號，曰純陽、全陽，皆以陽爲要也。中和集云：大修行人，分陰未盡則不仙；一切凡人，分陽未盡則不死。明乎此，而七損八益，灼然不疑矣。

遺篇刺法論曰：腎有久病者，可以寅時面向南，淨神不亂思，閉氣不息七遍，以引頸嚥氣順之，如嚥甚硬物，如此七遍後，餌舌下津無數。腎爲水藏，以肺金爲母，肺金主氣，嚥氣者，母來顧子之法也。嚥津者，同類相親之道也。人生于寅，寅爲陽旺之會，陽極于午，午爲嚮明之方。神不亂思者，心似太虛，靜定凝一也。閉氣不息者，止其呼吸，氣極則微微吐出，不令聞聲也。七遍者，陽數也。引頸者，伸之使直，氣易下也。如嚥甚硬物者，極力嚥之，汩汩有聲，以意目力送至丹田氣海。氣爲水母，氣足則精自旺也。餌舌下津者，爲命門在兩腎之間，上通心肺，開竅于舌下，以生津液。古人數活字從水從舌者，言舌水可以活人也。舌字從千從口，言千口水成活也。津與腎水原是一家，嚥歸下極，重來相會，既濟之道也。○仙經曰：氣是添年藥，津爲續命芝。世上慢忙兼慢走，不知求我更求誰。氣爲水母，水爲命根，勤而行之，可以長生。修眞篇曰：嚥津納氣是人行，有藥方能造化生。爐内若無眞種子，猶將水火煮空鐺。此言虛極靜篤，精養靈根，氣養神，眞種子也。

靈蘭秘典論曰：心者，君主之官也，神明出焉。心者一身之主，故爲君主之官。其藏神，其位南，有離明之象，故曰神明出焉。肺者，相傅之官，治節出焉。位高近君，猶之宰輔，故爲相傅之官。肺主氣，氣調則藏腑諸官聽其節制，無所不治，故曰治節出焉。肝者，將軍之官，謀慮出焉。肝爲震卦，壯勇而急，故爲將軍之官。肝爲東方龍神，龍善變化，故爲謀慮出焉。膽者，中正之官，決斷出焉。膽性剛直，爲中正之官。剛直者善決斷，肝雖勇急，非膽不斷也。膻中者，臣使之官，喜樂出焉。脹論云：膻中者，心主之官城也。貼近君主，故稱臣使。臟腑之官莫非王臣，此獨以言臣，又言使者，使令之臣，如內侍也。按十二臟內有膻中而無胞絡，十二經內有胞絡而無膻中，乃知膻中即胞絡也。況喜笑屬火，此云喜樂出焉，其配心君之府，較若列眉矣。脾胃者，倉廩之官，五味出焉。胃司納受，脾司運化，皆爲倉廩之官。五味入胃，脾實轉輸，故曰五味出焉。大腸者，傳道之官，變化出焉。大腸居小腸之下，主出糟粕，是名變化傳道。小腸者受盛之官化物出焉小腸居胃之下受盛胃之水穀而分清濁水液滲于前糟粕歸于後故曰化物腎者作强之官伎巧出焉腎處北方而主骨宜爲作强之官水能化生萬物故曰伎巧出焉。三焦者決瀆之官水道出焉上焦如霧中焦如漚下焦如瀆三焦氣治則水道疏通故名決瀆之官膀胱者州都之官津液藏焉氣化則能出矣膀胱位居卑下故名州都之官經曰水穀循下焦而滲入膀胱蓋膀胱有下口而無上口津液之藏者皆由氣化滲凡入然後出焉○舊說膀胱有上口而無下口者非也此十二官者不得相失也。失則不能相使而疾病作矣。故主明則下安以此養生則壽歿世不殆以爲天下則大昌主明則十二官皆奉令承命是以壽永推此以治天下則爲明君而享至治主不明則十二官危使道閉塞而不通形乃大傷以此養生則殃以爲天下者。

其宗大危戒之戒之君主不明則諸臣曠職或謀不上自上及下相使之道皆不相通不奉命也在人身則大傷而命危在朝廷則大亂而國喪矣心爲陽中之陽獨尊重之者以陽爲一身之主不可不奉之以爲性命之根蒂也

六節藏象論曰心者生之本神之變也其華在面其充在血脈爲陽中之太陽通于夏氣根本發榮之謂生變化不測之謂神心爲太陽生身之本也心主藏神變化之原也心主血屬陽而升是以華在面充在血脈也心居上爲陽藏又位于南離故爲陽中之太陽而通于夏也肺者氣之本魄之處也其華在毛其充在皮爲陽中之太陰通于秋氣肺統氣氣之本也肺藏魄魄之舍也肺輕而浮故其華其充乃在皮毛也以太陰之經居至高之分故爲陽中之太陰而通于秋氣也腎者主蟄封藏之本精之處也其華在髮其充在骨爲陰中之少

陰通于冬氣。位于亥子。職司閉藏。猶之蟄蟲也。腎主水。受五臟六腑之精而藏之。精之處也。髮色黑。而爲血之餘。精足者血充。髮受其華矣。腎之合骨也。故充在骨。以少陰之經。居至下之地。故爲陰中之少陰。通于冬也。肝者。罷極之本。魂之居也。其華在爪。其充在筋。以生血氣。其味酸。其色蒼。此爲陽中之少陽。通于春氣。筋勞曰罷。主筋之藏。是爲罷極之本。肝主藏魂。非魂之居乎。爪者。筋之餘。充其筋者。宜華在爪也。肝爲血海。自應主血。肝主春升。亦應生氣。酸者。木之味。蒼者。木之色。木旺于春。陽猶未壯。故爲陽中之少陽。通于春氣。脾、胃、大腸、小腸、三焦、膀胱者。倉廩之本。營之居也。名曰器。能化糟粕。轉味而入出者也。其華在唇四白。其充在肌。其味甘。其色黃。通于土氣。六經皆受水穀。故均有倉廩之名。血爲營。水穀之精氣也。故爲營之所居。器者。譬諸盛物之器也。胃受五穀。名之曰入。脾與大小腸三焦膀胱皆主出也。唇四白。唇之四圍白肉際也。脣者，脾之榮。肌者，脾之合。甘者，土之味。黃者，土之色。脾爲陰中之至陰，分王四季，故通于土。六經皆爲倉廩，皆統于脾。故曰至陰之類。凡十一藏取決于膽也。五藏六腑共爲十一藏，何以皆取決于膽乎？膽爲奇恒之府，通全體之陰陽，況膽爲春升之令，萬物之生長化收藏，皆于此托初稟命也。

靈樞本輸篇曰：肺合大腸，大腸者，傳道之府。心合小腸，小腸者，受盛之府。肝合膽，膽者，中清之府。脾合胃，胃者，五穀之府。腎合膀胱，膀胱者，津液之府也。少陽屬腎，腎上連肺，故將兩藏。此言藏腑各有所合，爲一表一裏也。將，領也。獨腎將兩藏者，以手少陽三焦正脈指布散于胷中，而腎脈亦上連于肺。三焦之下腧屬膀胱，而膀胱爲腎之合，故三焦者亦合于腎也。夫三焦爲中瀆之府，膀胱爲精液之府，腎以水藏而領水府，故腎得兼將兩藏。本藏論曰：腎合三焦膀胱是也。三焦者，中瀆之府也，水道出焉，屬膀胱，是孤之府也。中瀆者，身

中之溝瀆也。水之入于口。而出于便者。必歷三焦。故曰
中瀆之府。水道出焉。在本篇曰。屬膀胱。在血氣形志篇
曰。少陽與心主爲表裏。叁在下者爲陰。屬膀胱而合腎
水。在上者爲陽。合胞絡而通心火。三焦所以際上極下。
象同六合。而無所不包也。十二臟中。惟三焦獨大。諸臟
無與匹者。故稱孤府。難經及叔和啓玄。皆以三焦有名
無形。已爲誤矣。陳無擇創言三焦有形如脂膜。更屬不
經。虞摶曰。密理厚皮者。三焦厚。粗理薄皮者。三焦薄。又
曰。勇士者三焦理橫。怯士者三焦理縱。又曰。上焦出于
胃上口。並咽以上。貫膈而布胸中。中焦亦並胃中。出上
焦之後。泌糟粕。蒸津液。化精微而爲血。下焦者別廻腸
注于膀胱而滲入焉。水穀者居于胃中。成糟粕。下大腸
而成下焦。又曰。上焦如霧。中焦如漚。下焦如瀆。既曰無
形。何以有厚薄。何以有縱有橫。何以如霧如漚如瀆。何
以有氣血
之別耶。

金匱真言論曰。東方青色。入通于肝。開竅于目。藏精于肝。
其病發驚駭。其味酸。其類草木。其畜雞。易曰。巽爲雞。東
方風木之畜也

其穀麥。（麥成最早故應東方春氣）其應四時上爲歲星是以春氣在頭也（春氣上升）其音角。其數八。（易曰天三生木地八成之）是以知病之在筋也其臭臊。（禮月令云其臭羶即臊也）南方赤色入通于心開竅于耳。（陰陽應象論曰心在竅爲舌腎在竅爲耳此云開竅于耳則耳兼心腎也）藏精于心。故病在五臟。（心爲五臟之君心病則五臟應之）其味苦。其類火。其畜羊。（五常政大論曰其畜馬此云羊者或因午未俱在南方耳）其穀黍。（黍色赤宜爲心家之穀五常政大論云其穀麥二字相似疑誤也）其應四時上爲熒惑星是以知病之在脉也其音徵。其數七。（地二生火天七成之）其臭焦。（焦爲火氣所化）中央黃色入通于脾。故病在舌本。（脾之脉連舌本散舌下）其味甘。其類土。其畜牛。（牛爲丑而色黃易曰坤爲牛）其穀稷。（稷小米也粳者爲稷糯者爲黍爲五穀之長色黃獨土。其應四時。上爲鎭星。是以知病之在肉也。其音宫。其數五。其臭香。西方白色。入通于肺。開竅于鼻。藏精于肺。故病在背。肺雖在胸中。實附于背也。其味辛。其類金。其畜馬。肺爲乾象。易曰乾爲馬。其穀稻。稻色白。故屬金。其應四時。上爲太白星。是以知病之在皮毛也。其音商。其數九。地四生金。天九成之。其臭腥。北方黑色。入通于腎。開竅于二陰。藏精于腎。故病在谿。氣穴論云。肉之大會爲谷。肉之小會爲谿。谿者。水所流注也。其味鹹。其類水。其畜彘。易曰坎爲水。其穀豆。黑者屬水。其應四時。上爲辰星。是以知病之在骨也。其音羽。其數六。天一生水。地六成之。其臭腐。腐爲水氣所化。禮月令云。其臭朽。朽卽腐也。

陰陽應象大論曰東方生風風生木木生酸酸生肝肝生筋筋生心木生火也肝主目其在天爲玄玄者天之本色此總言五臟不專指肝也在人爲道道者生天生地生物者也肝主生生之令故此諸道在地爲化化生化也自無而有自有而無總名曰化肝主春生故言化耳化生五味道生智生意不窮智所由出玄生神玄冥之中不存一物不外一物莫可名狀強名曰神○按在天爲玄至此六句以下四藏皆無獨此有之以春貫四時元統四德蓋兼五行六氣而言非獨指東方也觀天元紀大論有此數語亦總貫五行義蓋明矣神在天爲風飛揚散動周流六虛風之用也六氣之首也在地爲木在體爲筋在臟爲肝在色爲蒼在變動爲握握者筋之用也在竅爲目在味爲酸在志爲怒怒傷肝悲勝怒悲者肺志金勝木也風傷筋燥勝風燥爲肺氣金勝木也酸傷筋辛勝酸辛爲肺味金勝木也南方

生熱。熱生火。火生苦。苦生心。心生血。血生脾。火生土也。心主舌。舌爲心之官也。其在天爲熱。在地爲火。在體爲脈。在藏爲心。在色爲赤。在音爲徵。在聲爲笑。在變動爲憂。心有餘則笑。不足則憂。在竅爲舌。在味爲苦。在志爲喜。喜傷心。恐勝喜。恐爲腎志。水勝火也。熱傷氣。壯火食氣。寒勝熱。水勝火也。苦傷氣。苦爲心味。氣屬金家。火尅金也。苦爲大寒。氣爲陽。主苦則氣不苦矣。鹹勝苦。鹹爲腎味。水尅火也。中央生濕。濕生土。土生甘。甘生脾。脾生肉。肉生肺。土生金也。脾主口。其在天爲濕。在地爲土。在體爲肉。在藏爲脾。在色爲黃。在音爲宮。在聲爲歌。在變動爲噦。在竅爲口。在味爲甘。在志爲思。思傷脾。怒勝思。木勝土也。濕傷肉。風勝濕。木勝土也。甘傷肉。酸勝甘。木味勝土。西方生燥。燥生金。金生辛。辛生肺。肺生皮毛。皮毛生腎。金生水也。肺主鼻。其在天爲燥。在地爲金。在體爲皮毛。在藏爲肺。在色爲白。在音爲商。在聲爲哭。悲哀則哭肺之聲也。在變動爲欬。在竅爲鼻。在味爲辛。在志爲憂。金氣慘悽故令憂憂悲則悲矣。憂傷肺。悲憂則氣消。喜勝憂。熱傷皮毛。寒勝熱。水制火也。辛傷皮毛。苦勝辛。火制金也。北方生寒。寒生水。水生鹹。鹹生腎。腎生骨髓。髓生肝。水生木也。腎主耳。其在天爲寒。在地爲水。在體爲骨。在藏爲腎。在色爲黑。在音爲羽。在聲爲呻。在變動爲慄。寒則戰慄。恐則戰慄。腎水之象也。在竅爲耳。在味爲鹹。在志爲恐。恐傷腎。恐則足不能行。恐則遺尿。恐則陰痿。是其傷也。思勝恐。土制水也。寒傷血。陰陽應象大論云，寒傷形。血爲有形，形即血也。燥。勝寒。燥則水涸，故勝寒。若五行之常，宜土濕勝水寒。然濕與寒同類，不能制也。鹹傷血。甘勝鹹。土勝水也。新校正云，在東方曰風傷筋，酸傷筋。中央曰濕傷肉，甘傷肉。是自傷也。南方曰熱傷氣，苦傷氣。北方曰寒傷血，鹹傷血。是傷我所勝也。西方云熱傷皮毛。是所不勝傷已也。辛傷皮毛。是自傷也。五方所傷有此三例不同。心怵惕思慮則傷神。神藏于心。神傷則恐懼自失。破䐃脫肉。毛悴色夭。死于冬。心傷則神不安。失其主宰也。心者。脾之母。心虛則脾亦薄。肉乃消瘦也。毛悴者。憔悴也。色夭者。心之色赤。赤欲如白裹朱。不欲如赭。火衰畏水。故死于冬。脾愁憂而不解則傷意。意傷則悗亂。四肢不舉。毛悴色夭。死于春。憂本傷肺。今以屬脾者。子母相通也。憂則氣滯而不運。故悗悶也。四肢稟氣于胃而不得至經。必因于脾。乃得稟也。故脾傷則四肢不舉。脾之色黃。黃欲如羅裹雄黃。不欲如黃土。土衰畏木。故死于春。肝悲哀動中則傷魂。魂傷則狂忘不精。不精則不正當人陰縮而攣筋，兩脅骨不舉。毛悴色夭，死于秋。悲哀亦肺之志。而傷肝者，金伐木也。肝藏魂。魂傷則或為狂亂，或為健忘。不精者，失其精明之常，則邪妄而不正也。肝主筋，故陰縮攣急。兩脅者，肝之分。肝敗則不舉。肝色青，青欲如蒼璧之澤，不欲如藍。木衰畏金，故死于秋。

肺喜樂無極則傷魄，魄傷則狂，狂者意不存人。皮革焦，毛悴色夭，死于夏。喜樂屬心，而傷肺者，火乘金也。肺藏魄，魄傷則不能鎮靜而狂。意不存人者，傍若無人也。肺主皮，故皮革焦也。肺色白，白欲如鵝羽，不欲如鹽。金畏火，故死于夏。

腎盛怒而不止則傷志，志傷則喜忘其前言，腰脊不可以俛仰屈伸，毛悴色夭，死于季夏。怒者肝志，而傷腎者，子母相通也。腎藏志，志傷則喜忘其前言。腰為腎之府，脊為腎之路。腎傷則不可俛仰屈伸。腎色黑，黑欲如重漆色，不欲如地蒼。水衰畏土，故死于季夏。

恐懼而不解則傷精，精傷則骨痠痿厥

精時自下。此亦腎傷也。時傷于本臟之志。爲異于前耳。恐則氣下。故精時傷。腎主骨。精傷則骨痠痿者陽之痿。厥者陽之衰。閉藏失職。則不內交感。精自下矣。

經脈別論曰。食氣入胃。散精于肝。淫氣于筋。精者。食之輕清者也。肝主筋。故胃家散布于肌則浸淫滋養于筋也。食氣入胃。濁氣歸心。淫精于脈。濁者。食之厚濁者也。心主血脈。故食氣歸心。則精氣浸淫于脈也。脈氣流經。經氣歸于肺。肺朝百脈。輸精于皮毛。淫于脈者。必流于經。經脈流通必由于氣。氣主于肺。而爲五藏之華蓋。故爲百脈之朝會。皮毛者。肺之合也。是以輸精。毛脈合精。行氣于府。肺主毛。心主脈。肺藏氣。心生血。一氣一血。奉以生身。一君一相。皆處其上。而行氣于氣府。即膻中也。府精神明。留于四藏。氣歸于權衡。膻中。即心胞絡。爲心之府。府所受之精。還稟命于神明。神明屬心。五藏之君主。留當作流。流其精于四藏。則四藏之氣咸得其平。而歸于權衡矣。權衡者。平也。故曰主明則下安主不明則十二官危。權衡以平。氣口成寸。以決死生。藏府既平。必朝宗于氣口成一寸之脈以決死生也。飲入于胃。遊溢精氣。上輸于脾。脾氣散精上歸于肺。水飲入胃。先輸于脾。是以中焦如漚也。脾氣散精。朝于肺部。象地氣上升而蒸為雲霧。是以上焦如霧也。通調水道。下輸膀胱。肺氣運行。水隨而汗。故通調水道。下輸膀胱。是以下焦如溝也。若氣不能下化。則小便不通。故曰膀胱者州都之官。津液藏焉。氣化則能出矣。水精四布。五經並行。合于四時。五藏陰陽。揆度以為常也。脈化氣以行水。分布于四藏。則五藏並行矣。合于四時者。上輸象春夏之升。下輸象秋冬之降也。五藏陰陽者。所散精淫精輸精是也。如是則不息于道。揆法度矣。故以為常也。

五運行大論。帝曰。病之生變何如。岐伯曰。氣相得則微。不相得則甚。謂得者彼此相生。則氣和而病微。不相得者彼此相剋。則氣乖而病甚。帝曰。主歲何如。岐伯曰：氣有餘，則制己所勝，而侮所不勝；其不及，則己所不勝，侮而乘之；己所勝，輕而侮之。主歲謂五運六氣各有所主之歲也。己所勝，我勝彼也；所不勝，彼勝我也。假令木氣有餘，則制己所勝，而土受其尅，濕化乃衰；侮所不勝，則反受木之侮也。木氣不足，則己所不勝者，金來侮之；己所勝者，土亦侮之。侮反受邪，侮而受邪，寡所畏也。恃我能勝，侮之太甚，則有勝必復，反受其邪。如木來尅土，侮之大甚，則脾土之子實肺金也，乘木之虛，來復母讎。如吳王起傾國之兵，與中國爭，越乘其虛，遂入而滅吳矣。此因侮受邪，五行勝復之自然者也。

靈樞決氣篇曰：兩神相搏，合而成形，常先身生，是謂精。兩神相搏，陰陽交媾，精互而成形，精為形先也。本神篇曰：兩精相搏謂之神。此又曰兩神云云者，蓋神為精宰，精為神用，神中有精，精中亦有神也。蓋以見神之虛靈無在不有，精且先身而生，神復先精而立，前乎無始，後乎

無終如此者可與言神矣上焦開發宣五穀味熏膚充身澤毛若霧
露之溉是謂氣氣屬陽本乎天者親上故在上焦開發宣布上焦如霧者是也邪客篇云宗氣
積于胸中出于喉嚨以貫心肺而行呼吸焉刺節真邪論曰真氣受于天與穀氣并而充身者也營衛篇曰人
受氣于穀穀入于胃以傳于肺五臟六腑皆以受氣故能熏膚充身澤毛腠理發泄汗如湊
湊是謂津津者陽之液汗者津之發也穀入氣滿淖澤注於骨骨屬
屈伸洩澤補益腦髓皮膚潤澤是謂液液者陰之津穀入于胃氣滿而
化液故能潤骨骨受潤故能屈伸經脉流故能洩澤內而補腦髓外而潤皮膚皆液也中焦受氣
取汁變化而赤是謂血水穀必入于胃故中焦受穀運化清微變而為汁又變而赤同
奉生身是名為血壅遏營氣令無所避是謂脉壅遏者隄防也猶道路之界江
河之中也俾營氣無所避而必行其中者謂之脉脉者非氣非血所以行氣行血者也精脫者耳

竅耳爲腎竅精脫聾則耳失其用矣氣脫者目不明藏府之陽氣皆上注于目氣脫則目失其明矣津脫者腠理開汗大泄汗陽津也汗過多則津必脫故曰汗多亡陽液脫者骨屬屈伸不利色夭腦髓消脛痠耳數鳴液脫則骨髓枯故屈伸不利腦消脛痠色亦枯夭也耳竅者液脫則腎虛也血脫者色白夭然不澤色之榮者血也血脫者色必枯白也

大藏經曰救災解難不如防之爲易療疾治病不如避之爲吉今人見左不務防之而務救之不務避之而務藥之譬之有君者不思勵治以求安有身者不能保養以全壽是以聖人求福于未兆絕禍于未萌蓋災生于稍稍病起于微微人以小善爲無益而不爲以小惡爲無

損而不改。孰知小善不積，大德不成；小惡不止，大禍立至。設太上特指心病，要目百行，以為病者之鑑。人能靜坐持照，察病有無，心病心醫，治以心藥，奚伺盧扁，以瘳厥疾。無使病積于中，傾潰莫遏，蕭墻禍起，恐非金石草木可攻。所為長年，因無病，故智者勉焉。

非義而動是一病　背理而行是一病

以惡為能是一病　忍作殘害是一病

陰賊良善是一病　暗侮君親是一病

慢其尊長是一病　較其尺寸是一病

誑諸無識是一病　謗諸詞亂是一病

喜怒偏執是一病　亡義取利是一病
好色壞德是一病　專心溺愛是一病
愛憎無理是一病　縱貪蔽過是一病
毀人自譽是一病　很戾自用是一病
輕口喜言是一病　快意遂非是一病
以智輕人是一病　乘權縱橫是一病
非人自是是一病　侮易孤寡是一病
以力勝人是一病　威勢自恃是一病
語欲勝人是一病　債不思償是一病
曲人自直是一病　以直傷人是一病

與惡人交是一病　喜怒自伐是一病
愚人自賢是一病　以功自矜是一病
誹議名賢是一病　以勞自怨是一病
以虛爲實是一病　喜說人過是一病
以富驕人是一病　以賤訕貴是一病
讒人求媚是一病　以德自顯是一病
以貴輕人是一病　以貧妒富是一病
敗人成功是一病　以私亂公是一病
好自掩飾是一病　危人自安是一病
陰陽嫉妒是一病　堅執爭鬬是一病

恃人長短是一病　假人自信是一病

施人望報是一病　無施責人是一病

與人追悔是一病　好自怨憎是一病

好殺蟲畜是一病　蠱道厭人是一病

毀訾高才是一病　憎人勝己是一病

毒藥酖飲是一病　心不平等是一病

不受諫諭是一病　內疏外親是一病

投書敗人是一病　笑愚癡人是一病

煩苛輕躁是一病　擿搥無禮是一病

自好作大是一病　多疑少信是一病

笑顛狂人是一病　蹲踞無禮是一病

醜言惡語是一病　輕慢老少是一病

好喜嘲笑是一病　當權自信是一病

詭譎諛諂是一病　嗜德懷詐是一病

兩舌無信是一病　乘酒凶橫是一病

罵詈風雨是一病　惡言好殺是一病

教人墮胎是一病　追念舊惡是一病

鑽穴窺人是一病　不借懷怨是一病

負債逃走是一病　背向異詞是一病

故迷惑人是一病　探巢破卵是一病

驚胎損形是一病　水火敗傷是一病

笑盲聾啞是一病　破人婚姻是一病

教人捶撻是一病　教人作惡是一病

含禍離愛是一病　說唱淫詞是一病

見貨欲得是一病　强奪人物是一病

此爲百病也。人能一念除此百病。日逐點檢。使一病不作。決無災害痛苦煩惱凶危。不惟自已保命延年。子孫百世永受其福矣。

大藏經曰古之聖人。其爲善也。無小而不崇。其于惡也。無微而不改。改惡崇善。是藥餌也。錄所謂百藥以治之。

是道則進是一藥　非道則退是一藥
思無邪僻是一藥　行寬心和是一藥
動靜有禮是一藥　起居有度是一藥
近德遠色是一藥　清心寡慾是一藥
推分引義是一藥　不取非分是一藥
以直報怨是一藥　心無嫉妒是一藥
教化愚頑是一藥　守正閑邪是一藥
戒飭惡僕是一藥　開導迷誤是一藥
扶接老幼是一藥　心無狡詐是一藥
拯禍濟難是一藥　常行方便是一藥

憐孤恤寡是一藥　矜貧救危是一藥

位高下士是一藥　語言謙遜是一藥

不負宿債是一藥　受恩圖報是一藥

敬愛卑微是一藥　語言端慤是一藥

引曲歸直是一藥　不爭是非是一藥

逢侵不鄙是一藥　受辱能忍是一藥

揚善隱惡是一藥　推好勸醜是一藥

與多取少是一藥　稱嘆賢良是一藥

見賢思齊是一藥　見惡內省是一藥

推功引善是一藥　不自矜誇是一藥

不掩人功是一藥　勞苦不恨是一藥
懷誠抱信是一藥　不評論人是一藥
崇尚勝已是一藥　安貧自樂是一藥
不自尊大是一藥　好成人功是一藥
不好陰謀是一藥　得失不形是一藥
積德施恩是一藥　生不駡詈是一藥
災病自咎是一藥　惡不歸人是一藥
施不望報是一藥　不殺生命是一藥
心平氣和是一藥　不忌人美是一藥
心靜意定是一藥　不念舊惡是一藥

匡邪弼惡是一藥　聽教伏善是一藥
忿怒能制是一藥　不干求人是一藥
無思無慮是一藥　尊奉高年是一藥
對人恭肅是一藥　內修孝悌是一藥
恬靜守分是一藥　和悅妻孥是一藥
飲食貧人是一藥　助修善事是一藥
樂天知命是一藥　遠嫌避疑是一藥
寬舒大度是一藥　敬信經典是一藥
息心抱道是一藥　爲善不倦是一藥
濟度貧窮是一藥　捨藥救疾是一藥

信禮神佛是一藥　知機知足是一藥
清閑無慾是一藥　仁慈謙讓是一藥
好生惡殺是一藥　不寶厚藏是一藥
不犯禁忌是一藥　節儉守中是一藥
謙己下人是一藥　隨事不慢是一藥
喜談人德是一藥　不造妄語是一藥
貴能援人是一藥　富能救人是一藥
不尚爭鬪是一藥　不蔽邪淫是一藥
不生妄想是一藥　不懷咒厭是一藥
不樂詞訟是一藥　扶老挈幼是一藥

此爲百藥也人有疾病皆因過惡陰掩不見以致魂迷魄喪不在形中肌體空虛精氣不守故飲食風寒惡氣得以中之是以有德者雖處幽闇不敢爲非雖居榮祿不敢爲惡量體而衣隨分而食雖富且貴不敢恣欲雖貧且賤不敢爲非是以外無殘暴內無疾病也吾人可不以百病自寃以百藥自治養吾天和一吾心志作耆年頤壽之地也哉

高子曰攝生尚玄非崇異也三教法門總是教人修身正心立身行已無所欠缺爲聖爲賢成仙成佛皆由一念做去吾人禀二五之精成四大之體貧富貴者昧養生

之理不問衛生有方憂貧窮者急養身之策何知保身有道無怪其指神僊之術爲虛誣視禪林之說爲怪誕也六慾七情哀樂銷爍日就形枯髮槁疾痛病苦始索草根樹皮以活精神命脉悲哉愚亦甚矣保養之道可以長年載之簡編歷歷可指卽易有頤卦書有無逸黃帝有內經論語有鄉黨君子心悟躬行則養德養生兼得之矣豈皆外道荒唐之說也耶

老子曰人生大期百年爲限節護之者可至千歲如膏之小炷與大耳衆人大言我小語衆人多煩我小記衆人悸怖我不怒不以人事累意淡然無爲神氣自滿以爲

長生不死之藥。

福壽論曰：世人倖而得之者，災也；分而得之者，吉也。人年五十，能補其過，悔其咎，布仁惠之恩，垂憫恤之念，奉德不欺，聖人知之，賢人護之，天乃愛之，人乃悅之，鬼神敬之，富貴長守，壽命安康，是去攻劫之患，除水火之災，必可保生，以全上壽矣。

麻衣道者曰：天地人等列三才，人得中道，可以學聖賢，可以爲神仙。況人之數與天地萬物之數等，今之人不修人道，貪愛嗜慾，其數消滅，只與物同也。所以有老病夭殤之患。鑒乎此，必知所以自重，而可以得天元之壽矣。

陰符經曰淫聲美色破骨之斧鋸也世之人不能秉靈燭以照迷情持慧劍以割愛慾則流浪生死之海是害先於恩也

參贊書曰年高之時陽氣既弱覺陽事輒盛必慎而抑之不可縱心竭意一度不泄一度火滅一度火滅一度添油若不制而縱情則是膏火將滅更去其油故黃庭經云急守精室勿妄泄閉而寶之可長活

神農曰上藥養命中藥養性誠知性命之理因輔養以通也而世人不察惟名利是徇聲色是耽目惑玄黃耳務淫哇滋味煎其臟腑醴醪煮其腸胃馨香腐其骨髓喜

怒悖其正氣，思慮消其精神，哀樂殃其平粹。夫以蕞爾之軀，攻之者非一途，易竭之身，而内外受敵，身非木石，何能久乎。　又曰：善養生者，淸虚靜泰，少思寡慾，知名位之傷德，故忽而不營，非欲而强禁也；識厚味之害性，故棄而不顧，非貪而後抑也。外物以累心不存，神氣以守白獨著，曠然無憂患，寂然無思慮，又守之以一，養之以和，和理自濟，同乎大順，然蒸以靈芝，潤以醴泉，晞以朝陽，和以五絃，無爲自得，體妙心玄，忘歡而後樂足，遺生而後身存，若此以往，庶可與羨門比壽，王喬爭年。

貞白書曰：質象所結，不過形神，形神合則是人是物，形神離。則是靈是鬼、非離非合。佛法所攝亦離亦合。仙道所依。何以能致爲仙。是修鑄鍊之事。極感變之理通也。譬之爲陶。當埏埴爲器之時。是土而異於土。雖燥未燒。遇濕即敗。燒而未熟。不久尚壞。火力既足。表裏堅固。河山有盡。此形無滅。假令爲仙者。以藥石鍊其形。以精靈瑩其神。以和氣濯其質。以善德解其纏。萬法皆通。無礙無滯。欲合則乘雲駕霧。欲離則尸解質化。不離不合則或存或亡。各隨所業。修道進學。以躋仙路。永保長年。

夫人只知養形。不知養神。只知愛身。不知愛神。殊不知形者載神之車也。神去人即死。車敗馬即奔也。

長生之法保身之道因氣養精因精養神神不離身乃得
皆健。
養生大要一曰嗇神二曰愛氣三曰養形四曰導引五曰言語六曰飲食七曰房室八曰反俗九曰醫藥十曰禁忌又曰無勞爾形無摇爾精歸心靜默可以長生
天地以生成爲德有生所甚重者身也身以安樂爲本安樂所可致者以保養爲本先其本則本固本既固疾病何由而生壽豈不永故攝生有三曰養神曰惜氣曰防疾忘情去智恬憺虛無離事全眞內外淸靜如是則神不內耗境不外惑眞一不離神自寧矣是曰養神抱一

元之本根，固歸眞之精氣，三焦定位，六賊忘形，識界旣空，參同斯契，虛實相通，名曰大通，則氣自定矣，是曰惜氣。飲食適時，溫凉合度，出處無犯於八邪，動作不可爲勉强，則身自安矣，是曰防疾。

道院集曰：遊心虛靜，結志玄微，委慮無欲，歸計無爲，凝神滅想，氣和體舒，達延生命，壽與天齊。又云：檢情攝念，息業養神，悟妄歸眞，觀空見性，常自靜明，不爲魔動，心我兩忘，神氣自滿。又云：止念令靜，觀理令明，念靜理明，不死可能，導氣令和，引體令柔，氣和體柔，長生可求。此皆至妙要論。

溫公解禪六偈曰忿怒如烈火利欲如鋒鋩終朝長戚戚是名阿鼻獄顏回甘陋巷孟軻安自然富貴如浮雲是名極樂國孝悌通神明忠信行蠻貊積善來百祥是名作因果仁人之安宅義人之正路行之誠且久是名不壞身道德修一身功德被萬物爲賢爲大聖是名佛菩薩言爲百世師行爲天下法久久不可掩是名光明藏

岱翁曰常見世人治高年之人疾患竟同少年亂投湯藥妄行針灸以攻其病務欲速愈殊不知上壽之人血氣已衰精神已散至于視聽聰明不及手足舉動肢體不隨心志沉昏頭目昡暈氣脉妄引則宿疾時發或秘或

寒或冷或熱此皆老人常態不慎治之急投峻藥取効或吐或汗或解或利老弱之人不能禁架汗則陽氣泄吐則胃氣逆瀉則元氣脫立致不虞此老病大忌更不可用市中買藥并他人問說病源不知藥味送來服餌及虎狼之藥切宜仔細若身有宿疾或時發動則隨其疾狀用溫平順氣開胃補虛中和湯藥調停飲食或隨食物變饌治之最爲要法

養壽之道與仙佛二教最是捷徑故淸淨明了四字最好內覺身心空外覺萬物空破諸妄想無可執著是曰淸淨明了

坐忘銘曰常默元氣不傷。少思慧燭內光不怒百神和暢。不惱心地清凉。不求無諂無媚。不執可圓可方。不貪便是富貴。不苟何懼公堂味絕靈泉自降。氣定眞息自長。觸則形斃神狂想則夢離尸僵。氣漏形歸厚土。念漏神趣死鄉。心死方得神活。魄滅然後魂昌轉物無窮妙理。應化不離眞常。至精潛于恍惚。大象混于渺茫。造化不知規準。鬼神莫測行藏。不飲不食不寐。是謂眞人坐忘。

文逸曹仙姑歌云我爲諸君說眞的。命蒂從來在眞息。照體長存空不空。靈鑑涵天容萬物。大極布妙人得一。得一須敎謹防失。宮室虛閒神自居。靈腑煎熬枯血液。又曰朝喪暮損人不知氣亂精神無所據細細消磨漸漸衰用竭元和神乃去無心心即是眞心動靜兩忘爲離欲神是性兮炁是命神不外馳氣自定本來二物互相親失却將何爲本柄混合爲一復忘一可與元化同出沒又曰念中景象須除滅夢裏精神牢執持元炁不住神不安蠹木無根枝葉乾休論涕涶與精血達本窮源總一般此物何曾有定位隨時變化因心意在體感熱即爲汗在眼感悲即爲淚在腎感合即爲精在鼻感風即爲涕縱橫流轉潤一身到頭總是神水潰神水難言識者稀資生一切由眞炁但知恬憺無思慮齋戒寧心

節言語。一味醍醐甘露漿。饑渴消除見真素。又云不去奪名與逐利。絕了人情總無事。自然决烈滯何人。在我更教誰制御。掀天聲價又何如。倚馬文章何足貴。榮華衣食總無心。積玉堆金成何濟。又曰。名與身兮果孰親。半生歲月太因循。比來修鍊賴神炁。神炁不全空苦辛。可憐一個好基址。金屋玉堂無主人。

譚景星曰。忘形以養氣。忘氣以養神。忘神以養虛。只此忘之一字。是無物也。

六祖曰。本來無一物。何處惹塵埃。其斯之謂歟。

白玉蟾曰。薄滋味以養氣。去嗔怒以養性。處卑下以養德。

守清淨以養道。名不係簿籍。心不在勢利。此所以出人之發。與天為徒。　又曰。大道以無心為體。忘言為用。柔弱為本。清淨為基。若施於身。必節飲食。絕思慮。靜坐以調息。安寢以養氣。心不馳則性定。形不勞則精全。神不擾則丹結。然後滅性于虛。寧神於極。可謂不出戶庭。而妙道得矣。歲月其有窮乎。

郝太古曰。道不負人。人自負道。日月不速。人算自速。勇猛剛強。不如低心下氣。遊歷高遠。不如安靜養素。圖名逐利。不如窮居自適。飽飫珍羞。不如粗糲充腹。羅綺盈箱。不如布袍遮體。說古談今。不如緘口忘言。逞伎誇能。不如抱元守一趨炎附勢不如貧窮自樂懷慾記讐不如洗心悔過較長量短不如安心自怡道氣綿綿行之得仙得意忘言自超太玄。

釋典曰六般神用空不空一顆圓明色非色。人爲六根貪使不能自神其神。人能眼不貪視美色耳不貪聽淫聲鼻不貪聞香馥舌不貪嚐珍羞。身不貪戀色慾意不貪妄思慮。一心不動。六門嚴守。物物頭頭左右護持。不傷眞性。神聚氣全與天長年。

孫眞人衛生歌曰天地之間人爲貴頭象天兮足象地父母遺體能寶之。洪範五福壽爲最。衛生切要知三戒大怒大慾并大醉。三者若還有一焉，須防損失真元氣。欲求長生須戒性。火不出兮心自定，木還去火不成灰。人能戒性還延命，貪慾無窮忘却精。用心不已失元神，勞形散盡中和氣，更仗何因保此身。心若太費費則竭，形若太勞勞則怯。神若太傷傷則虛，氣若太損損則絕。世人欲識衛生道，喜樂有常嗔怒少。心誠意正思慮除，順理修身去煩惱。春噓明目夏呵心，秋呬冬吹肺腎寧。四季常呼脾化食，三焦嘻出熱難停。髮宜多梳氣宜鍊，齒宜數叩津宜嚥。子欲不死修崑崙。註曰：崑崙即人之頭面也，當如下句修之。雙手揩摩常在面。註曰：以雙手扯攝兩耳，抱頭搖擺，以兩手一呵，十搓擦面四圍，以合骨摩拂雙眼，以雙手抱腦後，以中食二指互擊天鼓，皆修崑崙法也。春月少酸宜食甘，冬月宜苦不宜鹹，夏日增辛聊減苦，秋來辛減少加酸，季月去鹹甘略減，自然五臟保平安。若能全減身康健，滋味不調少病難。春寒莫著綿衣薄，夏月汗多須換着，秋冬覺冷漸加添，莫待病生纔服藥。惟有夏月難調理，伏陰在內忌冰水瓜桃生冷，宜少餐，免致秋冬成瘧疾。身旺腎衰色宜避，養腎固精當節制，嘗令腎實不空虛。日食須知忌油膩，太飽傷神饑傷胃，太渴傷血多傷氣，饑餐渴飲莫太過，免致膨脝損心肺，醉後强飲飽强食，去此二者不生疾。人資飲食以養生，去其甚者自安逸。食後徐行百步多手摩臍腹食消磨夜半靈根灌清水丹田濁氣切須呵飲食可以陶情性劇飲過多防百病肺爲華蓋倘受傷咳嗽勞神能損命慎勿將鹽去點茶分明引賊入人家下焦虛冷令人瘦傷腎傷脾防病加坐臥防風吹腦後腦內受風人不壽更兼醉飽臥風中風入五內成災咎鴈有序兮犬有義黑鯉朝北知臣禮人無禮義反食之天地鬼神俱不喜養體須當節五辛五辛不節反傷身莫教引動虛陽發精竭容枯百病侵不問在家并在外若遇迅雷風雨大急宜端肅畏天威靜坐澄心須謹戒忍愛牽纏不自由利名縈絆幾時休放寬

此子留餘福。免致中年早白頭。頂天立地非容易。飽食煖衣寧不愧。思量難報罔極恩。朝夕焚香拜天地。身安壽永事何如。胸次平夷積善多。惜命惜身兼惜氣。請君熟玩衛生歌。

寵辱不驚。肝木自寧。動靜以敬。心火自定。飲食有節。脾土不泄。調息寡言。肺金自全。恬憺無慾。腎水自足。此皆吾生藥石。人當請事斯語。

七竅者。精神之戶牖也。志氣者。五臟之使役也。耳目誘于聲色。鼻口悅于芳味。肌體溺于安適。其情一也。則精神馳騖而不守。志氣靡于趣捨。五臟滔蕩而不安。嗜慾連綿于外。心氣壅塞于內。蔓衍于荒淫之波。留連于是非之境。鮮有不敗德傷生者矣。

仙經云專精養神。不爲物雜謂之淸。反神復氣。安而不動謂之靜。制念以定志。靜身以安神。保氣以存精。思慮兼忘冥想內視則身神並一。身神並一。則近眞矣。

本草總篇曰攝生之道。莫若守中。守中則無過與不及之害。經曰春秋冬夏。四時陰陽。生病起于過用。蓋不適其性。而強云爲。逐強處。卽病生。五臟受氣。蓋有常分。用之過耗。是以病生。善養生者既無過耗之弊。又能保守眞元。何患乎外邪所中也。故善服藥。不若善保養。不善保養。不若善服藥。世有不善保養。又不善服藥。倉卒病生而歸咎于神天。噫。是亦未嘗思也。可不謹歟。

三因極一方曰。夫人稟天地陰陽而生者。蓋天有六氣。人有三陰三陽而上奉之。地有五行。人有五臟五腑而下應之。於是資生皮肉筋骨精髓血脉。四肢九竅。毛髮齒牙唇舌。總而成體。外則氣血循環。流注經絡。喜傷六淫。內則精神魂魄志意思。喜傷七情。六淫者。寒暑燥濕風熱是也。七情者。喜怒憂思悲恐驚是也。若持護得宜。怡然安泰。役冒非理。百病生焉。

崔公入藥鏡曰。物之最靈。惟人也。身者。乃神化之本。精於人也若水浮航氣於人也如風揚塵神於人也似野馬聚空水涸則航止風息則塵靜野馬散而太空長有精能固物烝能盛物精氣神三者心可不動其變化也外忘其形內養其神是謂登真之路嗜欲縱乎心孰能久去哀樂傷乎志孰能久忘思慮役乎神孰能久無利祿勞乎身孰能久捨五味敗乎精孰能久節酒醴亂乎情孰能久絕食佳殺飲旨酒伴以姝麗聽以淫聲雖精氣強而反禍于身耳目快而致亂于神有百端之敗道以一介而希真安有養身之驗耶夫學道者外則意不逐物而移內則意不隨心而亂湛然保于虛寂造乎清淨

之域矣。

達摩胎息經曰、元壯既立。猶瓜有蒂。闇注母氣。母呼即呼。母吸即吸。綿綿十月。氣足形圓。心是氣之主。氣是形之根。形是氣之宅。神是形之真。神用氣養。氣因神住。神行則氣行。神住則氣住。此經要妙之義也。

養生論曰、大凡養生。先調元氣。身有四氣。人多不明。四氣之中。各主生死。一曰乾元之氣。化爲精。精反爲氣。精者連於神。精益則神明。精固則神暢。神暢則生健。若精散則神疲。精竭則神去。神去則死。二曰坤元之氣。化爲血。血復爲氣。氣血者。通于內。血壯者則體豐。血固則顏盛

顡盛則生實若血衰則髮變血敗則脊空脊空則死三
曰庶氣庶氣者一元交氣氣化爲津津復爲氣氣連于
生生託于氣陰陽動息滋潤形骸氣通則生氣乏則死
四曰衆氣衆氣者穀氣也穀濟于生終誤于命食穀氣
雖生蘊穀氣還死精能附血氣能附生當使循環郎身
永固乾元之陽陽居陰位臍下氣海是也坤元之陰陰
居陽位胸中血海是也生者屬陽陽貫五臟喘息之氣
是也死者屬陰陰納五味穢惡之氣是也氣海之氣以
壯精神以填骨髓血海之氣以補肌膚以流血脉喘息
之氣以通六腑以扶四肢穢惡之氣以亂身神以腐五

臟。

妙真經曰、人常失道。非道失人。人常去生。非生去人。故養生者慎勿失道。爲道者慎勿失生。使道與生相守。生與道相保。

明醫論云疾之所起。自生五勞。五勞既用。二臟先損。心腎受邪。臟腑俱病。五勞者。一曰志勞。二曰思勞。三曰心勞。四曰憂勞。五曰疲勞。五勞則生六極。一曰氣極。二曰血極。三曰筋極。四曰骨極。五曰精極。六曰髓極。六極即爲七傷。七傷變爲七痛。七痛爲病令人邪氣多。正氣少。忽忽喜怒。悲傷不樂。飲食不生肌膚。顔色無澤。髮白枯槁甚者令人得大風。偏枯筋縮。四時拘急攣縮。百關隔塞羸瘦短氣。腰脚疼痛。此由早娶。用精過差。血氣不足。極勞之所致也。

海天秋月道人曰。守清靜恬淡。所以養道。處汚辱卑下。所以養德。去嗔怒。滅無明。所以養性。節飲食。薄滋味。所以養氣。然後性定則情忘。形虛則神運。心死則神活。陽盛則陰衰。

言行擬之古人則德進。功名付之天命則心閑。報應念及子孫則事平。受享慮及疾病則用儉。

福生於清儉。德生於卑退。道生於安靜。命生於和暢。患生於多慾。禍生於多貪。過生於輕慢。罪生於不仁。戒眼莫視他非。戒口莫談他短。戒念莫入貪淫。戒身莫隨惡伴。無益之言莫妄說。不干己事莫妄爲。默默默。無限神仙從此得。饒饒饒。千災萬禍一齊消。忍忍忍。債主寃家從此隱。休休休。蓋世功名不自由。尊君王。孝父母。禮賢能。奉有德。别賢愚。恕無識。物順來而勿拒。物既去而不追。身未遇而勿望。事已過而勿思。聰明多暗昧。算計失便宜。損人終有失。倚勢禍相隨。戒之在心。守之在志。爲不節而忘家。因不廉而失位。勸君自警於生平。可嘆可警而可畏。上臨之以天神。下察之以地祇。明有王法相繼瑲有鬼神相隨，惟正可守，心不可欺。

四氣調神論曰：春三月，此謂發陳。發，生發也。陳，敷陳也。發育萬物，敷布寰區，故曰發陳。天地俱生，萬物以榮。敷和之紀，木德周行，俱生者，絪縕之氣也，天地絪縕，萬物化醇，榮者，顯也，發也。夜臥蚤起，廣步於庭。此言在天主發生之令，在人須善養之方。夫人臥與陰俱，起與陽併。臥既夜矣，起復蚤焉，令陽多而陰少。以象春升之氣也。廣步者，動而不休，養陽之道也。被髮緩形，以使志生。被髮者，舒在頭之春氣也。緩者，和緩以應令也。如是則神志調適，皆天氣之主矣。生而勿殺，予而勿奪，賞而勿罰。尚書緯曰：東方青帝，好生不賊。禹禁云：春三月，山林不登斧斤。管子云：解怨赦罪，皆所以奉發生之德也。此春氣之應，養生之道也。四時之令，春生，夏長，秋收，冬藏。已上諸則，乃養生氣之道也。逆之則傷肝，夏爲寒變，奉長者少。逆者，不能如上養生之道也。奉者，稟承也。肝木旺于春，春逆其養，則肝傷，而心火失其所奉。故當夏令火不足而水侮之，因爲寒變。寒變者，變熱爲寒也。春生之氣既逆，夏長之氣不亦少乎？

夏三月，此謂蕃秀。布葉曰蕃，吐華曰秀。萬物亨嘉之會也。天地氣交，萬物華實。即司天在泉，三四氣之交。六元正紀大論所謂上下交互，氣交主之是也。陽氣生長于前，陰氣收成于後，故萬物華實。夜臥蚤起，毋厭于日。臥起同於春令，亦養陽之道也。按荀子云：夏不宛暍。言當避赫曦之暍，毋爲日所厭苦。使志無怒，使華英成秀，使氣得泄，若所愛在外。怒則氣上，助火亢炎，故使志無怒，則生意暢遂，譬如華英漸至成秀也。氣泄者，膚腠宣通，汗暢遂之時令也。發舒之極，遍滿乾坤，其用外而不內，[illegible]養生，故所愛若在外，不知正所以調夫中也。此夏氣之應，養長之道也。逆之則傷心，秋爲痎瘧，奉收者少，[illegible]引以下，皆順夏令養長之道也。否則與令爲逆，乘時乘政之心王，不亦拂其性乎？心傷則暑乘之，秋金收肅，暑邪內鬱，必爲痎瘧。夏長既逆，則奉長氣餒，而秋收者少矣。冬至重病。心火受傷綿延至冬，則水凍地火，病將重矣。秋三月，此謂容平。陰升陽降，天火西行，萬物之容至此平定，故曰容平。天氣以急，地氣以明。風氣勁疾曰急，物色清肅曰明。蚤臥蚤起，與雞俱興。蚤臥以避初寒，蚤起以從新爽。使志安寧，以緩秋刑。陽德日減，陰德日增，故須神志安寧，以緩肅殺之氣。收斂神氣，使秋氣平，無外其志，使肺氣清，此秋氣之應，養收之道也。曰收斂，曰無外，皆秋氣之應，養收之道。逆之則傷肺，冬為飧泄，奉藏者少。肺金主秋，秋失其養，故傷肺，肺傷則腎失其主，故當冬令而為飧泄。飧泄者，水穀不分，腎主二便，失封藏之職故也。冬三月，此謂閉藏。陽氣伏藏閉密，宸冬也。水冰地坼，無擾乎陽。陰盛陽衰，君子固密，則不傷于寒，即無擾乎陽。蚤臥晚起，必待日光。所以避寒也，即養藏也。使志若伏若匿，若有私意，若已有得。曰伏，曰匿，曰私，曰得，皆退藏十密法，閉藏之本也。去寒就溫無泄皮膚使氣亟奪（去寒就溫所以養陽無使泄奪所以奉藏真氏曰閉藏不密溫無霜雪則來年陽氣無力五穀不登人身應天地可不奉時耶）此冬氣之應養藏之道也

逆之則傷腎春為痿厥奉生者少（水歸冬旺冬失氣養則腎傷而肝木失主肝主筋故當春令筋病為痿冬不能藏則陽虛為厥冬藏既逆承氣而為春生者少矣）

坐功却病之法（悉照遵生八箋原本）

高子曰生身以養壽為先養身以却病為急經曰我命在我不在于天昧用者夭善用者延故人之所生神依于形形依于氣氣存則榮氣敗則滅形氣相須全在攝養設使形無所依神無所主致殂謝為命盡豈知命者哉夫胎息為大道根源導引乃宣暢要術人能善養以保

神。神清則氣爽。運體以却病。病去而體健。順四時坐功之法。調八段修煉之術。内究中黄妙旨。外契大道微言。則陰陽運用。皆在人之掌握。豈特遐齡可保。卽三元上乘。罔不由兹而始矣。噫。顧人之精進何如耳。余錄出自秘經。初非道聽塗説。讀者當具天眼目之無云泛泛然也。

又曰。時之義大矣。天下之事。未有外時以成者也。故聖人與四時合其序。兹錄四時節氣之機。而配以五臟六腑之義。系以導引却病之法。繪之圖像。以供覽觀。人能順時調攝。無競無營。與時消息。則病可却。而壽可延。豈曰小補云耳。

立春正月節坐
功圖
運主厥陰初氣
時配手太陽三
焦。

坐功
宜每日子丑時
疊手按髀轉身
拗頸。左右聳引
各三五度。叩齒
吐納，漱嚥三次

治病
風氣積滯。項痛，
耳後痛，肩臑痛，
背痛，肘臂痛。諸
痛悉治

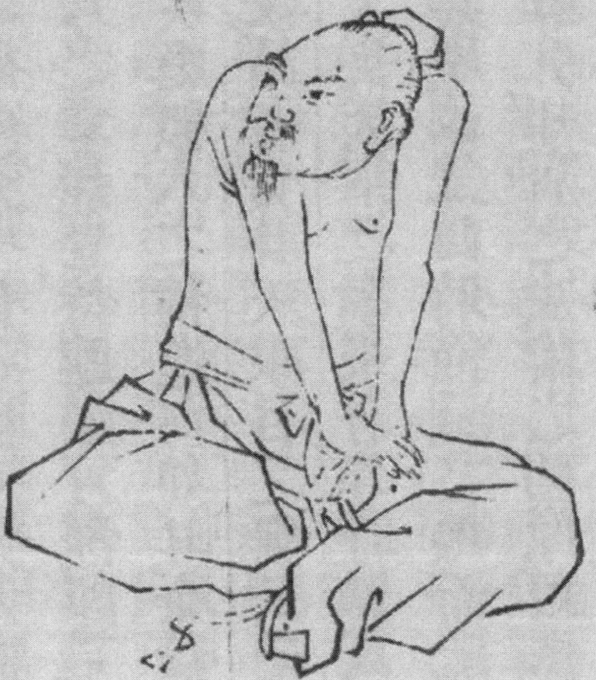

雨水正月中坐功圖

運主厥陰初氣時配三焦手少陽相火。

坐功。每日子丑時疊手按髀。拗頸轉身左右偏引各三五度。叩齒吐納漱嚥。

治病　三焦經絡留滯邪毒。嗌乾及腫噦喉痺。耳聾汗出目銳眥痛頰痛諸候悉治。

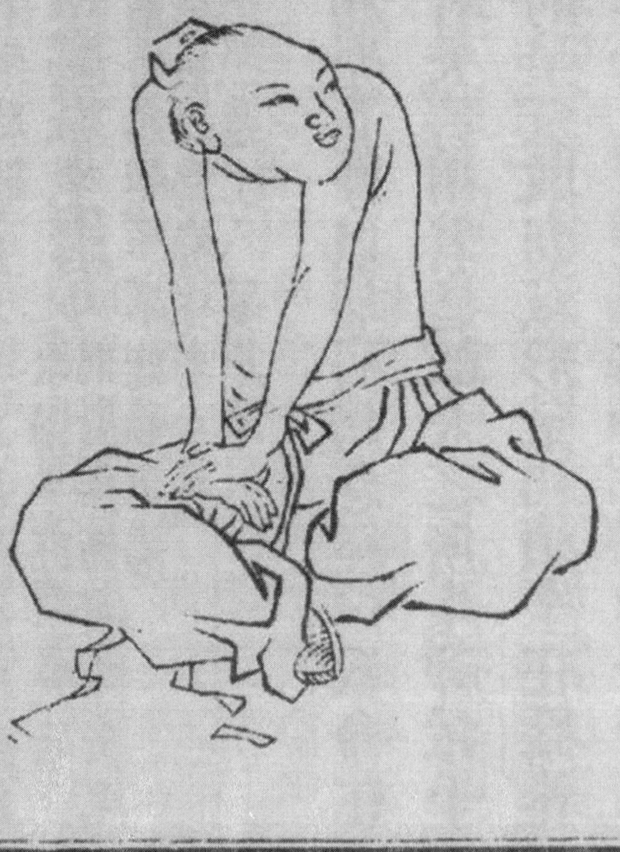

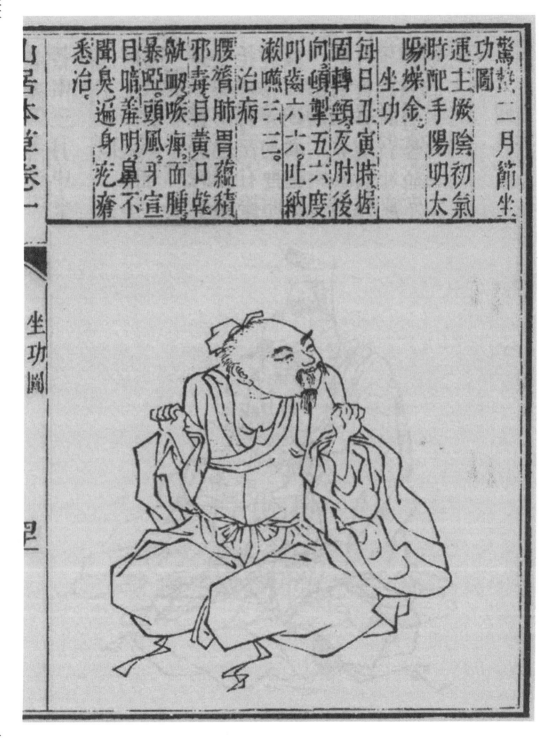

驚蟄二月節坐功圖

運主厥陰初氣，時配手陽明大腸燥金。

坐功

每日丑寅時，握固轉頸，反肘後向，頓掣五六度，叩齒六六，吐納漱嚥三三。

治病

腰膂肺胃蘊積邪毒，目黄口乾，鼽衄喉痺，面腫暴啞，頭風牙宣，目暗羞明，鼻不聞臭，遍身疙瘡悉治。

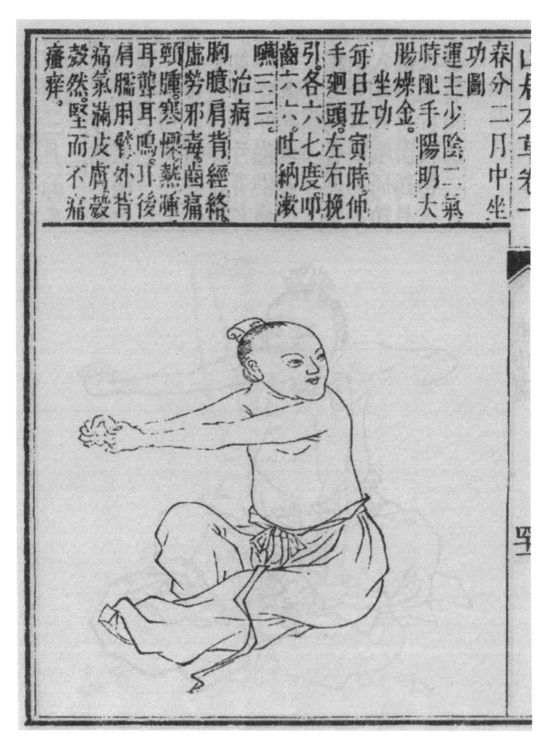

春分二月中坐功圖

運主少陰二氣。時配手陽明大腸燥金。

坐功

每日丑寅時，伸手廻頭。左右挽引。各六七度。叩齒六六。吐納漱嚥三三。

治病

胸臆肩背經絡。虛勞邪毒。齒痛。頸腫。寒慄。熱腫。耳聾。耳鳴。耳後肩臑肘臂外背痛。氣滿皮膚殼殼然。堅而不痛瘙痒。

清明三月節坐功同

運主少陰二氣時配手太陽小腸寒水

坐功

每日丑寅時正坐定換手左右如引硬弓各七八度叩齒納清吐濁嚥液各三

治病

腰腎腸胃虛邪積滯耳前熱苦寒耳聾嗌痛頸痛不可回顧肩拔臑折腰軟及肘臂諸痛。

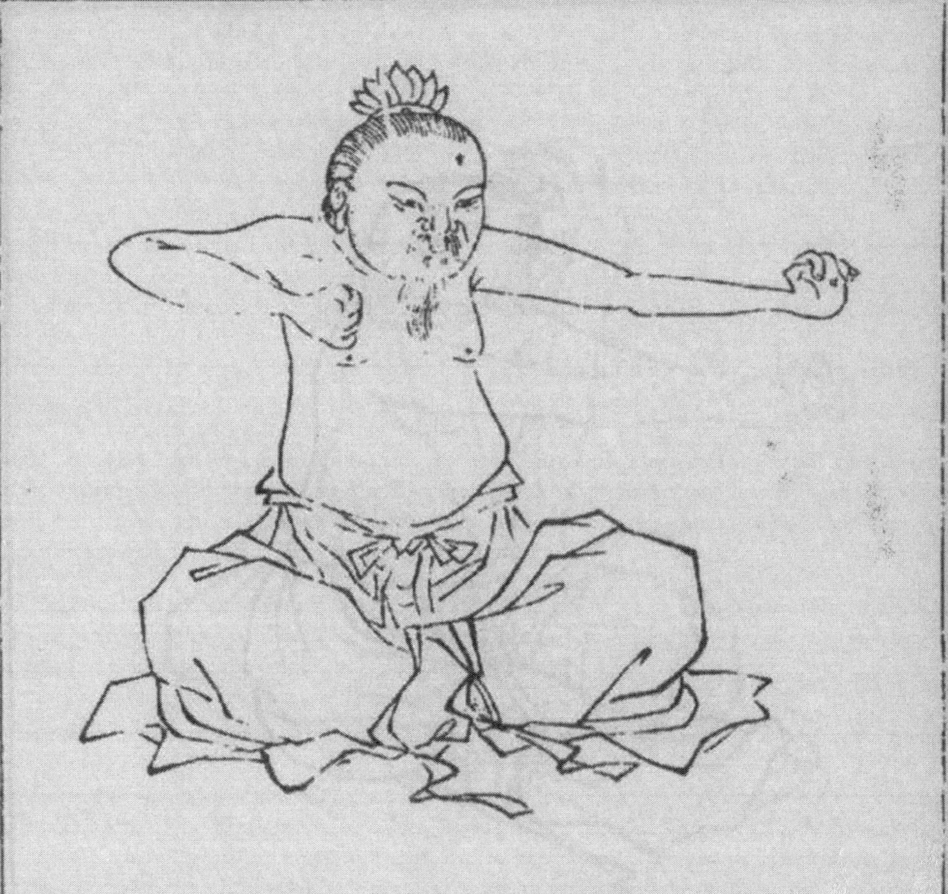

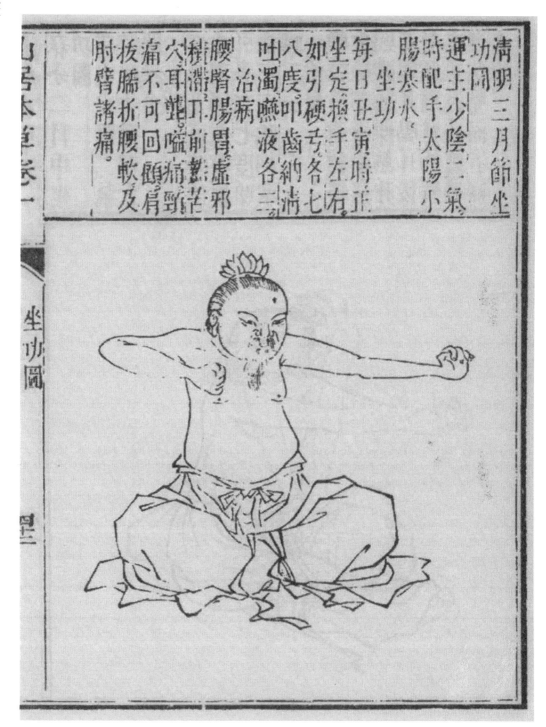

山居本草卷一

穀雨三月中坐功圖

運主少陰二氣時配手太陽小腸寒水。

坐功

每日丑寅時平坐換手左右舉托移臂左右掩乳各五七度叩齒吐納漱嚥

治病

脾胃結瘕瘀血目黃鼻鼽頰腫頷腫肘臂外廉腫痛臂外痛掌中熱

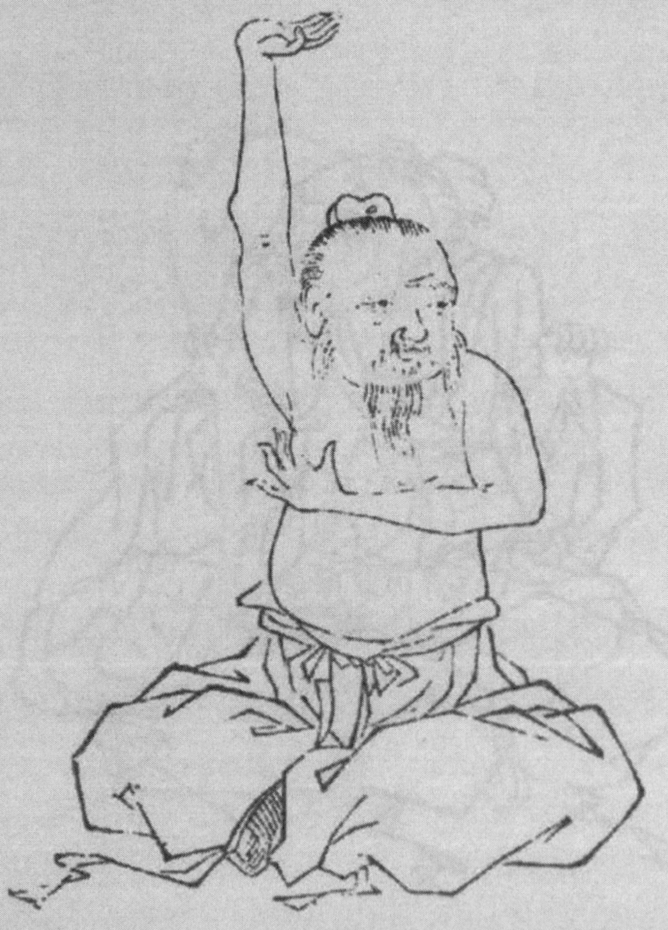

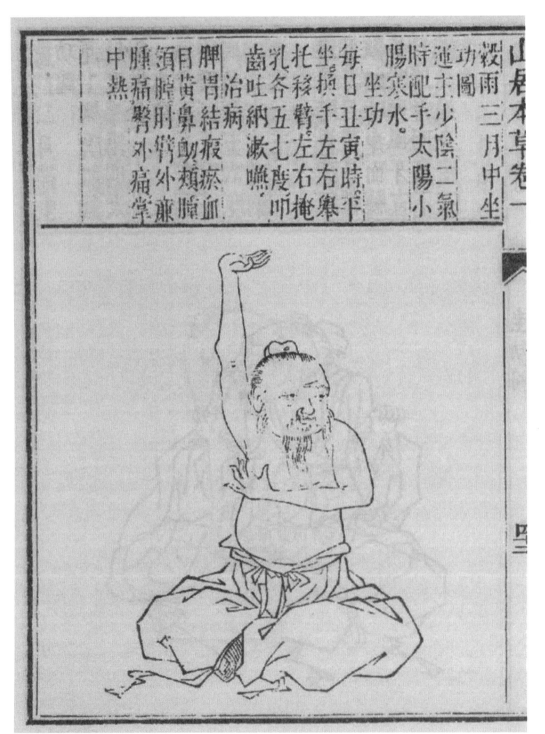

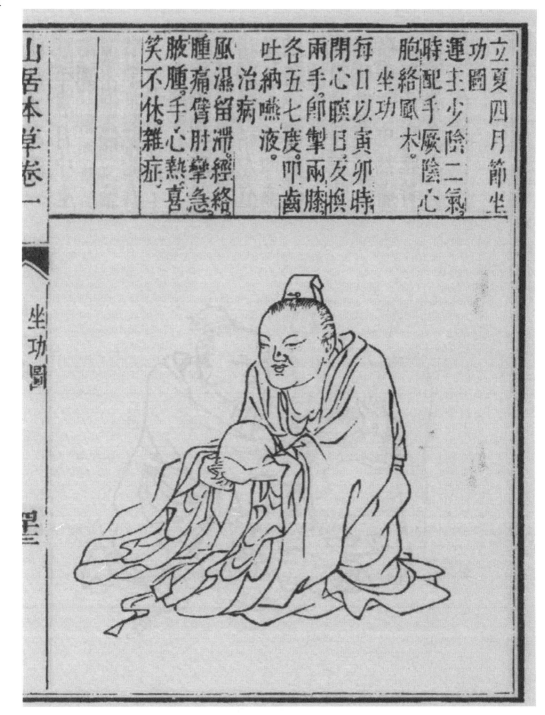

立夏四月節坐功圖

運主少陰二氣，時配手厥陰心胞絡風木。

坐功

每日以寅卯時，閉心瞑目，反换兩手，鄭掣兩膝，各五七度，叩齒吐納嚥液。

治病

風濕留滯，經絡腫痛，臂肘攣急，腋腫，手心熱，喜笑不休雜症。

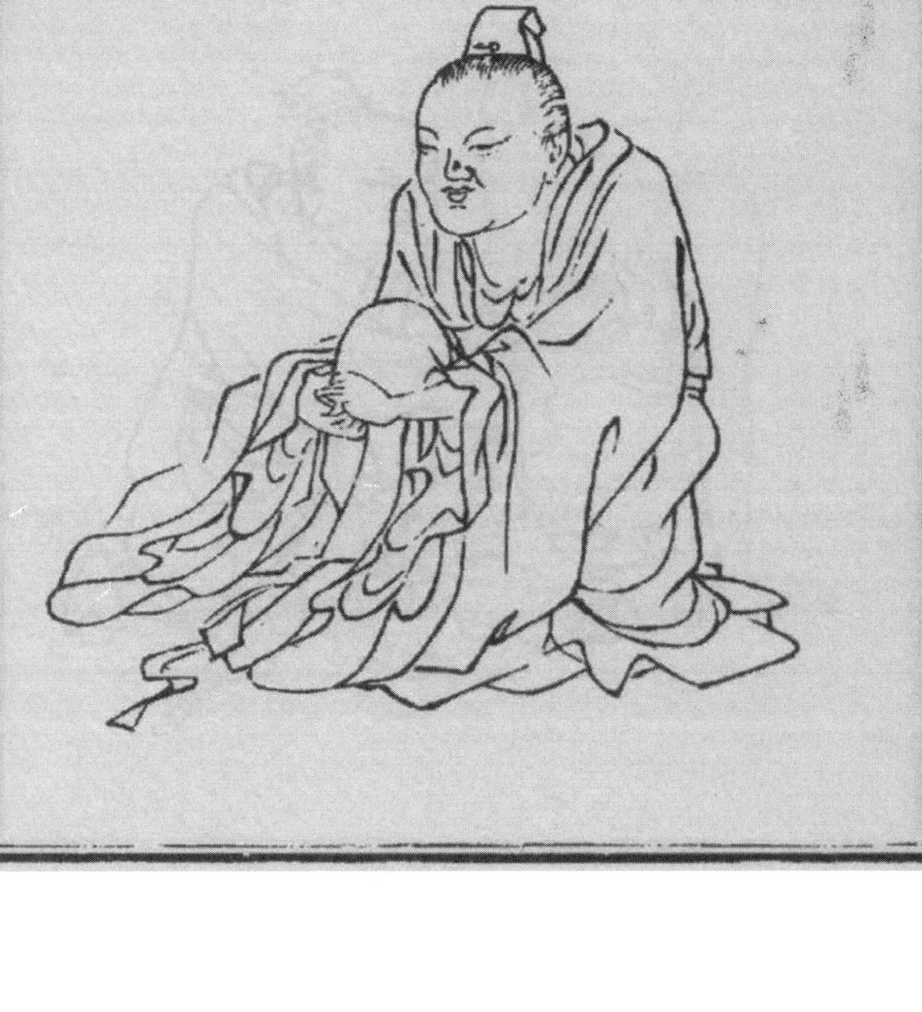

小滿四月中坐功圖

運主少陽三氣，時配手厥陰心胞絡風木。

坐功：每日寅卯時正坐，一手舉托，一手拄按，左右各三五度，叩齒，吐納嚥液。

治病：肺腑蘊滯邪毒，胸脇支滿，心中憺憺大動，面赤鼻赤，目黃，心煩作痛，掌中熱，諸痛。

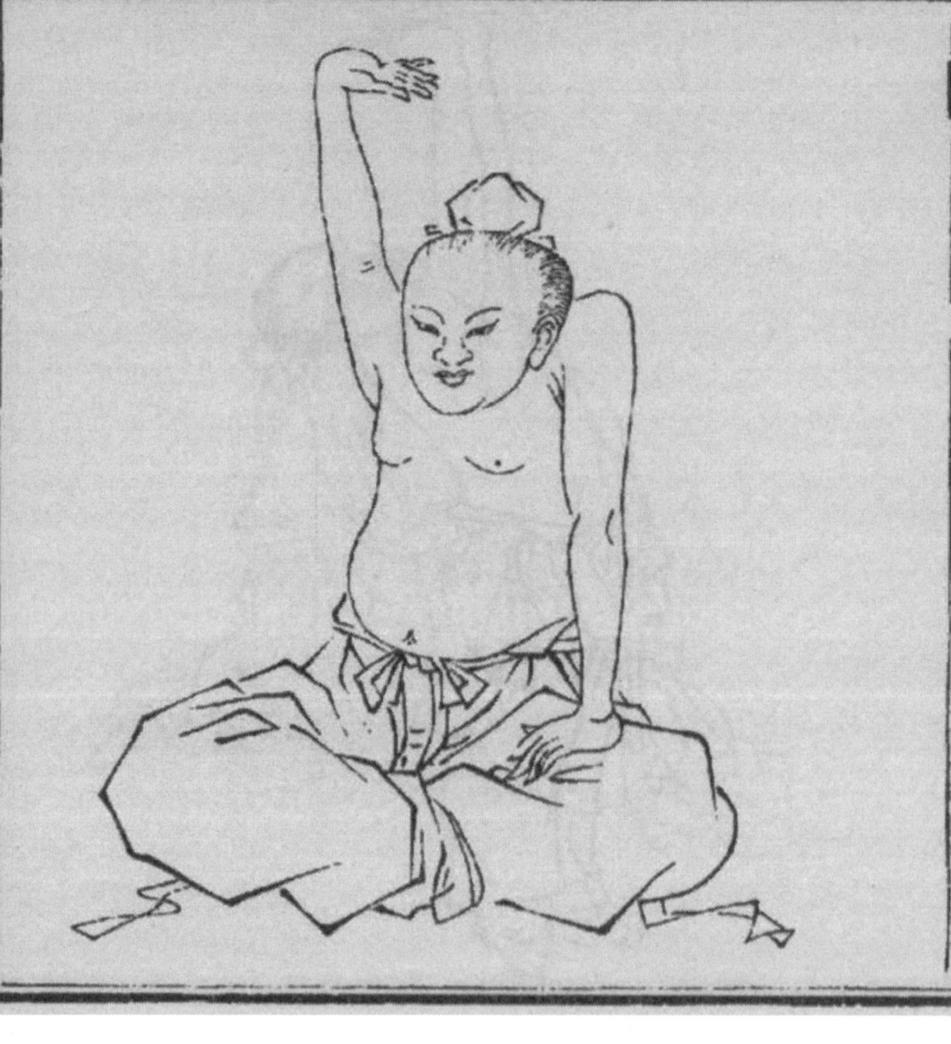

芒種五月節坐功圖

運主少陽三氣時配手少陰心君火。

坐功

每日寅卯時正立仰身兩手上托左右力舉各五七度定息叩齒吐納嚥液。

治病

腰腎蘊積虛勞嗌乾心痛欲飲目黃脇痛消渴善笑善驚善忘上咳吐下氣泄身熱而股痛心悲頭項痛面赤。

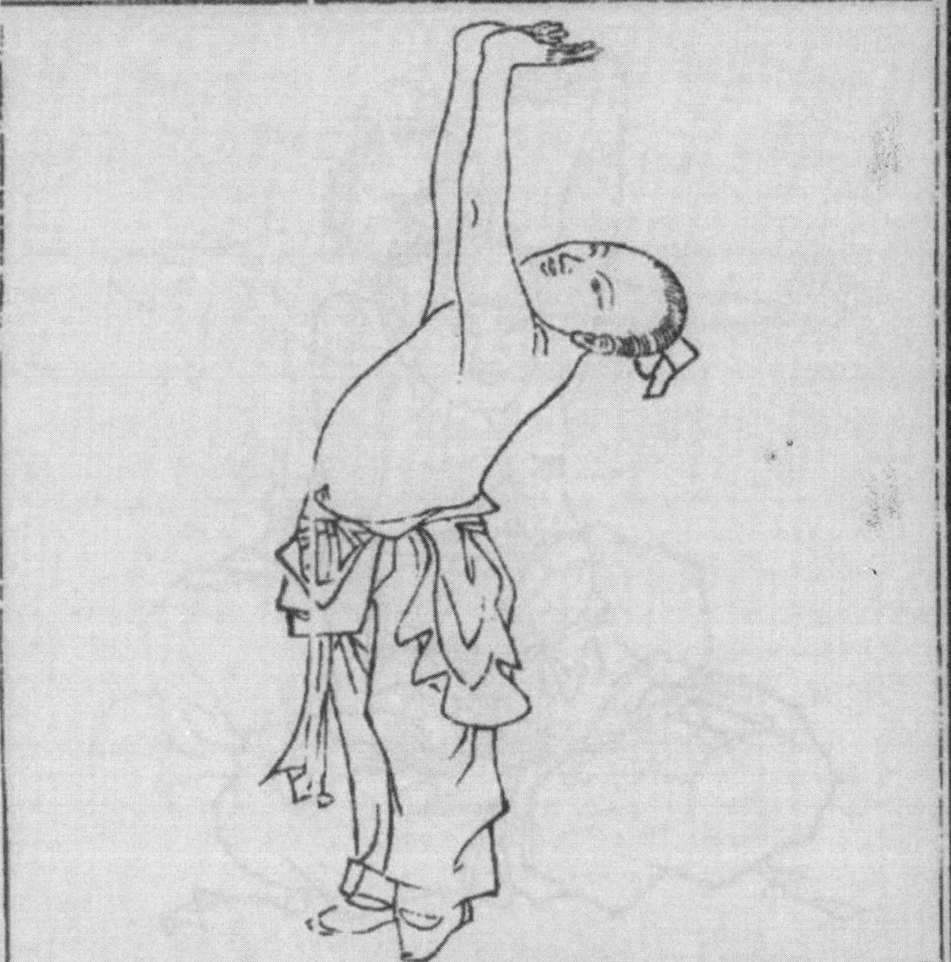

夏至五月中坐功圖

運主少陽三氣
時配少陰心君火

坐功
每日寅卯時跪坐伸手叉指屈指脚換踏左右各五七次叩齒納清吐濁嚥液

治病
風濕積滯腕膝痛臑臂痛後廉痛厥掌中熱痛兩腎内痛腰背痛身體重

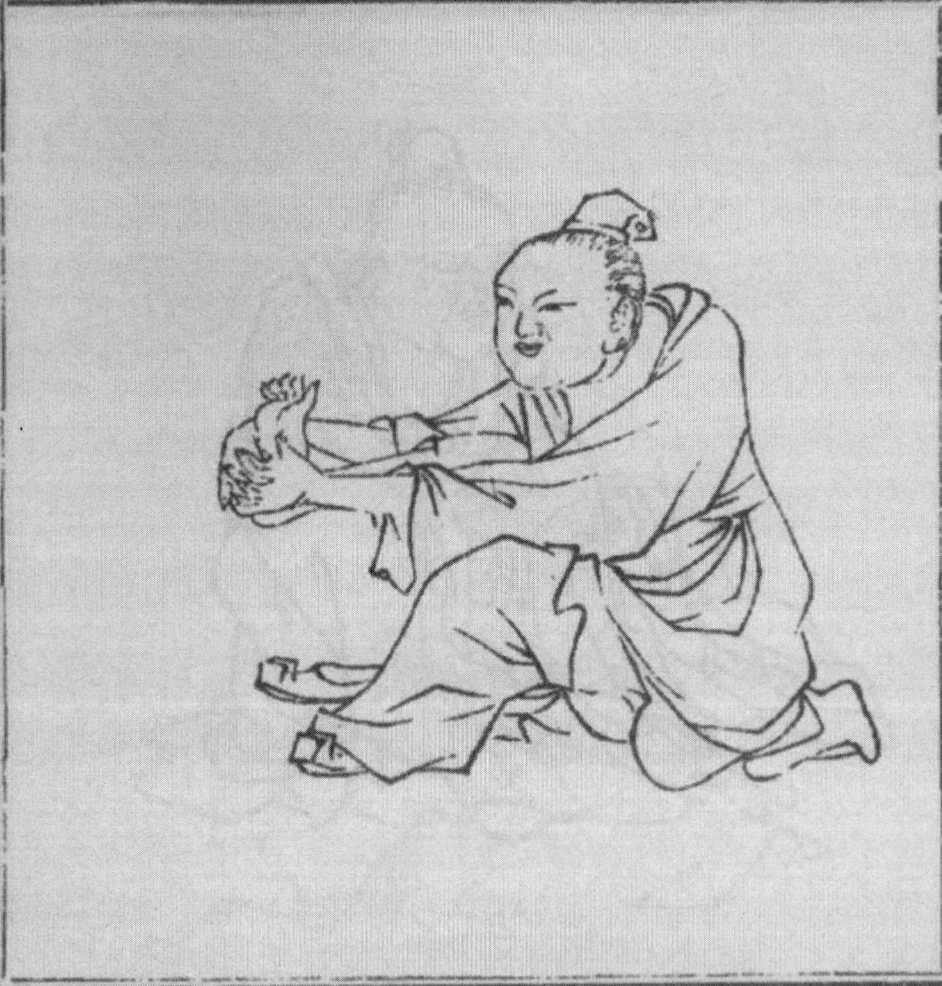

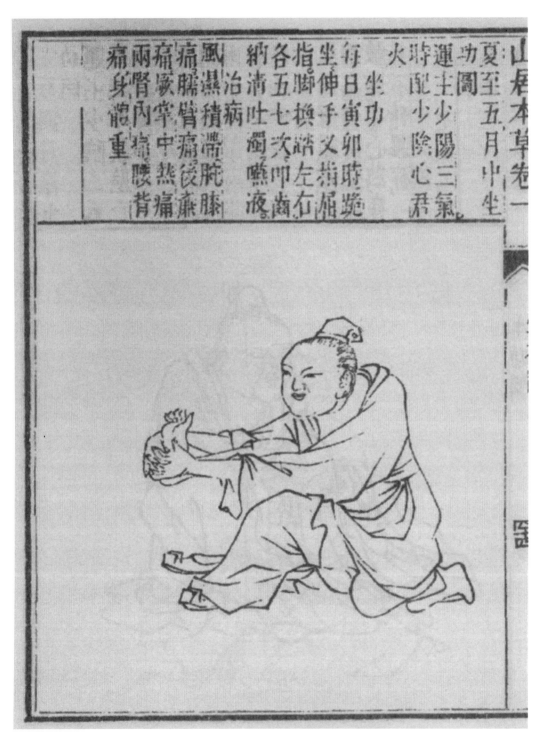

小暑六月節坐功圖

運主少陽三氣。時配手太陰肺燥金。

坐功

每日丑寅時。兩手踞地屈壓一足直伸。一足用力掣三五度。叩齒吐納嚥液。

治病

腿膝腰髀風濕。肺脹滿。嗌乾喘咳。缺盆中痛。善嚏。臍右小腹脹引腹痛。手攣急。身體重。半身不遂。偏風。健忘。哮喘。脫肛。腕無力。喜怒不常。

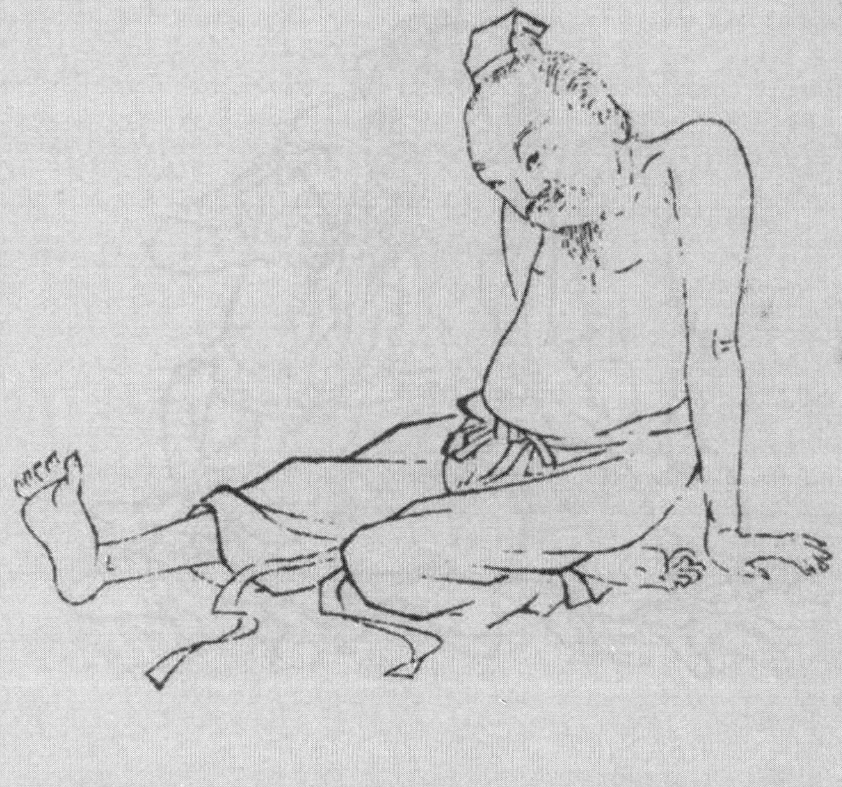

大暑六月中坐功

運主太陰四氣。時配手太陰肺燥金

坐功

每日丑寅時雙拳踞地返首向肩引作虎視左右各三五度叩齒吐納嚥液。

治病

頭項胷背風毒咳嗽。止氣喘渴煩心胸膈滿臑臂痛掌中熱臍上或肩背痛風寒汗出中風小便數欠淹泄皮膚痛及健忘愁欲哭洒淅寒熱。

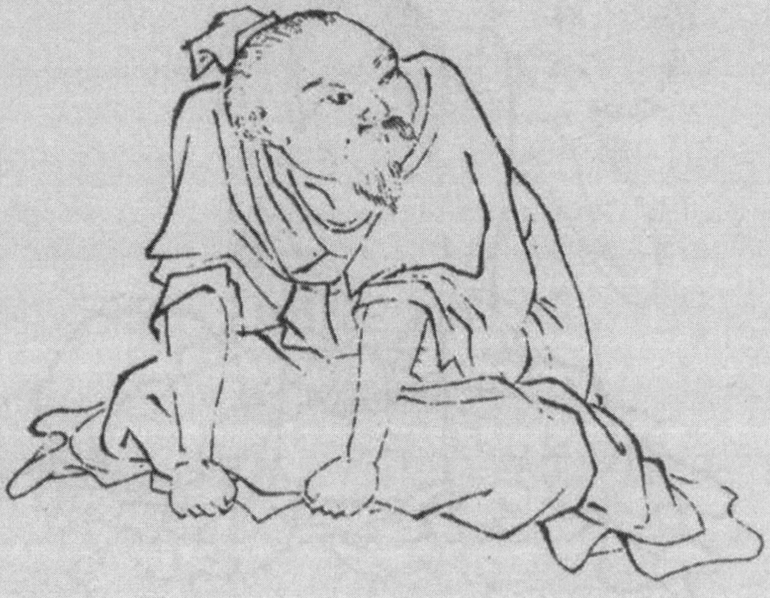

立秋七月節坐功圖

運主太陰四氣。時配足少陽膽相火。

坐功

每日丑寅時正坐，兩手托地，縮體閉息，聳身上踴，凡七八度，叩齒吐納嚥液。

治病

補虛益損，去腰腎積氣，口苦，善太息，心脇痛不能反側，面塵體無澤，足外熱，頭痛，頷痛，目銳眥痛，缺盆腫痛，腋下腫，汗出振寒。

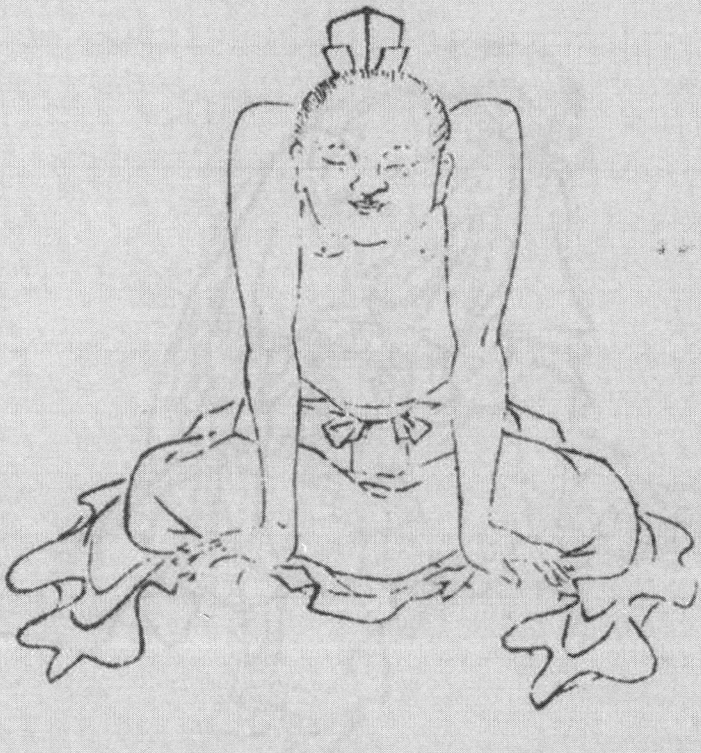

處暑七月中坐功圖

運主太陰四氣。時配足少陽膽相火。

坐功

每日丑寅時正坐。轉頭左右舉引就反兩手搥背各五七度叩齒吐納嚥液。

治病

風濕留滯肩背痛，胸痛脊膂痛脇肋髀膝經絡外至脛絶骨外踝前及諸節皆痛，少氣咳嗽喘渴上氣胸背脊膂積滯之疾。

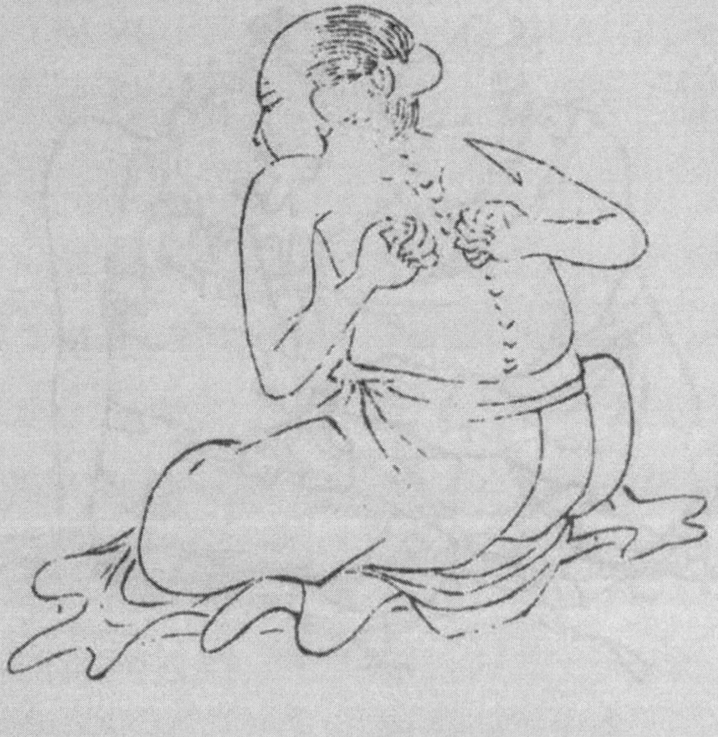

白露八月節坐功圖

運主太陰四氣

時配足陽明胃燥金。

坐功

每日丑寅時正坐兩手按膝轉頭推引各三五度叩齒吐納嚥液。

治病

風氣留滯腰背經絡灑灑振寒苦伸數欠或惡人與火聞木聲則驚狂瘧汗出鼽衄口喎唇胗頸腫喉痺不能言顏黑嘔呵欠狂歌上登欲棄衣裸體。

坐功圖

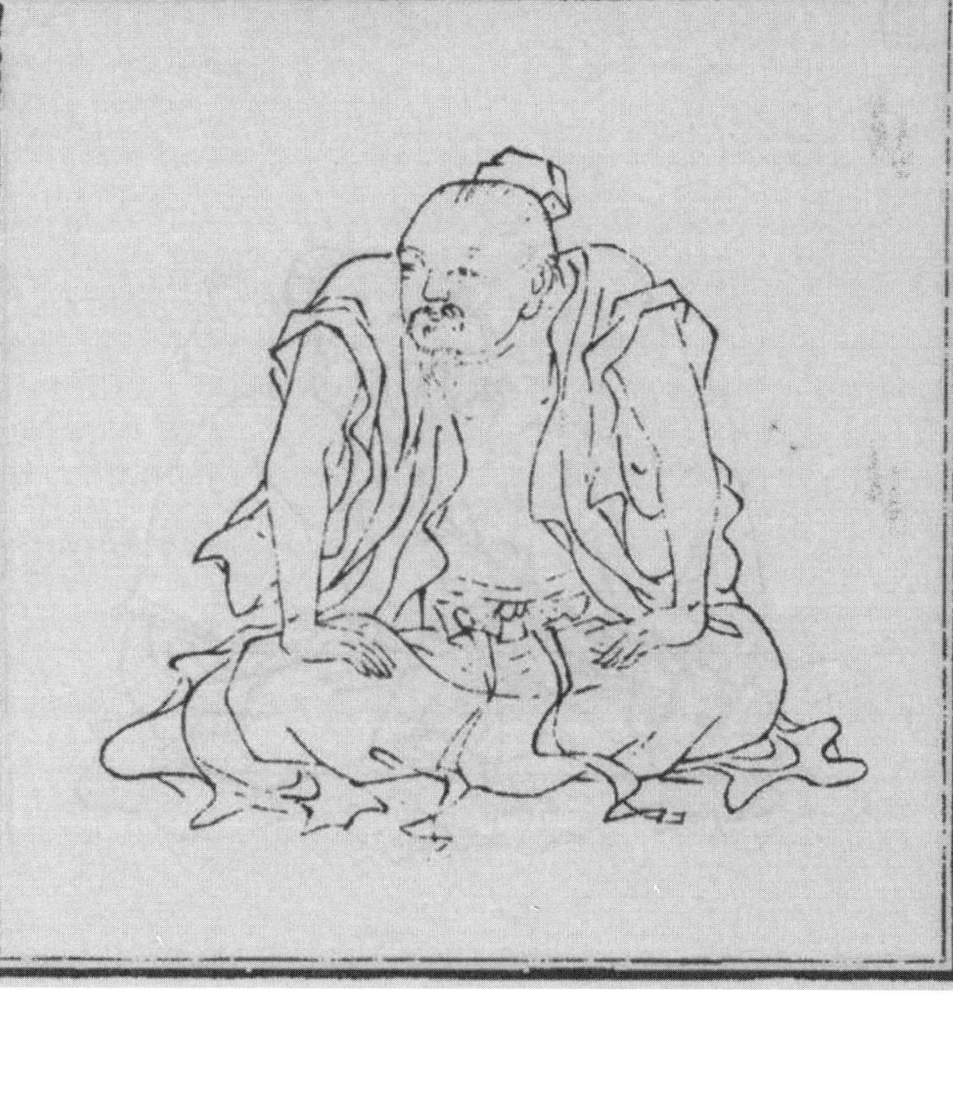

秋分八月中坐功

圖

運主陽明五氣

時配足陽明胃燥

金

坐功

每日丑寅時盤足而坐兩手掩耳左右反側各三五度叩齒吐納嚥液

治病

風濕積滯脇肋腰股腹大水腫膝臏腫痛膺乳氣衝股伏兔胻外廉足跟後痛遺溺失氣奔響腹脹髀不可轉膕以結滯作痛消穀善飲胃寒嘔吐

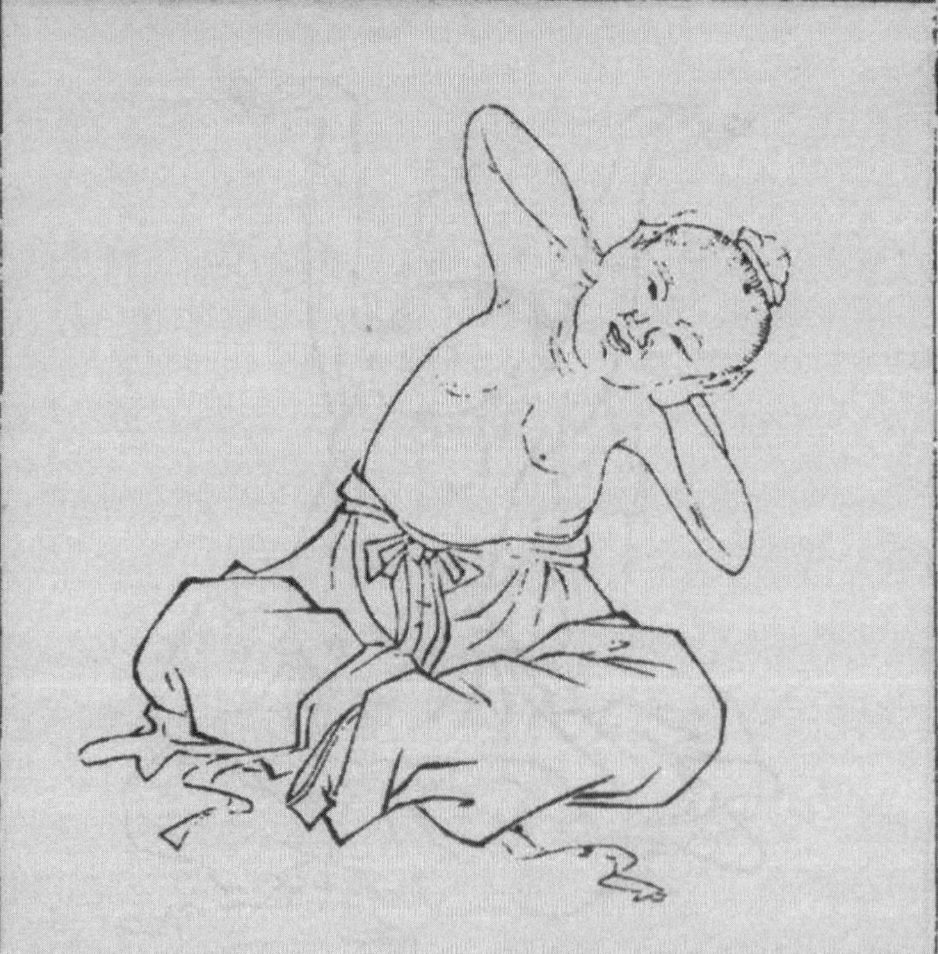

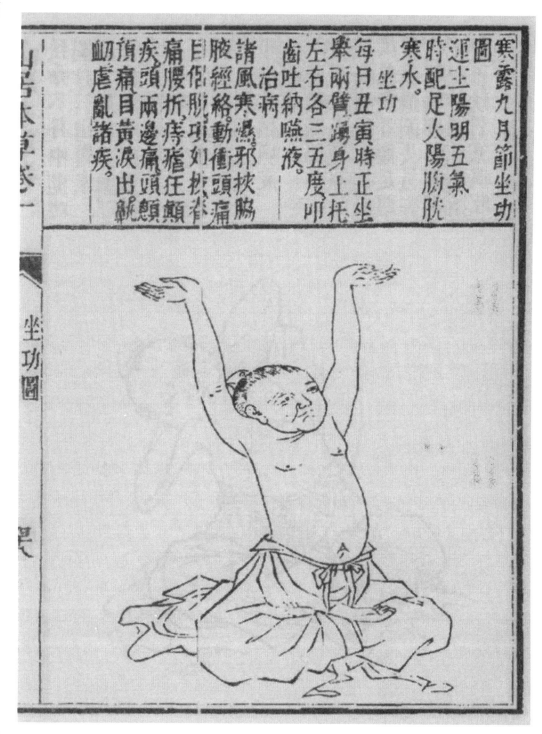

寒露九月節坐功圖

運主陽明五氣時配足太陽膀胱寒水。

坐功

每日丑寅時正坐舉兩臂踴身上托左右各三五度叩齒吐納嚥液。

治病

諸風寒濕邪挾脇腋經絡動衝頭痛目似脫項如拔脊痛腰折痔瘧狂顛疾頭兩邊痛頭顖頂痛目黃淚出鼽衄霍亂諸疾。

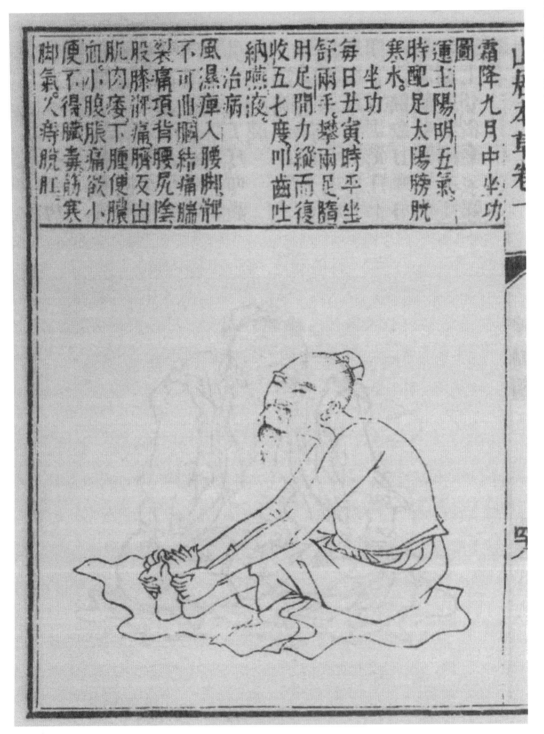

霜降九月中坐功

圖

運主陽明五氣

時配足太陽膀胱

寒水。

坐功

每日丑寅時平坐

舒兩手攀兩足隨

用足間力縱而復

收五七度叩齒吐

納嚥液。

治病

風濕痺入腰脚髀

不可曲膕結痛腨

裂痛項背腰尻陰

股膝髀痛臍反出

肌肉痿下腫便膿

血小腹脹痛欲小

便不得臟毒筋寒

脚氣久痔脫肛

立冬十月節坐功圖

運主陽明五氣，時配足厥陰肝風木。

坐功

每日丑寅時正坐，一手按膝，一手挽肘，左右顧，兩手左右托三五度，吐納叩齒嚥液。

治病

胸脇積滯，虛勞邪毒，腰痛不可俛仰，嗌乾，面塵脫色，胸滿嘔逆，飧泄，頭痛，耳無聞，頰腫，肝逆面青，目赤腫痛，兩脇下痛引小腹，四肢滿悶，眩冒，目瞳痛。

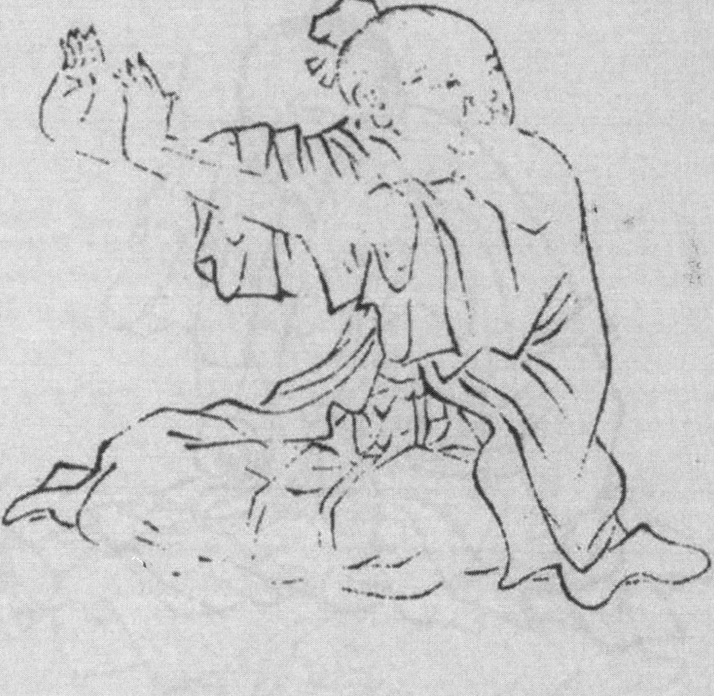

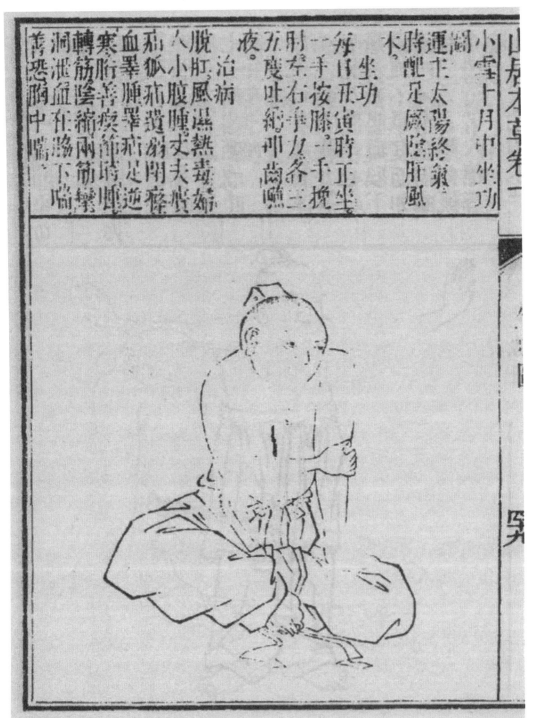

小雪十月中坐功

闢

運主太陽終氣，時配足厥陰肝風木。

坐功

每日丑寅時正坐，一手按膝，一手挽肘，左右爭力，各三五度，吐納叩齒嚥液。

治病

脫肛，風濕熱毒，婦人小腹腫，丈夫㿗疝狐疝，遺溺閉癃，血睪腫，睪疝，足逆寒，胻善瘈，節時腫，轉筋，陰縮，兩筋攣，洞泄，血在脇下，喘，善恐，胸中喘。

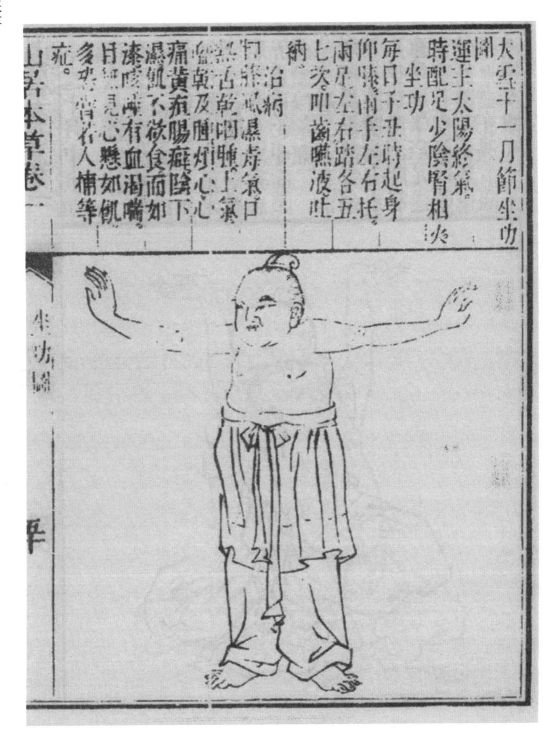

大雪十一月節坐功圖

運主太陽終氣。時配足少陰腎相火

坐功

每日子丑時起身仰膝，兩手左右托，兩足左右踏各五七次，叩齒嚥液吐納。

治病

腳膝風濕毒氣，口熱舌乾咽腫，上氣嗌乾及腫，煩心心痛，黃疸，腸澼，陰下濕，飢不欲食，面如漆，咳唾有血，渴喘，目無見，心懸如飢，多恐，常若人捕等症。

山居本草卷一

坐功圖

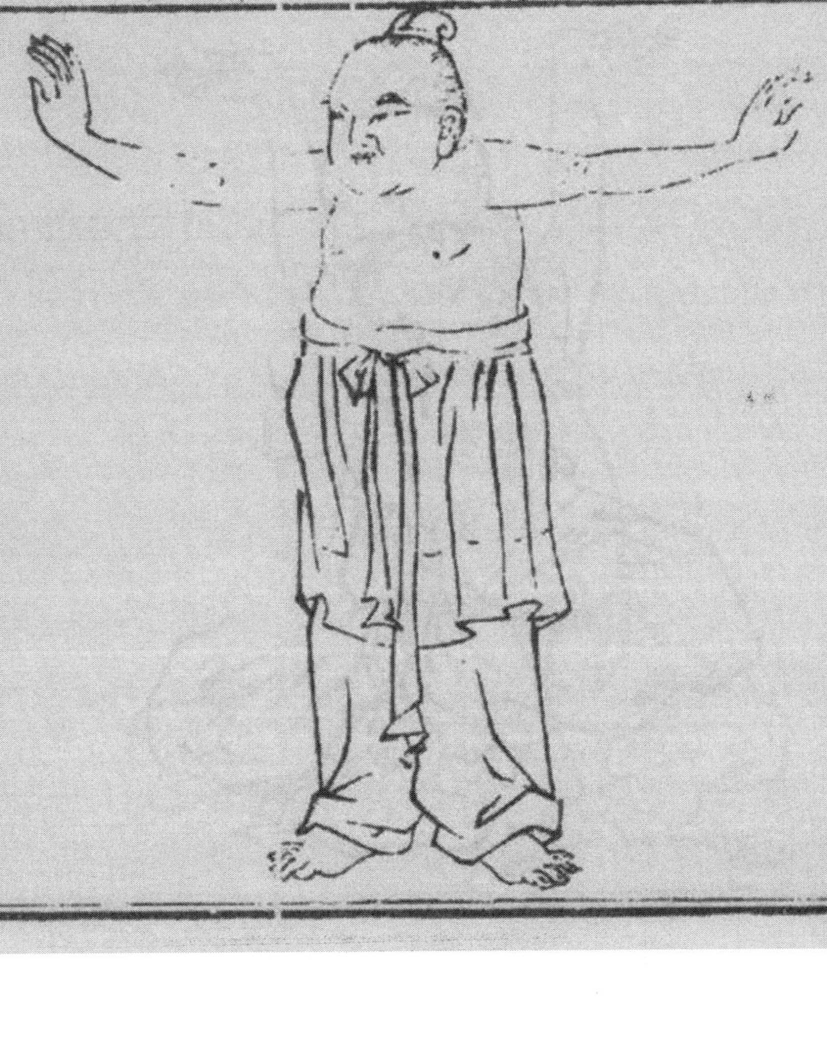

平

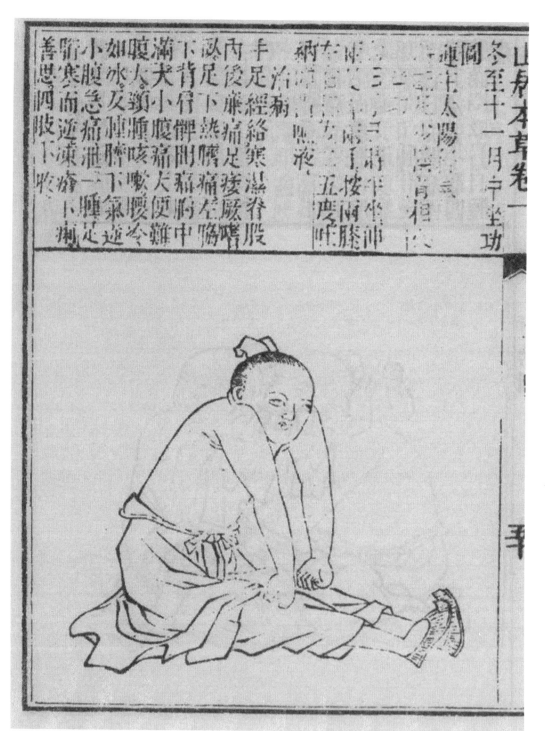

山居本草卷一

冬至十一月中坐功

圖

運主太陽終氣

時配足少陰腎君火

坐功

每日子丑時平坐伸

兩足拳兩手按兩膝

左右極力三五度吐

納叩齒咽液

治病

手足經絡寒濕脊股

內後廉痛足痿厥嗜

臥足下熱臍痛左脇

下背肩髀間痛胸中

滿大小腹痛大便難

腹大頸腫咳嗽腰冷

如冰及腫臍下氣逆

小腹急痛泄下腫足

骭寒而逆凍瘡下痢

善思四肢不收

大寒十二月中坐功

運主太陽終氣。
時配足太陰脾濕土。

坐功

每日子丑時正坐。一手按足。一手上托挽首互換極力三五度。吐納叩齒漱嚥。

治病

榮衛氣蘊。食即嘔胃脘痛。腹脹噦瘧飲發中滿。食減。善噫。身體皆重。食不下。煩心心下急痛。溏瀉水閉黃疸五泄注。下五色。大小便不通。面黃口乾。怠惰嗜臥。搶心心下痞。苦善飢善味。不嗜食。

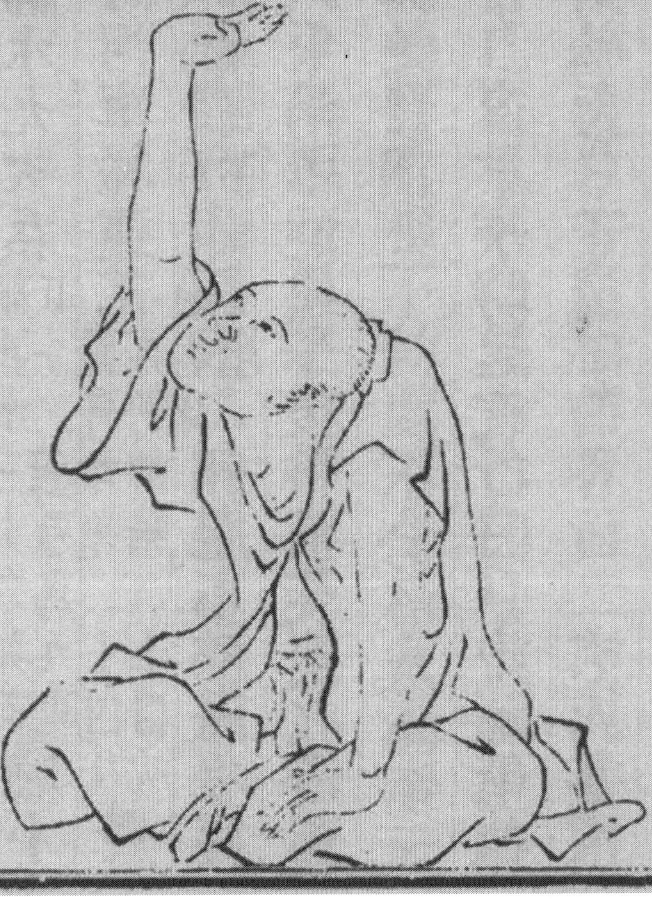

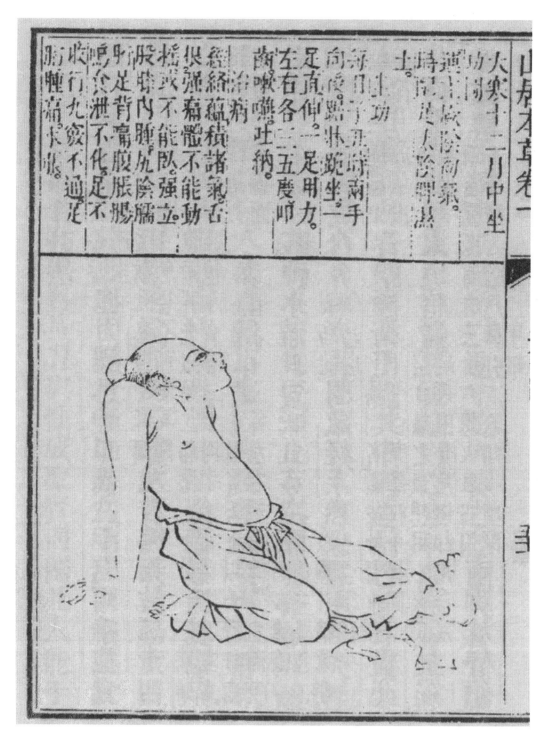

大寒十二月中坐功圖

運主厥陰初氣。時配足太陰脾濕土。

坐功

每日子丑時，兩手向後，踞牀跪坐，一足直伸，一足用力，左右各三五度，叩齒，嗽嚥，吐納。

治病

經絡蘊積諸氣，舌根強痛，體不能動搖，或不能臥，強立，股膝內腫，尻陰臑胻足背痛，腹脹腸鳴，食泄不化，足不收行，九竅不通，足胻腫若水脹。

八段錦導引法

閉目冥心坐。冥心盤趺而坐。握固靜思神。叩齒三十六。兩手抱崑崙。又兩手向項後數九息，勿令耳聞。自此以後出入息皆不可使耳聞。左右鳴天鼓。二十四度聞。移兩手心掩兩耳，先以第二指壓中指彈擊腦後，左右各二十四次。微擺撼天柱。搖頭左右顧，肩膊轉隨動二十四，先須握固。赤龍攪水津。赤龍者舌也。以舌攪口齒并左右頰，待津液生而嚥。漱津三十六。一云鼓漱。神水滿口勻。一口分三嚥。所漱津液分作三口，作汨汨聲而嚥之。龍行虎自奔。液為龍，氣為虎。閉氣搓手熱。以鼻引精氣閉之，少頃搓手急數令熱極，鼻中徐徐乃放氣出。背摩後精門。精門者，腰後外腎也。合手心摩畢，收手握固。盡此一口氣。再閉氣也。想火燒臍輪。閉口鼻之氣，想用心火下燒丹田，覺熱極即用後法。左右轆轤轉。俯首擺撼兩肩三十六，想火自丹田透雙關入腦戶，鼻引清氣閉少頃間。兩脚放舒伸。

放開叉手雙虛托，（叉手相交，向上托空，或三次九次。）低頭攀脚頻。（以兩手向前攀兩脚心十二次，乃收足端坐。）以候逆水上，（候口中津液生，如未生，再用急攪取水，同前法。）再漱再吞津。如此三度畢，神水九次吞。（謂再漱三十六，如前，口分三嚥，乃為九也。）嚥下汩汩響，百脉自調勻。河車搬運訖，（擺肩并身二十四次，再轉轆轤二十四次。）發火遍燒身。（想丹田火自下而上，遍燒身體，想時口鼻皆閉氣少頃。）邪魔不敢近，夢寐不能昏。寒暑不能入，災病不能迍。子後午前作，造化合乾坤。循環次第轉，八卦是良因。

訣曰：其法於甲子日，夜半子時起首，行時口中不能出氣，唯鼻中微放清氣。每日子後午前各行一次，或晝夜共行三次。久而自知蠲除疾病，漸覺身輕，能勤苦不怠則仙道不遠矣。
高子曰已上名八段錦法。乃古聖相傳。握固二字。人多不考。豈特閉目見自己之目。冥心見自己之心哉。趺坐時。當以左脚後跟。曲頂腎莖根下動處。不令精竅漏泄云耳。行功何必拘以子午。但一日之中。得有身閒心靜處。便是下手所在。多寡隨行。若認定二時。恐迫當如之何。入道者不可不知。

起居飲食之節

孔子曰非禮勿視。非禮勿聽。非禮勿言。非禮勿動。程子曰視聽言動。身之用也。由乎中而應乎外。制乎外所以養其中也。顔子請事斯語。所以進乎聖人。後之學聖人者。宜服膺而勿失也。因箴以自警。其視箴曰。心兮本虛。應物無迹。操之有要。視爲之則。蔽交于前。其中則遷。制之于外。以安其內。克己復禮。久而誠矣。其聽箴曰。人有秉彜。本乎天性。知誘物化。遂忘其正。卓彼先覺。知止有定。閑邪存誠。非禮勿聽。其言箴曰。人心之動。因言以宣。發禁躁妄。內斯靜專。矧是樞機。興戎出好。吉凶榮辱。惟其所召。傷易則誕。傷煩則支。己肆物忤。出悖來違。非法不道。欽哉訓辭。其動箴曰。哲人知幾。誠之於思。志士勵行。守之於爲。順理則裕。從欲惟危。造次克念。戰兢自持。習與性成。聖賢同歸。凡人能于視聽言動之際。事事循禮。每日省了許多邪視。妄聽。多言躁動。漸漸收其放心。一歸于仁。爲仁由己。而由人乎哉。勉旃勉旃。

孟子曰。雞鳴而起。孳孳爲善者。舜之徒也。雞鳴而起。孳孳爲利者。蹠之徒也。夫雞鳴之際。人物未接。有何舜蹠之分。然惟雞鳴之時。危微。一念利善。正在其間。如能收其放心。常一于善。便可爲舜。無難。若此時有一些貪念。淫念。高巳卑人念。恩仇報復念。種種非禮之念。憧憧往來。滌洗不清。便入蹠流。所謂夜氣不存。則與禽獸幾希。可不慎歟。若復癡困不醒。甘爲昏墮。百年瞬息。無有醒時。可不哀哉。蓋畫。

陽也。夜陰也。寤陽也。寐陰也。陽多于陰則升。陰多于陽則降。升降浮沉。正于此時分別矣。昔有老翁。預知時至。命子孫邀親友作別。設席以待。賓客盈堂。子孫繞膝。翁精神健旺。飲食如常。或以爲妄。及至時。則氣升騰騰。奄奄欲去。其子趨告曰。有何吩咐。翁笑而不言。其子又曰。如此先知。必有所得。忝在父子。幸留一言示教。翁曰。鷄鳴而起。料理白家事。其子曰。兒輩鷄鳴起時。無不料理自家事者。翁問料理之事。其子以尋常日用對。翁笑曰。非也。正料理此時。可以帶得去之事耳。此翁真有所得者也

孔子曰。士志於道。而恥惡衣惡食者。未足與議也。大哉聖

人之言。可以觀人之徵矣。食色二者。與生俱來。若不覷破割斷。一有沾戀。便生貪痴。一生貪癡。便與道背。顏子簞食瓢飲。不改其樂。仲子衣敝縕袍。與衣狐貉者立。而不恥者。內有所得。而忘其外也。劉誠意借賣柑者言。喻小人每多珠玉其外。而破絮其中。倡優奴隸。麗服人前。鄙者艷之。識者哂之。借妄祈福。無所禱也。至于飲食美惡。過了三寸。便成何物。若一滚求。便增殺機。烹煎炮炙。取快片刻。婉轉寃魂結孽無窮。況人食祿。皆有定註。所謂人無壽夭。祿盡則亡。良有以也。內經曰。高粱之疾。足生大疔。謂過飧肥膩煎炙厚味。必生癰疽發背疔毒也。又曰。五味偏勝。皆能致疾能甘澹泊。則養天和。中庸曰、人莫不飲食也。鮮能知味也。蓋五穀五菜五果。俱有眞味。一爲厚味所奪。莫之能辨矣。至于沉酣于酒。不知節止。爲害猶深七。發。所謂腐腸之藥、伐性之媒。無奈撲燈飛蛾。趨死如飴。可不哀哉。記謂飲醇酒近婦人。英雄不得志于時。自求速死耳。明知可以速死之事。而莫知之辟者。智者所不爲也。

太醫孫景初。自號四休居士。黃山谷問其說。答曰粗茶淡飯飽卽休。補破遮寒煖卽休。三平四滿過卽休。不貪不妒老卽休。山谷曰、此眞安樂法也。少欲者。不伐之家也。知足者。極樂之國也。四休家有三畝園。花木鬱茂。客來煮茗談人間可喜事。賓主相忘。居與予鄰。暇則步草徑相尋。作小詩遺僮歌之曰。太醫診得人間病。安樂延年萬事休。

高子曰。古云得一日閒方是福。做千年調笑人癡。又云。人生無百年。長懷千歲憂。是爲祿祿于風塵者言耳。吾豈不欲以所志干雲霄耶。命之所在。造化主宰之所在也。孰能與造化競哉。既不得于造化。當安命于生成。靜觀物我。認取性靈。放情宇宙之外。自足懷抱之中。外此何有于我。

天隱子曰。吾所謂安處者。非華堂邃宇。重裀廣榻之謂也。在乎面南而坐。東首而寢。陰陽適中。明暗相半。屋無高。高則陽盛而明多。屋無低。低則陰盛而暗多。故明多則傷魄暗多則傷魂。人之魂陽而魄陰。苟傷明暗。則疾病生焉。此所謂居處之室。尚使之然。況天地之氣。有亢陽之攻肌。淫陰之侵體。豈可不防慎哉。修養之漸。倘不法此。非安處之道也。吾所居室。四邊皆牕戶。遇風則閉。風息則開。前簾後屏。太明則下簾。以和其內映。太暗則捲簾。以通其外耀。內以安心。外以安目。心目皆安。則身安矣。明暗尚然。況太多事慮。太多情欲。豈能安其內外哉。

守拙子曰。凡人之情。多爲酒色財氣所困。困字從人從口。口有四角。酒色財氣是也。人在口中。不能跳出。便成困矣。跳出四者。方始成人。有此四掛。脚。終帶。困。氣。人本至貴。一有因氣便落下流。智者廻光返照。利害分明。方視四者以爲漏脯鴆毒。豈有沉溺其間者耶。且四者原不迷人。人自迷耳。古人設酒以晏佳賓。何可廢也。無如醉徒沉溺其間。醉後醜態萬千。心狂胆潑。無惡不爲。招非取罪。悔之何及。爛腸腐胃。死而後已。嗟嗟此輩。是誠何心。若夫色者。夫妻本分。原不必廢。第情竇一開。邪淫百出。竟亾百善之源。甘蹈萬惡之首。雀鴿情形。狐狗體態。自謂風流。此風誠爲孽。風此流。直是下流。化書云。一生無罪孽。而情緣多者。尚且化爲婦人。其有罪者。落于禽獸地獄可知也。佛以爲毒甚蛇蝎。寧受蛇蝎咬螫。莫惹淫女片情。良有以也。人常于寸絲尺布尚有吝惜精爲身中至寶每每拋棄于尿坑糞窖裏全不知惜眞所謂顛倒者也記昔有一好酒貪色者一老翁語之曰爾所行多顛倒其人不伏翁曰酒是損人之物爾百般灌進去精是養身之寶爾百般弄出來豈非顛倒而何翁雖鄉人言有至理猛宜淡省莫墜沉淪至于財爲養命之原猶不得廢大學曰生財有大道生之者衆食之者寡爲之者疾用之者舒則財恒足矣聖人未嘗諱言財如此理財何常不足弟奢妄之念既侈不能安分曰惟不足耳又曰有人此有土有土此有財正註人註祿之謂也大家貧窮多由奢侈不節而得細民貧窮多由懶怠不勤

而得天生斯人原無使人貧窮之理諺云大富由天小富由勤能勤能儉決無饑寒之患使驕且吝豈長富貴之家天道好還昭昭不爽也太上曰取不義之財如漏脯救饑鴆酒止渴非不暫飽死亦及之可不慎歟每見橫取人財驟至富貴者其敗尤慘清白吏子孫亦有貧者或因刻所致然尚可免慘也財之所聚耗星最多如水火刀兵疾病蠢子惡妻逆奴皆足以敗之蹄棺之持一毫將不去惟有孽隨身石崇嘆奴輩利吾財時頭已斷矣悲哉悲哉至于氣則可廢也孟子曰有人于此其待我以橫逆則君子必自反也我必不仁也必無禮也此物奚宜至哉其自反而

仁矣自反而有禮矣其橫逆由是也君子必自反也我必不忠自反而忠矣其橫逆由是也君子曰此亦妄人也已矣如此則與禽獸奚擇哉於禽獸又何難焉言不足與之校也譬之犬向人吠人亦向犬吠耶禹聞善言則拜仲子人告以有過則喜聖賢存心固如是也凡人之情多自掩其過有語之者必怫然而怒何相反耶夫君子有容人之量量大福亦大也若遇一言之拂而怒一事之違而忿此薄福之流也故君子能容人無爲人所容道吾過者是吾師諛吾善者是吾賊能以責人之心責己恕己之心恕人方將自撿己過之不暇何暇與人爭長較短也哉和氣致

祥。戾氣生殃，可不慎歟。

莊子曰：人之可畏者，衽席飲食之間，爲最而不知預爲之戒者，過也。若能嘗自謹畏，病疾何由而起，壽考焉得不長。賢者造形而悟，愚者臨病不知，誠可畏也。

高子曰：吾生起居，禍患安樂之機也。人惟安所遇而尊所生，不以得失役吾心，不以榮辱勞吾形，浮沉自如，樂天知命，休休焉無日而不自得也，豈非安樂之機哉。若彼偃仰時尚，奔走要塗，逸夢想于金穴，馳神魂于火宅，遂使當食忘味，當臥忘寢，不知養生有方，日用有忌，毒形蠱心，枕戈蹈刃，禍患之機乘之矣，可不知所戒哉。余故曰知恬逸自足者爲得安樂本。審居室安處者爲得安樂窩。保晨昏怡養者爲得安樂法。閒溪山逸遊者爲得安樂歡。識三才避忌者爲得安樂戒。嚴賓朋交接者爲得安樂助。加之內養得術。丹藥效靈。耄耋期頤。坐躋上壽。又何難哉。

齊齋十樂云。讀義理書。學法帖字。澄心靜坐。益友清談。小酌半醺。澆花種竹。聽琴玩鶴。焚香煎茶。縱觀山水。寓意奕棋。十者之外。雖有他樂。吾不易矣。

韓文公曰。窮居而閒處。升高而望遠。坐茂林以終日。濯清泉以自潔。採于山。美可茹。釣于水。鮮可食。起居無時。惟適所安。與其有譽于前。孰若無毀于後。與其有樂于身。孰若無憂于心。僻地清凉。草樹茂密。出無驢馬。因與人絶。一室之內。有以自娛。

古德云。會做快活人。息事莫生事。會做快活人。省事莫惹事。會做快活人。大事化小事。會做快活人。小事化無事。如此則起居俱快活地也。

真誥曰。鏡以照面。智以照心。鏡明則塵垢不染。智明則邪念不生。邪念不生。則起居長安樂矣。故孔子曰。智者樂。良有以也。總之。邪念一生。貪嗔癡妄。勞勞不休。如王莽董僞恭謙下。虛譽滿朝。致稱功頌德者數萬人。時不知費了無數勤勞。貸得幾年虛位。頃刻便過。身首異處。子孫絶滅。真下愚不移之蠢物也百年亦止須臾受享寧有幾日若終身守分爲安漢公忠輔漢室身逸心安是周公再世至于今稱之矣所謂心勞日拙心逸日休良有以也從來註人註祿窮通壽夭皆緣前因今生富貴者皆前生貧賤中修善得來者也今生貧賤者亦前生富貴中造孽得來者也欲知前世因今生受者是信不誣也古云臨淵羨魚不如退而結網欲富貴者願作福惜福種瓜得瓜種果得果欲知來世因今生作者是昭昭不爽也凡事俱有天命儘好起居安樂勞勞役役有何益哉凡事知足則心安茅屋穩性定菜根香不知足者雖華堂尚嫌其窄隘佳饌猶厭其

不甘不覺五蘊皆空，四大非有，百年頃刻，終歸無常，性命不明，一身之外，何有于我哉。

尚子曰：居廟堂者，當足于功名，處山林者，當足于道德。若赤松之遊五湖之泛，是以功名自足；彭澤琴書，孤山梅鶴，是以道德自足者也。如是者雖富貴不艷于當時，芳聲必振于千古，否則不辱于生前，必災禍于没世，故足之于人，足則無日而不自足，不足則無時而能足也。又若迫于饑寒，困于利達者，謂人可以勝天，乃營營于飽煖聲華，孰知此命也，非人也。命不足于人，人何能足我也。故子房之高蹈遐舉，功蓋千古，少伯之滅跡潛踪，名鑄人間，淵明嗜酒人未病其沉酣和靖栽梅世共稱其閒雅是皆取足于一身無意于持滿能以功名道德爲止足故芳躅共宇宙周旋高風同天地終始耳人能受一命榮受升斗祿便當謂足于功名弊裘短褐糲食菜羹便當謂足于衣食竹籬茅舍蓽竇蓬窻便當謂足于安居藤杖芒鞋蹇驢短棹便當謂足于騎乘有山可樵有水可漁便當謂足于莊田殘卷盈牀圖書四壁便當謂足于珍寶門無剝啄心有餘閒便當謂足于榮華布衾六尺高枕三竿便當謂足于安享看花酌酒對月高歌便當謂足于歡娛詩書充腹詞賦盈編便當謂足于豐贍是謂之知足嘗足無意于求足未足者

也。足果可以力致倖求哉。我故曰能自足于窮通者。是得浮雲富貴之夷猶。能自足于取捨者。是得江風山月之受用。能自足于眼界者。是得天空海濶之襟懷。能自足于貧困者。是得簞瓢陋巷之恬淡。能自足于辭受者。是得茹芝採薇之清高。能自足于燕閒者。是得衡門泌水之靜逸。能自足于行藏者。是得歸雲倦鳥之舒徐。能自足于唱酬者。是得一咏一觴之曠達。能自足于居處者。是得五柳三徑之幽閒。能自足于嬉遊者。是得浴沂舞雩之瀟灑。若此數者。隨在皆安。無日不足。人我無競。身世兩忘。自有無窮妙處。打破多少塵勞。奈何捨心地有餘之足。而抱意外無妄之貪果何得哉。似亦愚矣。觀彼進功名于百尺。棄道德于方寸。日汲汲于未足。如金張貴遑。終蹈身災。石鄧財雄。卒罹族滅。君子可不以水月鏡花爲幻。好謙惡盈爲念哉。又若鄙陋者。原石火頃炎。冰山乍結。即便心思吞象。目無全牛。務快甲第雲連。金珠山積。舉世莫與之比。慾猶未滿。此正所謂不知足者也。吾知棘林之駝。黏壁之蝸。是皆此輩耳。其與留有餘不盡以還造化者何如哉。

孔子曰。君子有三戒。少之時。血氣未定。戒之在色。及其壯也。血氣方剛。戒之在鬬。及其老也。血氣既衰。戒之在得。范氏曰。聖人同於人者。血氣也。異于人者。志氣也。血氣有時而衰。志氣則無時而衰也。少未定壯而剛。老而衰者。血氣也。戒於色。戒於鬭。戒於得者。志氣也。君子養其志氣。故不爲血氣所動。是以年彌高而德彌卲也。程素菴曰。養其志氣四字。不可草草看過。非大有戒定之力。不易言也。非上智之人。鮮不爲血氣所動者。陶淵明云。心爲形役。正此之謂也。所謂形者。眼耳口鼻舌身意是也。眼貪五色。耳貪五音。舌貪五味。鼻貪五香。口縱綺語巧言。身愛情逸麗服。意隨逐妄迷真。如此。則心爲物欲所蔽。任物輪轉。役役不休。死而後已。可不哀哉。孔子之言。包括廣大。此道藏之金科玉律。釋氏之五戒百戒也。第人草草讀過。未常心體力行。

徒擬文章奪功名于身心性命無有裨也今粗列三條下後惟君子垂擇以爲起居飲食之宜

少時飲食起居之宜　食色之情與生俱來纔方動口便知吸乳纔方開目便知看色稍不如意便作呱呱哭聲三歲之間全賴乳哺尋常之家母自乳子富貴之室每多倩人而乳娘最宜斟酌有葷乳有素乳有濃乳有薄乳有帶病內熱之乳有暴怒氣滯之乳有五辛煎炙之乳不可不愼擇也乳與穀不相和洽乳穀同食最難消化乳哺之際不宜早與穀食如乳少萬不得已只宜以小米煮薄粥徐徐哺之一切醎味不得輕喂恐成哮喘之疾終身難痊切

不可早與肉食肉能生痰動火壞脾傷胃致成痰積猶不宜以生冷菓品煎炒麪食糯米沾滯難化之物與食恐成痲積癥瘕痞塊亦由此起孩童多自不識饑飽若任其食儘飽方休易成黄病內經曰因而飽食經脉横解腸澼為痔人知饑能傷人不知飽傷更甚也語云病從口入小兒之病傷食最多諺云惜兒惜食良有以也至于衣不宜過于鮮麗冬不宜絲綿夏不宜紗葛絲綿能助寒助熱紗葛過于輕凉也昔袁了凡先生夫婦俱好行善事晚年始得子子數歲了凡冬月自外歸見兒衣絮謂其妻曰家中絲綿儘有何不為其製衣反買布絮何耶其妻曰綿貴絮賤

鄉間多寒士，賣綿買絮，足濟多人，是爲兒作福也。凡喜因能如是，兒必壽矣。後果壽而舉進士。幼科名醫錢氏曰：若要小兒安，常帶三分饑與寒。眞名言也。年十五六，血氣日盛之時，孔子曰：吾十有五而志于學。今人大多碌碌茫茫，正不知志個甚的。志氣不立，心中無主，物交物則引之而已矣。孟子曰：知好色則慕少艾。一有慕少艾之念，則縱情肆欲，無所不至，敗德喪身，有所必然，孔聖所以爲之首戒也。色不止于女色，目之所見皆是。所謂入聞聖言而悅，出見紛華而悅，畢竟天理難勝人欲，不能升堂入室矣。所謂從最所難戒者戒起，色能戒，而諸欲自可降伏也。

壯年起居飲食之宜　血氣方剛之時正勇往進取之際最難降伏其心鬬字不止是與人相打毆鬬但有一些爭矜之氣便是昔有同學之友別去數年再相見時問作何工夫對云數年來欲去一矜字尚未能盡其師聞之喜曰是眞工夫也蓋有一些爭矜之氣便分出許多人我是非人我是非心中不化便生出許多不平之鳴造了無數恩仇報復之孽爲害滋蔓可勝言哉易曰謙謙君子孔子曰君子無所爭皆治鬬之藥石也古哲云酒爲狂藥多飲令人心高膽潑壯年易于動氣猶所當戒者也一切五辛厚味皆助剛氣血氣方剛時正不宜益助其剛剛與柔對老

氏執雌持下。正所以治關也。孟子曰，天之將降大任于是人也。必先勞其筋骨。餓其體膚。空乏其身。行弗亂其所爲。所以動心忍性。增益其所不能。此天愛之深。所以成之婉也。常讀枚乘七發曰，今夫貴人之子。必宮居而閨處。內有保母。外有傅父。欲交無所。飲食則溫淳甘膬。脭醲肥厚。衣裳則雜遝曼煖。燂爍熱暑。雖有金石之堅。猶將銷鑠而挺解也。况其在筋骨之間乎哉。故曰縱耳目之欲。恣支體之安者。傷血脉之和。且夫出輿入輦。命曰蹷痿之機。洞房清宮。命曰寒熱之媒。皓齒蛾眉。命曰伐性之斧。甘脆肥膿。命曰腐腸之藥。今太子膚色靡曼。四肢委隨。筋骨挺解。血脉，

淫濯手足惰竊越女侍前齊姬奉後往來游醼縱恣于曲
房隱閉之中此甘餐毒藥戲猛獸之爪牙也所從來者至
淡遠淹滯永久而不廢雖令扁鵲治內巫咸治外尚何及
哉觀此則知起居飲食過于豐厚奢侈者非所以自養適
所以自害也諺云貧人多壽亦由起居勞動飲食淡薄之
故耳蓋勞動則血脉遇流而不滯第不可太勞耳淡薄則
脾胃清淨而不傷第不可太饑耳況血氣方剛之時受些
挫磨老年始得安享若此時有福享盡有勢行盡正輕薄
夭折之流所謂苗而不秀秀而不實者矣君子之所不爲
也孔子好學至于忘食周公任事至于忘寢坐以待旦席

不暇煖無非憫世衰而哀人窮也先大夫每衣謂予曰天寒尚有無衣之人每食語予曰日午尚有未炊之家欲圖起居飲食之安必須推已及人衆人安則吾身安矣如此豈復有鬬爭之事乎不待戒而自戒也至于小節之宜散見諸篇茲不復贅

老年起居飲食之宜　孔子曰老者安之安者各安其分也各安其分則自無貪得之念矣若一念貪得則事事不滿其欲雖位極人臣尚思天命如劉裕晚年弑二君而篡逆曾幾何時自身即歿流毒無窮子孫絶滅可不哀哉不思年壽只有此數何若乃爾古云花甲一週俱作餘年殊

有味也貴者戀位不退富者持籌不放以致起居煩躁飲食無味。一旦數到病纏八苦交煎誠自取也蔡澤云四時之序成功者退花開結果果熟離蒂自然之理安時處順無庸勉强也但須尋朝聞夕可臨去帶得去之事斯爲上也至于養壽之道有道林攝生論曰老人養壽之道不令飽食便臥及終日久坐久勞皆損壽也時令小勞不致疲倦不可强爲不堪之事食畢少行百步以手摩腹百過消食暢氣食欲少而數恐多則難化先饑而食先渴而飲先寒而衣先熱而解勿令汗多不欲多唾唾不令遠勿令臥熱撲扇勿食生冷過多勿多奔走勿露臥空階而冒大寒大熱大風大霧。勿傷五味。酸多傷脾。苦多傷肺。辛多傷肝。鹹多傷心。甘多傷腎。此數者。老人猶當加意。老人攝生。臥起有四時之早晚。興居有至和之常制。調行筋骨。有偃仰之方。杜疾閑邪。有吞吐之術。流行榮衛。有補瀉之法。節宣勞逸。有予奪之要。忍怒以全陰氣。忍喜以全陽氣。然後將草木藥石以救虧缺。後鍊金丹以定無窮。他若自已修爲。要當居貧須要安貧。居富切莫矜富。居貧富之中。恒須守道。勿以貪富改志易性。識達道理。似不能言。作大功德。勿自矜伐。年至五十以外。以至百年。美藥勿離於手。善言勿離于口。亂想勿生于心。勿令心生不足。好惡嘗令歡喜。勿得求全於人。勿得怨天尤命。常當少思。少念。少欲。少事。少語。少笑。少愁。少樂。少喜。少怒。少好。少惡。此十二少者養性之都契也。多思則神殆。多念則神散。多慾則智亂。多事則形勞。多語則氣喪。多笑則臟傷。多愁則心懾。多樂則意溢。多喜則妄錯昏亂。多怒則百脈不定。多好則迷亂不理。多惡則憔悴無歡。此十二多不除。喪生之本也。惟無多無少。幾于道矣。

要記曰、一日之忌。暮無飽食。一月之忌。暮無大醉。終身之忌。暮常護氣。久視傷血。久臥傷氣。久立傷骨。久行傷筋。久坐傷肉。大飽傷肺。大饑傷胃。勿當屋樑脊下睡臥。臥勿頭向北勿點燈燭照臥。六神不安。大汗勿脫衣。多得偏風半身不遂。臥處勿令有空隙。風入傷人。最寒勿令火爐安向頭傍。令人頭重目赤鼻乾。冬日溫足凍腦。春秋腦足俱凍。寅日剪指甲。午日剪足甲。燒白髮。並吉。勿食父母本生所屬禽獸之肉。令人魂魄飛揚。勿忍溺。并怒拋。以致膝冷成痺。勿忍後并強努。以致氣痔腰疼。入廟宇必恭敬。勿恣意注目。見怪勿得驚恐。以怪爲怪。數者是亦養生之道。當究心焉。

養老延年之方 照尊生八箋原本稍爲節約

高深甫曰。余錄神仙方藥。非泛常傳本。皆余數十年慕道精力考有成據或得經驗或傳老道方敢收入否恐悞人知者當着慧眼寶用。

服松脂法

採上白松香十觔揀黄清淨者先用水一石入松香桑柴煮化以松枝不住手攪數十沸後全然化開以粗麻布濾去濁滓如此三遍後取桑柴灰一石淋汁十石每用一石如前煮攪化數十沸傾入冷水中凑熱軟時用兩人將手扯如扯糖法待扯不動時方投冷水中如前法煮攪扯白約一百二十遍待其全無苦澁之味其白如雪毫不粘手方止研極細末用白米作粥以末調勻服之初服

不必多自數分起漸漸加至三錢爲度末在粥中不可細嚼恐難咽下須溫溫吞之忌一切葷腥厚味油鹽醋醬等物只可以淡笋嗄之葧初服五六日間胸前嘈雜或吐或瀉或汗此素有所受病邪皆從此發出不可停止過十日後便相安矣此藥能祛一切沉痼癘風等症服至一年目能夜視服至二年體有紫光服至三年身輕飛騰原係仙傳不可泛視抱朴子云上黨趙瞿病癩歷年垂死其家棄送置山穴中瞿自怨自艾經月有仙見而哀焉以一囊藥與之瞿服百餘日癩瘡都愈顏色豐悅肌膚玉澤仙再過之瞿謝活命之恩乞求其方仙

曰此是松脂山中儘多汝煉服之可以長生瞿乃歸家長服身體轉輕氣力百倍登危陟險終日不倦年百餘歲齒堅髮黑夜臥忽見屋間有光大如鏡久而一室盡明如晝後入抱犢山成地仙于時人聞瞿服此成仙皆競服之車運驢負積之盈室不過一月未覺大益皆輒止焉志之不堅如此何能昇度乎餘見松脂本條下

又方　每用一匙以酒送下空心近午日晚三服至十兩不饑夜視目明身輕難老

又方　每末三觔配甘菊三觔松仁二觔栢子仁二觔共爲細末煉蜜爲丸每服三十丸米湯送下百日後不饑

延年不老。

又方　同茯苓等分爲丸。每服三十丸。九十日止。自當絶穀。輕身延年。

服桑椹法

桑椹利五臟關節。通血氣。久服不饑。多收曬乾擣末。蜜和爲丸。每日服六十丸。變白不老。

又方　取黑椹一升。和蝌蚪一升。瓶盛封閉。懸屋東頭。盡化爲泥。染白如漆。又取二七枚。和胡桃二枚。研如泥。拔去白髮。塡孔中。即生黑髮。

服鷄子丹法

養鷄雌雄純白者不令他鷄同處生卵扑一小孔傾去黃白卽以上好舊坑辰砂爲末（硃砂有毒選豆瓣硃砂豆腐同煮一日爲末）和塊入卵中蠟封其口還令白鷄抱之待雛出藥成和以蜜服如豆大每服三丸口三進久服長年延算

蒼龍養珠萬壽紫靈丹

丹法入深山中選合抱大松樹用天月德金木并交日上腰鑿一方孔方圓三四寸者入深居松之中止孔內下邊鑿一深凹穴選上等舊坑辰砂一觔明透雄黃八兩共爲末和作一處綿紙包好外用紅絹囊裹縫封固納松樹中空處以茯苓末子塡塞完滿外裁帶皮如孔大

楔子獻上。又用黑狗皮一片。釘遮松孔。恐有靈神取砂。令山中人看守。取松脂升降靈氣將砂雄養成靈丹。入樹一年後。夜間松上有螢火光。二年漸大。三年光焰滿山。取出二末。再研如塵。棗肉爲丸。如梧子大。先以一盤獻祝神祇。後用井花水。清晨服一二十丸。一月後。眼能夜讀細書。半年行如奔馬。一年之後。三尸消滅。九蟲遁形。玉女來衛。六甲行廚。再行陰功積德。地仙可立。松乃蒼龍之精。砂乃赤龍之體。得天地自然升降水火之氣而成丹。非人間作用。其靈如何。

九轉長生神鼎玉液膏

白术（氣性柔順而補，每用二觔，秋冬採之，去粗皮。）赤术（即蒼术也，性剛雄而發，每用十六兩，同上製。）
二藥用石臼搗碎，入缸中，用千里水浸一日夜，山泉亦好。次入砂鍋煎汁一次，收起，再煎一次，絹濾渣淨，去渣。將汁用桑柴火緩緩煉之，熬成膏，磁罐盛貯，封好，入土埋一二日，出火氣。用天德日服三錢，一次白湯調下，或合化俱可。久服輕身延年，悅澤顏色。忌食桃李雀蛤海味等食。更有加法，名曰九轉。
二轉加人參三兩（煎濃汁二次，熬膏入前膏內），名曰長生神芝膏。
三轉加黃精一觔（煎汁熬膏，加入前膏內），名曰三台益算膏。
四轉加茯苓、遠志（去心，各八兩，熬膏加入前膏），名曰四仙求志膏。

五轉加當歸八兩。酒洗熬膏，和前膏內。名曰五老朝元膏。

六轉加鹿茸、麋茸。各三兩，俱為末，熬膏和前膏內。名曰六龍御天膏

七轉加琥珀。紅色如血者佳，飯上蒸，炊為細末一兩，和前膏內。名曰七元歸真膏

八轉加酸棗仁、山萸肉。去核，淨肉八兩，炒，熬膏和前膏內。名曰八神衛護膏

九轉加栢子仁。淨仁四兩，研如泥，入前膏內。名曰九龍扶壽丹。

丹用九法加入因人之病而加損故耳又恐一并煉膏有火候不到藥味有即出者有不易出者故古聖立方必有妙道。

元元護命紫芝膏

此杯能治五勞七傷諸虛百損左癱右瘓各色瘋疾諸邪

百病。昔有道人王進服之。臨病見二鬼排闥視立久之而
去。後夢一人語之曰。道者當死。旿有無常二鬼來拘。因公
服丹砂之靈。四面紅光。鬼不能近而去。過此公壽無量。後
活三百餘歲仙去。

用明淨硃砂一觔半。先取四兩。入水火陽城礶打。大火
一日一夜。取出研細。又加四兩。如此加添打火。六次足。
共爲細末。將打火鐵燈盞。改打一鐵大酒杯樣。摩光作
塑懸入陽城礶內。鐵杯渾身貼以金箔五層。厚礶內裝
砂。口上加此杯盞。打大火三日夜。鐵盞上面。時加水擦
內結成杯。在于塑上取下。每用好明雄三釐研入硃杯

內充熱酒服二杯一次。收杯再用。妙不盡述。

太清經說神仙靈草菖蒲服食法

法用三月三日。四月四日。五月五日。六月六日。七月七日。八月八日。九月九日。十月十日。採之須在清淨石上水中生者。仍須南流水邊者佳北流者不佳。採來洗淨。細去根上毛鬚令淨。復以袋盛之浸淨水中。去濁汁。便須薄切。就好日色曝乾。杵羅為細末。擇天德黃道吉日合之和法。用陳糯米水浸一宿。淘去米泔砂石盆中研細末。火上煮成粥飲。將前蒲末和溲須多手為丸。免得乾燥難丸。丸如梧桐子大曬乾用盒收貯。初服十丸。一次嚼飯一口和丸嚥下後用酒下便吃點心更佳百無所忌惟身體覺煖用秦艽一二錢煎湯待冷飲之即定蓋以艽爲使也服至一月和脾消食二月冷疾盡除百日後百疾消滅其功鎭心益氣强志壯神塡髓補精黑髮生齒服至十年皮膚細滑面如桃花萬靈侍衛精邪不干永保長生度世也

枸杞茶

於深秋摘紅熟枸杞子同乾麪拌和成劑捍作餅樣晒乾研爲細末每江茶一兩枸杞子末二兩同和勻入煉化酥油三兩或香油亦可旋添湯攪成膏子用鹽少許入

鍋煎熟飲之甚有益及明目。

鐵甕先生瓊玉膏

此膏填精補髓，腸化為筋，萬神俱足，五臟盈溢，髮白變黑，返老還童，行如奔馬，日進數服，終日不食亦不饑，開通強志，日誦萬言，神識高邁，夜無夢想，服之十劑，絕其欲，修陰功，成地仙矣。一料分五處，可救五人癱瘓；分十處，可救十人癆瘵。修合之時，沐浴至心，勿輕示人。

新羅參二十四兩，去蘆　生地黃一十六觔，取汁　白茯苓四十九兩，去皮　白沙蜜十觔，煉淨

右將人參、茯苓為細末，用密生絹濾過，地黃取自然汁，攪時不用銅鐵器，取汁盡，去滓，用藥一處拌和勻，入

銀石器或好磁器內封用淨紙二三十重封閉入湯內以桑柴火煮三晝夜取出用蠟紙數重包瓶口入井中去火毒一伏時取出再入舊湯內煮一日出水氣取出開封取三匙作三盞祭天地百神焚香設拜至誠端心每日空心酒調一匙頭服原方如此但痨嗽氣盛血虛肺熱者不可用人參

地仙煎治腰膝疼痛一切腹內冷病令人顏色悅澤骨髓堅固行及奔馬

山藥一斤 杏仁一升湯泡去皮尖 生牛乳二斤 右件將杏仁研細入牛乳和山藥拌絞取汁用新磁瓶密封湯煮一日每日空心酒調服一匙頭

金水煎 延年益壽，塡精補髓，久服髮白變黑，返老還童。

枸杞子 不拘多少，採紅熟者。右用無灰酒浸之，冬六日，夏三日，于砂盆內，研令極細，然後以布袋絞取汁，與前浸酒一同慢火熬成膏，于淨磁器內封貯，重湯煑之，每服一匙，入酥油少許，溫酒調下。

服食茯苓法

茯苓削去黑皮，擣末，以醇酒於瓦器中漬，令淹足，又瓦器覆上，密封泥塗，十五日發，當如餌食，造餅，日三，亦可爲末，服二三錢，不饑渴，除病延年。

服食朮法

於潛朮一石，淨洗擣之，水二石漬一宿，煑減半，加清酒五升，重煑取一石，絞去滓，更微火煎熬，納大豆末二升、天門冬末一升，攪和丸如彈子，旦服三丸，日一。或山居遠行，代食耐風寒，延壽無病。此崔野子所服法。天門冬去心皮也。

服食黃精法

黃精細切一石，以水二石五升（一云六石），微火煑，旦至夕，熟出使冷，手擂碎，布囊榨汁煎之，滓曝燥擣末，合向釜中煎熬，可為丸如雞子，服一丸，日三服。絕穀除百病，身輕體健不老。少服而令有常，不須多而中絕，渴則飲水。

云此方最佳。出五符中。

又方　取黃精擣捩取汁三升。若不出以水澆榨取之。生地黃汁三升。天門冬汁三升。合微火煎減半。納白蜜五觔。復煎令可丸。服如彈丸。日三服。不饑。美色。亦可止榨取汁三升。湯上煎。可丸。日食如雞子大一枚。再服三十日不饑。行如奔馬。天門冬去心皮。

服食蔓菁法

常以二月九月採葉。切乾。治服方寸匕。日三。亦依黃精作餌法服之。導氣脉。强筋骨。治中風跌筋結肉。去面皺。好顔色。久服延年。

服食巨勝法

胡麻肥黑者。取無多少。簸治蒸之。令熱氣周遍。如炊頃便出曝。明旦又蒸曝。凡九過止。烈日亦可。一日三蒸曝。三日凡九過。燥訖。以湯水微沾。於臼中擣使白。復曝燥。簸去皮。熬使香。急手擣下。粗蓰。隨意服。日二三升。亦可以蜜丸如鷄子大。日服五枚。亦可以飴和之。亦可以酒和服。稍稍自減。百日無復病。一年後。身面滑澤。水洗不着肉。五年水火不害。行及奔馬。

神仙餌蒺藜方

蒺藜一石。常以七八月熟收之。採來曝乾。先入臼舂去刺。

然後爲細末。每服二匙。新水調下。日進三服。勿令斷絶。服之長生。服一年後冬不寒夏不熱。服之二年。老返少。頭白早黑。齒落更生。服至三年。身輕延壽。

紫霞杯方

此杯之藥配合造化。調理陰陽。奪天地冲和之氣。得水火既濟之方。不冷不熱。不緩不急。有延年却老之功。脫胎換骨之妙。大能清上補下。升降陰陽。通九竅。殺九蟲。除夢泄。悅容顏。解頭風。身體輕健。臟腑和同。開胸膈。化痰涎。明目。潤肌膚。添精蠲疝墜。又治婦人血海虛冷。赤白帶下。惟孕婦不可服。其餘男婦老少。清晨熱酒服二三杯。百病皆除。

諸藥無出此方。用久杯薄，以辣皮一枚，坐杯于中，瀉酒取飲。若碎破，每以杯藥一分，研入酒中充服，以杯料盡，再用另服。

珍珠一錢 琥珀一錢 乳香一錢 金箔二十張 雄黃一錢 陽起石一錢 香白芷一錢 硃砂一錢 血結一錢 片腦一錢 樟腦一錢頂杯放入 麝香七分半 赤石脂一錢 甘松一錢 三柰一錢 紫粉一錢 木香一錢 安息一錢 沉香一錢 沒藥一錢

製硫法：用紫背浮萍，於礶內將硫黃以絹袋盛懸繫于礶中，煮滾數十沸，取出候乾，研末，十兩同前香藥入銅杓中，慢火溶化，取出候火氣少息，用好樣銀酒鍾一個，周圍以布紙包裹，中間一孔，傾硫黃于內，手執酒鍾旋轉，以勻爲度，仍投冷水盆中，取出，有火症者勿服。

河上公服芡實散方

乾雞頭實。去殼 忍冬莖葉。揀無蟲污。新肥者卽金銀花也。乾藕。各一觔。右三味爲片段。於甑内炊熟。曝乾。擣羅爲末。每日食後。麥冬湯浸水服一錢七分。久服益壽延年。身輕不老。悅顏色。壯肌膚。健脚胃。去留滯。功妙難盡。久則自知。

以上諸方。悉照遵生八箋所定。畢其大槩。如扶桑丸等方。已見易簡方論矣。其餘散見果木花卉部内。可參考也。但須服久。自然有効。若夫一暴十寒。或作或止。欲責成功。難矣。

山居本草卷一下目錄

身部 下

人中白　秋石

大便人中黃　小兒胎屎

山居本草卷一下

新安程履新德基甫述
三韓熊敉胤明卿甫校

身部下

精氣神，身中三寶也。人能自寶其三寶，則百病不侵，一生安樂矣。奈何捨靈龜而觀朵頤哉。衣珠求食，抑何左耶。至於鬚髮以及便溺，皆可用爲治療法，聖人近取諸身之義，聊述數種，以見世間無棄物焉。

髭鬚 唐李勣病，醫云：得鬚灰服之方止。太宗聞之，遂自剪鬚燒灰賜服，復令傅瘡立愈。又宋呂夷簡疾，仁宗曰：古人言髭可以治疾，今朕剪髭與之合藥，表朕意也。主治止吐血，傅癰瘡。燒研末用髮髲以強壯男子。約二十歲者。于頭頂心剪下。以皂角水洗淨。晒乾。入礶固濟煅存性用。性溫味苦。主治五癃關格不通。止血悶血暈。金瘡傷風。血痢。利小便。療小兒驚。大人痓。合雞子黃煎之。化消爲水。療小兒驚熱百病。

附方 石淋痛澁燒存性。研末。井水下一錢。傷寒黃病燒研水服。一寸七。日三。胎衣不下亂頭髮撩結口中。小兒客忤因見生人所致。取來人顖上髮數十莖。斷兒衣帶少許。合燒研末。和乳飲兒即愈。急肚腹痛用本人頭髮三十根。燒過。酒服。即以水調芥子末封臍內。大汗而止。瘰癧惡瘡燒灰米湯服二錢。外以灰三分。皂莢刺灰二分。白芨一分。滲。

亂髮一名血餘。主治咳嗽。五淋。利大小便。小兒驚癇。止血。消瘀血。鼻衄燒灰吹之立止。

附方 孩子熱瘡 亂髮一團如梨子大。鷄子黄十個煑熟，同于銚子內熬至甚乾，始有液出，旋至盞中，液盡爲度。用傅瘡上，即以苦參粉粉之，神妙。詳見鷄子黄下。 小兒斑疹 髮灰飲服三錢。 小兒斷臍 即用清油調髮灰傅之。不可傷水。臍濕不乾，亦傅之。 小兒重舌 欲死者，以亂髮灰半錢，調傅舌下。不住用之。 小兒燕口 兩角生瘡。髮灰三錢，飲汁服。 小兒吻瘡 髮灰和猪脂塗之。 小兒驚啼 亂油髮燒研，乳汁或酒服少許良。 鼻血眩冒 欲死者，亂髮燒研，水服方寸匕。仍吹之。 鼻血不止 血餘燒灰吹之，立止。永不發。男用母髮，女用父髮。髮灰一錢，人中白五分，麝香少許爲末，㗜鼻，名三奇散。 肺疽吐血 髮灰一錢，米醋二合，白湯一盞，調服。 欬嗽有血 小兒胎髮灰，入麝香少許，酒下。每箇作一服。男用女，女用男。 齒縫出血 頭髮切，入銚內炒存性，研摻之。 肌膚出血 胎髮燒灰傅之，即止。或吹入鼻中。 諸竅出血 頭髮、敗㯶、陳蓮蓬並燒灰，等分。每服三錢，木香湯下。 上下諸血 或吐血，或心衄，或內崩，或舌上出血如箸孔，或鼻衄，或小

便出血並用亂髮灰。水服方寸匕一日三服**無故遺血**亂髮及爪甲。燒灰。酒服方寸匕。**小便**

尿血髮灰二錢。醋湯服**血淋苦痛**亂髮燒存性二錢。入麝少許米湯服。**大便瀉血**

血餘半兩燒灰。雞冠花。柏葉。各一兩為末。臥時酒服二錢。來早以溫酒一盞投之。一服見効。**胎產便**

血髮灰。每飲服二錢。**女人漏血**亂髮洗淨燒研。空心溫酒服一錢。**月水不通**童男

童女髮各三兩燒灰。斑蝥二十一枚。糯米炒黃麝香一錢為末。每服一錢。食前熱黃酒下。**婦人陰吹**

胃氣下泄。陰吹而正喧。此穀氣之實也。宜豬膏髮煎導之。用豬膏半斤。亂髮雞子大三枚。和煎。髮消藥成矣。分

再服。病從小便中出也。**女勞黃疸**因大熱大勞。交接後入水所致。身目俱黃。發熱惡寒。小腹滿急。

小便難。用膏髮煎治之。即上方。**黃疸尿赤**亂髮灰。水服一錢。日三次。秘方也。**大小便閉**

亂髮灰三指撮投半升水服。**乾霍亂病**脹滿煩躁。亂髮一團燒灰。鹽湯二升和服取吐。**尸疰**

中惡用亂髮如雞子大燒研。水服。一方用亂髮灰半兩。杏仁半兩去皮尖。研。煉蜜丸梧子大。每溫酒日

下二三十丸。破傷中風亂髮如鷄子大。無油器中熬焦黑研。以好酒一盞沃之。又何首烏末二錢
滓之。少頃再灌。沐髮中風方同上。令髮長黑亂髮洗晒。油煎焦枯。研末。擦髮良。擦
落耳鼻頭髮燒鹽泥固煅過研末。以擦落耳鼻。乘熱蘸髮灰綴定。軟帛縛住。勿令動。自然生合也良。
聤耳出濃亂髮裹杏仁末塞之。吞髮在咽取自己亂髮燒灰。水服一錢。蜈蚣螫
咬頭髮燒烟薰之。疔腫惡瘡亂髮鼠屎等分。燒灰。封入瘡內。大良。瘡口不合亂髮露蜂
房蛇蛻皮各燒存性。一錢。用溫酒食前調服神妙。下疳濕瘡髮灰一錢。棗核七箇燒。研。洗貼。大
風癘瘡用新竹筒十箇。內裝黑豆一層。頭髮一層。至滿。以稻糠火盆內煨之。候汁滴出。以盞接承。翎掃
瘡上。數日即愈。亦治諸瘡。
頭垢梳上者。名百齒霜。主治淋閉不通。療噎疾。酸漿煎膏。用之立
愈。中蠱毒蕈毒。酒化下。並取吐為度

山居本草卷一下　身部下　三

附方天行勞復合頭垢棗核大一枚，良。預防勞復傷寒初愈，欲令不勞復者，頭垢燒研，水丸梧子大，飲服一丸。頭身俱痛煩悶者，頭垢豆許，水服，囊盛蒸豆熨之。小兒霍亂梳垢，水服少許。小兒哭疰方同上。百邪鬼魅方同上。婦人吹乳白齒霜以無根水丸梧子大，每服三丸，食後屋上倒流水下，隨左右煖服，取汗甚效。或以胡椒七粒，同百齒霜和丸，熱酒下，得汗立愈。婦人乳癤酒下梳垢五丸，即退消。婦人足瘡經年不愈，名裙風瘡。用男子頭垢，桐油調作隔紙膏，貼之。臁脛生瘡頭垢、枯礬研勻，猪膽調傅。下疳濕瘡蠶繭盛頭垢，再以一繭合定，煅紅，出火毒，研搽。小兒緊唇頭垢塗之。菜毒脯毒凡野菜、諸脯肉、馬肝、馬肉毒，以頭垢棗核大含之，嚥汁，能起死人。或白湯下亦可。自死肉毒故頭巾中垢一錢，熱水服，取吐。猘犬毒人頭垢、蚓皮等分，燒灰，水服一盃。口禁者灌之。○犬咬人瘡重發者，以頭垢少許納瘡中，用熱牛屎封之。諸蛇毒人梳垢一團，尿和傅上，仍炙梳出汗熨之。蜈蚣螫人頭垢苦參末。酒調傅之。蜂蠆螫人頭垢封之。蟲蟻螫人同上。竹木刺肉不出頭垢塗之即出。飛絲入目頭上白屑少許揩之即出。赤目腫痛頭垢一芥子納入取淚。

噎吐酸漿漿水煎頭垢豆許。服一盃效。

耳垢又名耳塞。主治顛狂見鬼蟲螫。

〔附方〕蛇蟲螫傷人耳垢蚯蚓糞和塗出黃水立愈。破傷中風用病人耳中膜子刮爪甲上末。唾調塗瘡口。立效。抓瘡傷水腫痛難忍者。以耳垢封之。一夕水盡出而愈。疔疽惡瘡生人聹。即耳塞也。鹽泥等分。研勻。以蒲公英汁和作小餅封之。大妙。一切目疾耳塞曬乾。每以粟許。交夜點之。小兒夜啼驚熱。用人耳塞。石蓮心。人參。各五分。乳香二分。燈花一字。丹砂一分。為末。每薄荷湯下五分。

膝頭垢主治。唇緊瘡。以綿裹燒研傅之

山居本草卷一下　身部下　四

爪甲主治。鼻衄。細刮搐之立止。他人甲亦可。催生下胞衣。利小便。治尿血及陰陽易病。破傷風。去目翳。懷妊婦人爪甲取末。點目去障翳。

附方　斬三尸法　太上玄科云。常以庚辰日去手爪甲。午日去足爪。每年七月十六日。將爪甲燒灰。和水服之。三尸九蟲皆滅。名曰斬三尸。一云。甲寅日三尸遊兩手。剪去手爪甲。甲午日三尸遊兩足。剪去足爪甲。　消除腳氣　每寅日。割手足甲。少侵肉。去腳氣。　破傷中風　手足十指甲。香油炒研。熱酒調呷服之。汗出便好。又治破傷風。手足顫掉搐搦不已。用人手足指甲。燒存性。六錢。姜製南星。獨活丹砂。各二錢。爲末。分作二服。酒下。立效。　陰陽易病　用手足爪甲二十片。中衣襠一片。燒灰。分二服。溫酒下。男用女。女用男。　小兒腹脹　父母指爪甲。燒傳乳上飲之。　小便轉胞　自取爪甲。燒灰水服。　男女淋疾　同上　小便尿血　人指甲半錢。頭髮一錢半。燒研末。每服一錢。空心溫酒下。**妊婦尿血**取夫指甲燒灰酒服**胞衣不下**取本婦手足爪甲。燒灰酒服。即令有力婦人抱起。將竹筒于胸前趕下。**諸痔腫痛**蓮蓬內。入男人指甲合蓬外。用童子頂髮纏裹。燒存性研末。蜜調傅之。仍日日吞牛膽浸過槐子。甚效**針刺入肉**凡針折入肉及竹木刺者。刮人指甲末用酸棗擣爛塗之。次日定出**飛絲入目**刮爪甲末同津液點之。其絲自聚拔出也**物入目中**左手爪甲。刀刮削末。燈草蘸點瞖上。三次即出也。**癍痘生瞖**　**一切目疾**並以木賊擦取爪甲末。同硃砂末。等分。研勻。以露水搜丸芥子大。每以一粒點入眼內**目生花瞖**刀刮爪甲細末。和乳點之**積年瀉血**百藥不效用人指甲炒焦。麝香各二錢半。乾薑炮三兩。白礬枯過。敗皮巾燒灰。各一兩。爲末。每粥飲一錢。食二服。**鼻出衄血**刀刮指甲細末。吹之即止試驗。

牙齒兩傍曰牙。當中曰齒。入藥燒用。**主治**除瘀。除瘡蟲毒氣。乳癰未潰。痘瘡倒黶。

山居本草卷一下　身部下　五

附方痘瘡倒靨錢氏小兒方、用人牙燒存性、入麝香少許、溫酒服半錢。聞人規痘疹論云、人牙散治痘瘡方出、風寒外襲、或變黑、或青紫、此倒靨也。宜溫肌發散、使熱氣復行、而斑自出。用人齒脫落者、不拘多少、瓦礶固濟、煅過、出火毒、研末。出不快而黑陷者、猪血調下一錢。因服凉藥、血澀倒陷者、入麝香、溫酒服之。其効如神。無價散用人牙、貓牙、猪牙、犬牙等分、火煅、研末、蜜水調服一字。乳癰未潰人牙齒燒研、酥調貼之。五般聤耳出膿血水。人牙燒存性、麝香少許、為末吹之、名佛牙散。漏瘡惡瘡乾水生肌、用人牙灰、油髮灰、雄雞內金灰各等分、為末、入麝香、輕粉少許、油調傅之。陰疽不發頭凹沉黯、不疼無熱、服內補散不起、必用人牙煅過、穿山甲炙各一分、為末、分作兩服、用當歸、麻黃煎酒下。外以薑汁和麵傅之。又方、川烏頭、硫黃、人牙煅過、為末、酒服亦妙。

口津唾一名靈液、又名神水。又名金漿、又名醴。主治明目退翳。平旦漱口擦齒、以津洗目、及常時舌舐拇指甲、揩目、久久光明、又能退瞖。起魘凡人魘死、不可叫喚、但痛咬腳跟及拇指甲際、多唾

其面。自省。**辟鬼**鬼最畏唾，唾之自退。**瘡腫疥癬皺皰**五更未語者，頻塗擦之。**消腫**

解毒。

附方 **代指腫痛**以唾和白硇砂。搜麵作梡子。盛唾令滿。著硇末少許。以指浸之。一日即瘥。**手足發疣**以白粱米粉。鐵鐺炒赤。研末。以眾人唾和傅。厚一寸即消。**腋下狐氣**用自己唾擦腋下數過。以指甲去其垢。用熱水洗手數遍。如此十餘日則愈。**毒蛇螫傷**急以小便洗去血。隨取口中唾頻頻塗之。

齒垢又名齒垽 **主治。和黑鉛研塗。出箭頭及惡刺。破癰腫。塗蜂螫。**

附方 **竹木入肉**針撥不盡者。以人齒垢封之。即不爛也。**毒蛇螫傷**先以小便洗去血。次以牙垽封而護之。甚妙。且不腫痛。

人氣抱朴子云人在氣中。氣在人中。天地萬物無不須氣以生。善行氣者。內以養生。外以却邪。然行之有法。從子至巳爲生氣之時。從午至亥爲死氣之時。常以生氣時鼻中引氣入多出少。默而數之。積少成多。乃徹吐之。勿令耳聞。習之既熟。增至千數。此爲胎息。久久行之。其妙無極。主治下元虛冷。目令童男女以時隔衣進氣臍中。甚良。凡人身體骨節痹痛。令人更互呵熨。久久經絡通透。又鼻衄金瘡。嘘之能令血斷。

乳汁一名妳汁。又名仙人酒。乳爲血之精華。大能補益。然須壯盛無病女人。德性和平。飲食冲淡者爲佳。其人燥暴多怒多慾。好酒食辛。或有火病。俱不可用。主治延年益氣。補五臟。治瘦悴。悅皮膚。潤毛髮。點眼止淚。和雀屎去目中努肉。解獨肝牛肉毒。合濃豉汁服之神效。

附方

服乳歌 仙家酒，仙家酒，兩箇壺盧盛一斗。五行釀出真醍醐，不離人間處處有。丹田若是乾涸時，嚥下重樓潤枯朽。清晨能飲一升餘，返老還童天地久。

虛損勞瘵 德生丹：用治婦人乳三酒盃，將磁碟曬極熱，置乳于中，再入麝香末少許，木香末二分，調勻服。後飲濃茶一酒盞，卽陽敗。次日服接命丹。接命丹：用乳三酒盃，如前曬碟盛人乳，并人參末一具，調服。服畢，面膝俱赤，如醉思睡，只以白粥少少養之。

虛損風痰 接命丹治男婦氣血衰弱，痰火上升，虛損之證。又治中風不語，左癱右瘓，手足疼痛，動履不便，飲食少進諸證。用人乳二盃，香甜白者爲佳，以好梨汁一盃和勻，銀石器內頓滾，滾每日五更一服，能治痰補虛，生血延壽，此乃以人補人，其妙無加。

中風不語 舌根強硬，三年陳醬五合，人乳汁五合，相和，研以生布絞汁，隨時少少與服，良久當語。

卒不得語 人乳半合，美酒半升，和服。

失音不語 人乳、竹瀝各二合，溫服。

月經不通 日飲人乳三合。

眼熱赤腫 人乳半合，古銅錢十文，銅器中磨令變色，稀稠成煎，瓶收。日點數次。或以乳浸黃連蒸熱洗之。

初生不尿 人乳四合，葱白

山居本草卷一下　身部下　七

一小煎滚，分作四服即利。

初生吐乳 人乳二合，籧篨篾少許，鹽二粟大，同煎沸，入牛黄米許，與服。

癰膿不出 人乳汁和麵傅之，比曉膿盡出，不可近手。

臁脛生瘡 人乳、桐油等分，和勻，以鵝翎掃塗，神效。

噉蛇牛毒 牛噉蛇者，毛髮向後，其肉殺人。但飲人乳汁一升立愈。

中牛馬毒 人乳飲之良。

百蟲入耳 人乳滴之即出。

婦人月水 一名月經，又名天癸，術士稱爲紅鉛。主治解毒箭及女勞復。附月經衣

月經衣。治金瘡血湧出，炙熱熨之。又主虎狼傷及箭鏃入腹。

【附方】

熱病勞復 丈夫熱病後交接復發，忽卵縮入腸，腸痛欲死，燒女人月經赤衣爲末，熟水服方寸匕，即定。

女勞黃疸 氣短聲沉，用女人月經和血衣燒灰，酒服方寸匕，日再服，三日瘥。

霍亂困篤 童女月經衣和血燒灰，酒服方寸匕。百方不瘥者用之。

小兒驚癇 發熱，取月候血和濃

煎水調服一錢，日即瘥。隨兒加減。又令婦不妬取婦人月水布裹蝦蟆于厠前一尺入地五寸埋之。

癰疽發背一切腫毒。用胡燕窠土、鼠坌土、榆白皮、栝樓根等分爲末，以女人月經衣水洗取汁和傅腫上，乾則易之。潰者封其四圍，五日瘥。

男子陰瘡因不忌月事行房，陰物潰爛。用室女血衲瓦上燒存性，研末，麻油調傅之。

解藥箭毒交州夷人以焦銅爲毒藥于鏃鋒上，中人即沸爛，須臾骨壞。但服月水屎汁解之。

箭鏃入腹或肉中有聚血以婦人月經衣燒灰酒服方寸匕。

馬血入瘡剝馬刺傷以婦人月水塗之神效。

虎狼傷瘡月經衣燒末，酒服方寸匕，日三。

小兒初生臍帶一名命蒂主治燒末飲服，止瘧，解胎毒，傅臍瘡。

[附方]臍汁不乾綿裹落下臍帶燒研一錢，入當歸頭末一錢，麝香一字，摻之。

預解胎毒初生小兒十三日，以本身剪下臍帶燒灰，以乳汁調服，可免痘患。或入硃砂少許。

痘風赤眼初生小兒臍帶血，乘熱點之妙。

山居本草卷一下　身部下　八

紫河車 即人胞也俗名胞衣一名混沌衣佛袈裟仙人衣崔行功云凡胞衣宜藏天月二德吉方深埋緊築令兒長壽不爾令兒狂病雖有補益之功然補益之藥甚多若能無損何須求益頭上安頭亦不可觀以人食人猶爲不仁姑存其名不載其功如必欲用自有古方補天大造丸等方在

小便 即人尿也一名溲又名輪迴酒又名還元湯須童子者去頭尾令其飲食清淡忌五辛炮煎炙煿厚味宜多與米湯梨藕之物食之則小便清長可用 **主治滋陰降火久咳失聲止勞渴潤心肺利大腸推陳致新明目消瘀止吐血鼻衄血悶熱狂殺蟲解毒中暍**

附方頭痛至極 童便一盞豉心半合同煎至五分溫服 **熱病咽痛** 童便三合含之即止 **骨蒸發熱** 三歲童便五升煎取一升以蜜三匙和之每服二碗半日更服日後常取自己小便服之輕者二十日重者五十日瘥二十日後當有蟲如蚰蜒在身常出十步內聞病人小便臭者瘥也台州丹

仙觀道士張病此自服神驗。**男婦怯症**男用童女便女用童男便新頭去尾日進二服乾燒餅壓之月餘全愈。**久嗽涕唾**肺瘻時時寒熱頰赤氣急用童便去頭尾少許五合放大粉甘草一寸四破浸之。露一宿去甘草。平旦頓服或入甘草末一錢同服亦可一日一劑童子忌食五辛熱物**肺瘻欬嗽**

鬼氣疰病停久臭溺日日溫服之。**吐血鼻洪**人溺薑汁和勻服一升。**齒縫衄血**童便溫熱含之立止**消渴重音**衆人溺坑中水取一盞服之勿令病人知。三度瘥。**瘕積滿腹**諸藥不瘥者。人溺一服一升。下血片塊二十日即出也。**絞腸紗痛**童子小便服之即止**卒然腹痛**令人騎其腹溺臍中。**下痢休息**杏仁去皮麩炒研以猪肝一具切水洗血淨置淨鍋中一重肝一重杏仁。鋪盡以童便二升同煮乾放冷任意食之**瘧疾渴甚**童便和蜜煎沸頓服**瘴癘諸瘧**無問新久童便一升入白蜜二匙攪去白沫頓服取吐碧綠痰出爲妙。若不然終不除也**中暍昏悶**夏月人在途中熱死急移陰處就掬道上熱土擁臍上作窩。令人溺滿暖氣透臍。即甦，乃服地漿、蒜子等藥。林億云：此法出自張仲景，其意殊絶，非常情所能及，本草所能關，實救急之大術也。蓋臍乃命蒂，暑暍傷氣，温臍所以接其元氣之意也。

中惡不醒令人尿其面上，即甦。此扁鵲法。

三十年癇　一切氣塊　宿冷惡病苦參二兩，童子小便一斗二升，煎取六升，和糯米及麴，如常法作酒服。但腹中諸疾皆治，酒放二三年不壞，多作救人，神效。

金瘡中風自己小便日洗二三次，不妨入水。

金瘡出血不止，飲人尿五升。

打傷瘀血攻心者，人尿煎服一升，日服。

折傷跌撲童便入少酒飲之，推陳致新，其功甚大。薛己云：予在居庸見覆車被傷七人，仆地呻吟，俱令灌此，皆得無事。凡一切傷損，不問壯弱及有無瘀血，俱宜服此。若脇脹或作痛，或發熱煩躁口渴，惟服此一甌，勝似他藥。他藥雖效，恐無瘀血，反致誤人。童便不動臟腑，不傷氣血，萬無一失。軍中多用此，屢試有驗。

杖瘡腫毒服童便良。

火燒悶絶不省人事者，新尿頓服二三升良。

刺在肉中温小便漬之。

人咬手指瓶盛熱尿浸，一夜即愈。

蛇犬咬傷

日華子云以熱尿淋患處治蝮蛇傷人令婦人尿于瘡上良。蛇纏人足就令尿之便解。蜂蠆螫傷人尿洗之。蜘蛛咬傷久臭人尿。于大甕中坐浸仍取烏鷄屎炒浸酒服之不爾。恐毒殺人百蟲入耳小便少少商人。勞聾已久童子小便乘熱少少頻滴之。赤目腫痛自巳小便乘熱抹洗。郎閉目少頃此以真氣退去邪熱也腋下狐臭自巳小便乘熱洗兩腋下。日洗數次久久則自愈傷胎血結心腹痛。取童子小便二服二升良。子死腹中以夫尿二升煮沸飲之中土菌毒合口椒毒人尿飲之。解諸菜毒小兒尿和乳汁服二升催生下胞人溺一升。入葱薑各一分。煎二三沸。熱飲便下。痔瘡腫痛用熱童尿。人磐三分洗之。一日二三次效。

人中白即溺白垽。人溺澄下白垽。老瓦夜壺久者佳。以風日久乾爲良。瓦上煅過用。主治。鼻衄傳尸熱勞肺瘻降火止渴消瘀血諸竅出血肌膚汗血湯火瘡，咽喉口齒瘡，併疳䘌惡瘡。

附方 大衄小衄 人中白一團雞子大，綿五兩燒研，每服二錢，溫水服。諸竅出血 方同上。鼻衄不止 五七日不住者，人中白新瓦焙乾，入麝香少許，溫酒調服，立效。經驗。膚出汗血 方同上。偏正頭風 人中白、地龍炒等分，爲末，羊膽汁丸芥子大，每新汲水化一丸，注鼻中，畜之。名一字金。水氣腫滿 人尿煎令可丸，每服一小豆大，日三服。脚氣成漏 跟有一孔，深半寸許，其痛異常。用人中白煆，有水出，滴入瘡口。小兒霍亂 尿滓末，乳上服之，神效。鼻中息肉 人中白瓦焙，每溫湯服一錢。痘瘡倒陷 臘月收人中白，火煆爲末，溫水服三錢，陷者自出。口舌生瘡 溺桶垽七分，枯礬三分，研勻，有涎拭去，數次即愈。小兒口疳 人中白煆、黃蘗蜜炙焦爲末，等分，入冰片少許，以青皮拭淨，摻之，效。走馬牙疳 以小便盆內白屑取下，入瓷瓶內，鹽泥固濟，煆紅，研末，入麝香少許，貼之。又方，用婦人尿桶中白垢，火煆一錢，銅綠三分，麝香一分，和勻貼亦佳，有神效。痘疹煩熱，人中白以老黃紅白紫光者，研末，每白湯送下調服二錢。

秋石又名秋冰。真秋月取童子小便二缸，入石膏末七錢，桑條攪澄，傾去清液，如此二三次，乃入秋露水一桶，攪澄如此數次，滓穢滌淨，鹹味減除，以重紙鋪灰上曬乾，完全取出，輕清在上者爲秋石，可用，餘皆刮去。若製非其時，以皂莢取者，不堪用也。主治滋腎水，養丹田，返本還元，安五臟，潤三焦，消痰咳，退骨蒸，軟堅塊，明目清心，虛勞漏精，白濁，小便遺數。

【附方】秋石還元丹久服去百病，強骨髓，補精血，開心益志，補暖下元，悅色進食，久則臍下常如火暖，諸般冷疾皆愈，久年冷勞虛憊者，服之亦壯盛。其法以男子小便十石，更多尤妙，先將大鍋一口，于空室內上用深瓦甑接鍋口，以紙筋杵石灰泥甑縫并鍋口，勿令通風，候乾，下小便約鍋中七八分以來，甑下用焰火煮之，若湧出，即少少添冷小便，候煎乾，即人中白也。入好罐子內，如法固濟，入炭爐中煅之，旋取二三兩

再研如粉煮棗瓤和丸如菉豆大每服五七丸漸加至
十五丸空心溫酒或鹽湯下其藥常要近火或時復一炙
火三五日則功効更大也。

陰陽二鍊丹

世之鍊秋石者但得火鍊一法此藥須兼陰陽二鍊方爲
至藥火鍊乃陽中之陰得火而凝入水則釋歸于無體
蓋質去味存此離中之虛也水鍊乃陰中之陽得水而
凝遇曝而潤千歲不變味去質留此坎中之實也二物
皆出于心腎二藏而流于小腸水火騰蛇玄武正氣外
假天地之水火凝而爲體服之還補太陽相火二臟實
爲養命之本空心服陽鍊日午服陰鍊此法極省力與
常法功用不侔久疾服之皆愈有人得瘦疾且嗽諸方
不効服此即瘥有人病頗腹鼓日久加喘滿垂困亦服
此而安也。陽鍊法用人尿十餘石各用桶盛每日入
皂莢汁一碗竹杖急攪百千下候澄去清留垽併作一
備如前攪澄取濃汁一二斗澄淨入鍋熬乾刮下擣細
再以清湯煮化筲箕鋪紙淋過再熬如此數次直待色
白如雪方止用砂盒固濟火煅成汁傾出如藥未成更
煅一二次候色如瑩玉研細入砂盒內固濟頂火養七
晝夜取出攤土上出火毒爲末棗肉丸如梧子大每空心
溫酒下三十丸。陰鍊法用人尿四五石以大缸盛之

新水一半攪千回澄定去清留垽又入新水攪澄直候無臭氣澄下如臙脂方以曝乾刮下再研以男兒乳和如膏烈日曬乾蓋假太陽眞氣也如此九度爲秋冰乳末棗膏和丸梧子大每日午溫酒下三十丸

粉丸固元陽壯筋骨延年不老却百病用秋冰五錢頭生男乳晒粉五錢頭生女乳晒粉五錢乳香二錢五分麝香一分爲末煉蜜丸芡子大金箔爲衣烏金帋包黃蠟匱收勿令洩氣每月用乳汁化服一丸仍日飲乳汁助之

秋冰法用童男童女尿垽各一桶入大鍋內桑柴火熬乾刮下入河水一桶攪化隔紙淋過復熬刮下再以水淋鍊之如此七次其色如霜或有一斤入罐內上用鐵燈盞蓋定鹽泥固濟升打三炷香看秋石色白如玉再研再如前升打燈盞上用水徐徐擦之不可多多則不結不可少少則不升自辰至未退火冷定其盞上升起者爲秋冰味淡而香乃秋石之精英也服之滋腎水固元陽降痰火其不升者即尋常秋石也味鹹苦傷肉食之亦有小補

直指秋石丸

治濁氣于清精散而成膏淋黃白赤濁如肥膏蜜油之狀用秋石鹿角膠炒桑螵蛸炙各半兩白茯苓一兩爲末糕糊丸梧子大每服五十丸人參湯下

秋石交

感丹　治白濁遺精。秋石一兩，白茯苓五錢，兔絲子炒五
錢，爲末，用百沸湯一盞，井華水一盞，煮糊丸梧子
大，每服一百
丸，鹽湯下。

秋石四精丸　治思慮色欲過度，損傷心氣，遺精，小便數。秋石、白茯苓、各
四兩，蓮肉、芡實各二兩，爲末，蒸棗肉
和丸梧子大，每空心鹽湯下三十丸。

秋石五精丸　常服補益
秋石一兩，蓮肉六兩，真川椒紅五錢，小茴香五錢，白茯
苓二兩，爲末，棗肉和丸梧子大，每服三十丸，鹽湯溫酒
空心下。

秋石法　用童男童女潔淨無體氣疾病者沐
浴更衣，各聚一石，用潔淨飲食及鹽湯與之，忌葱蒜韭
薑辛辣膻腥之物，待尿滿缸，以水攪澄，取人中白，各用
陽城罐盛鹽泥固濟，鐵線扎定，打火一炷香，連換鐵線
打七火，然後以男女拜勻者和作一處，研開以河水化
之，隔紙七層濾過，仍熬成秋石，其色雪白，用潔淨香濃
乳汁和成，日曬夜露，但乾即添乳汁。取
日精月華四十九日數足，收貯配藥。

腫脹忌鹽　只以秋石
拌飲食，則腫脹消，以鹽
入醋炙過，少少用之。

赤白帶下　真秋石研末，蒸棗肉擣丸梧子大，每服六
十丸，空心
醋湯下。

噎食反胃　秋石每用一錢，白湯下，妙。

服丹發熱　有人服伏火丹藥多

臍後生瘡熱氣冉冉而上一道入教灸風市數十壯而愈仍時復作又教以陰鍊秋石用大豆黄卷煎湯下遂愈和其陰陽也。

大便（一名糞。又名屎。）主治時行大熱狂走解諸毒擣末沸湯沃服之骨蒸勞復癰腫發背瘡漏痘瘡不起傷寒熱毒水漬飲之彌善新者封丁腫一日根爛。附人中黄

糞清（一名黄龍湯。又名還元水。又名人中黄。以冬月截竹去青皮。入甘草末于内。紥口浸屎窖中。立春取出懸風處陰乾。破竹取甘草晒乾用。汪機曰。用棕皮綿紙上鋪黄土。淹糞汁淋土上。濾取清汁入新甕内。碗覆定埋土中一年。取出清若泉水。全無穢氣。年久彌佳。）主治天行熱狂熱疾中毒蕈毒惡瘡濕毒大解五臟實熱飯和作丸清痰消食積降陰火。

附方勞復食復人尿燒灰酒服方寸匕。熱病發狂奔走似癲如見鬼神，久不得汗及不知人事者，以人中黃入大罐內，以泥固濟煅半日，去火毒，研末，新汲水服三錢，未退再服。大熱狂渴乾陳人屎爲末，于陰地淨黃土中作五六寸小坑，將末三兩匙于坑中，以新汲水調勻，良久澄清，細細與飲，即解，世俗謂之地清。勞極骨蒸亦名伏連傳尸。此方甚驗。用人屎、小便各一升，新粟米飲五升，六月六日麴半餅，以餅盛，封密室中，二七日。血消，亦無惡氣。每旦服一合，午再服之，神效。骨蒸熱勞取人屎乾者燒令外黑，納水中澄清，每旦服一小升，薄晚服童便一小升，以瘥爲度。既常服，可就作坑燒屎二升，夜以水三升漬之，稍稍減服。此方神妙，非其人莫浪傳之。嘔血吐痰心煩骨蒸者人中黃爲末。每服二三錢，茅根汁、竹瀝、薑汁和勻服之。鼻衄不止人屎尖燒灰，水服二錢，并吹鼻中。噎膈反胃諸藥不效，真阿魏一錢，野外乾人屎三錢，爲末，五更以薑片蘸食，能起死人，乃趙玉囷方也。噎食不下人屎入蘿蔔內，火煉一炷香，取研，每服三分，黃酒下，三服效。痘瘡不起儒門事親治痘瘡倒黶，皮灰白下陷。用童子糞乾者，新瓦煅過，每一兩入龍腦一分，研勻。每服半錢，至一錢，蜜水調下。四靈無價散治痘瘡黑陷，頂脹危篤者。此爲劫劑。用人糞、猫糞、猪糞、犬糞等分，臘月旬收，埋高燥黄土窖內，至臘八日取出，砂罐盛之，鹽泥固濟，炭火煅令烟盡爲度。取出爲末，入麝香少許，研勻，瓷器密封收之。一歲一字，二歲半錢，三歲一錢，蜜水調下。須臾，瘡起。此乃以毒攻毒，用火化者，從治之義也。**發背欲死**尿燒火，醋和傅之，乾即易。**一切癰腫**未潰，用乾人尿末、麝香各半錢，研勻，以豆[illegible]調貼頭，外以醋麪作錢護之，膿潰去藥。**丁腫初起**刮破，以熱尿半傅之，乾即易。不過十五遍，即根出立瘥。**五色丹毒**黄龍湯飲二合，并塗之良。**九漏有蟲**乾人尿、乾牛尿，隔綿貼之。蟲聞其氣即出，若痒則易之，蟲盡乃上。**䘌蝕口鼻**唇頰穿者，綿裹人尿貼之，必有蟲出。**小兒唇緊**　**小兒陰瘡**俱用人尿灰傅之。**產後陰脫**人尿炒赤，爲末，酒服方寸匕，日二服。**鬼舐頭瘡**取小兒糞和臘猪脂傅之。**金瘡腸出**乾人尿末，粉之即入。**鍼瘡血出**不止，用人尿燒研傅之。馬血入瘡腫痛，用人糞一雞子大，服之，并塗之。毒蛇咬螫人屎厚封之，即消。蠱毒百毒及諸熱毒時氣熱病口鼻出血，用人屎尖七枚燒灰，水調頓服，溫覆取汗即愈，勿輕此方，神驗者也。諸毒卒惡熱悶欲死者，新糞汁水和服，或乾者燒末清汁飲，名破棺湯。解藥箭毒毒箭有三種。交廣夷人用焦銅作箭鏃。嶺北諸處以蛇毒螫物汁著筒中漬箭鏃。此二種纔傷皮肉，便洪膿沸爛而死。若中之，便飲汁，并塗之。惟此最妙。又一種用射罔煎塗箭鏃，亦宜此方。野葛芋毒山中毒菌欲死者，並飲糞汁一升，即活。漏肉脯毒人屎燒灰，酒服方寸匕。惡犬咬傷左盤龍即人屎也。厚封之，數日即愈。心腹急痛欲死，用人屎同蜜擂勻，新汲水化下。

小兒胎屎主治惡瘡食瘜肉除面印字。一月即瘥。小兒鬼舐頭燒灰和臘猪脂塗之。

大槩已詳引中。但各條所附古方銖兩制度與今不同。故取陶隱居名醫別錄合藥分劑法則于後。以便參考。

古秤惟有銖兩而無分名。今則以十黍爲一銖。六銖爲一分。四分成一兩。十六兩爲一觔。雖有子穀秬黍之制。從來均之已久。依此用之。蘇恭曰。古秤皆複。今南秤是也。後漢以來。分一觔爲二觔。一兩爲二兩。古方惟張仲景而已涉今秤。若用古秤。則水爲殊少矣。杲曰。六銖爲一分。即二錢半也。二十四銖爲一兩。古云三兩。即今之一兩。云二兩。即今之六錢半也。時珍曰。蠶初吐絲曰忽。十忽曰絲。十絲曰氂。四氂曰絫。音壘。十氂曰分。四絫曰字。二分半也。十絫曰銖。四分也。四字曰錢。十分也。六銖曰一分。去聲。二錢半也。四分曰兩。二十四銖也。八兩曰錙。錙二觔。二十四兩曰鎰。一觔半也。准官秤十二兩。三十觔曰鈞。四鈞曰石。一百二十觔也。方中有曰少許者。些子也。

故斯集中所稱用藥一字。係二分半。用藥四字。係用一錢餘皆照上開數目用之。

今方家云等分者非分兩之分。謂諸藥斤兩多少皆同爾多是丸散用之。

丸散云刀圭者。十分方寸匕之一。准如梧桐子大也方寸匕者作匕正方一寸。抄散取不落爲度。五匕者即今五銖錢邊五字者抄之不落爲度。一撮者四刀圭也（匕即匙也下云如梧子者以二大豆准之故斯集中所稱方寸匕者用大樣茶匙一匙足矣。）

藥以升合分者謂藥有虛實輕重不得用斤兩則以升平之。十撮爲一勺。十勺爲一合。十合爲一升。升方作上徑一寸下徑六分深八分。內散藥物按抑之令平爾。時珍曰古人之升即今之一合半也。量之所起爲圭，四圭爲撮，十撮爲勺，十勺爲合，十合爲升，十升爲斗，五斗曰斛，二斛曰石。

凡湯酒膏藥，云㕮咀者，謂秤畢擣之如大豆，又吹去細末。藥有易碎難碎，多末少末，今皆細切如㕮咀也。恭曰：㕮咀商量斟酌之也。宗奭曰：㕮咀，有含味之意，如人以口齒咀嚙，雖破而不塵。古方多言㕮咀，此義也。杲曰：㕮咀，古制也，古無鐵刃，以口咬細，令如麻豆煎之。今人以刀剉細爾。

凡丸藥云如細麻者，即胡麻也，不必扁扁，畧相稱爾。黍粟亦然。云如大麻子者，准三細麻也。如胡豆者，即今青斑豆也，以二大麻准之。如小豆者，今赤小豆也，以三大麻准之。如大豆者，以二小豆准之。如梧子者，以二大豆准之。如彈丸及雞子黃者，以四十梧子准之。宗奭曰：今人用古方，多不效者何也？不知古人之意爾如仲景治胸痺心中痞堅逆氣搶心用治中湯人參朮乾薑甘草四物共一十二兩水八升煑取三升每服一升日三服以知為度或作丸須雞子黃大皆奇效今人以一丸如楊梅許服之病既不去乃曰藥不神非藥之罪用藥者之罪也。

凡方云巴豆若干枚者粒有大小當去心皮秤之以一分准十六枚附子烏頭若干枚者去皮畢以半兩准一枚枳實若干枚者去穰畢以一分准二枚橘皮一分准三枚棗大小三枚准一兩乾薑一累者以一兩為正

凡方云半夏一升者洗畢秤五兩為正蜀椒一升三兩為正吳茱萸一升五兩為正菟絲子一升九兩為正菴藺子一升四兩為正蛇牀子一升三兩半為正地膚子一升四

兩爲正。其子各有虛實輕重，不可秤准者，取平升爲正。

凡方云用桂一尺者，削去皮重半兩爲正。甘草一尺者，二兩爲正。云某草一束者，三兩爲正。云一把者，二兩爲正。新按所稱一束一把者，照此數目用之。

凡方云蜜一觔者，有七合。猪膏一觔者，有一升二合也。

凡丸散藥，亦先切細暴燥，乃擣之。有各擣者，有合擣者，並隨方。其潤濕藥，如天門冬、地黃輩，皆先增分兩，切暴，獨擣碎，更暴。若逢陰雨，微火烘之。既燥，停冷，擣之。時珍曰：凡諸草木藥及滋補藥，並忌鐵器，金性剋木之生發之氣，肝腎受傷也。惟宜銅刀、竹刀修治乃佳。亦有忌銅器者，並宜如法。丸散須用青石碾、石磨、石臼，其砂石者不良。

凡篩丸散用重密絹各篩畢更合於臼中擣數百遍色理和同乃佳也巴豆杏仁胡麻諸有膩藥皆先熬黃擣令如膏乃稍稍入散中合研擣散以輕疎絹篩度之再合擣勻

凡煮湯欲微火令小沸其水依方大略二十兩藥用水一斗煮取四升以此爲准然利湯欲生少水而多取汁補湯欲熟多水而少取汁不得令水多少用新布兩人以尺木絞之澄去垽濁紙覆令密滋湯勿用鐵器服湯寧小沸熱則易下冷則嘔涌之才曰湯中用水須[illegible]多[illegible]時人[illegible]劑[illegible]少[illegible]也分之不小湯[illegible]每一兩用水二[illegible]爲准多則[illegible]少則[illegible]之[illegible]劑[illegible]藥味不出劑小水多又煎耗藥力也[illegible]宜用銀器瓦罐洗淨封固令小心者看守須識火候不可太過不及火用木炭[illegible][illegible]汁其水須新汲味甘者[illegible][illegible]

井水沸湯等。各隨方。詳見水部。若發汗藥必用緊火熱服
攻下藥亦用緊火煎熟下。消黃再煎溫服。補中藥宜慢火
溫服。陰寒急病。亦宜緊火急煎服之。又有陰
寒煩躁及暑月伏陰在內者。宜水中沉冷服

凡漬藥酒皆須細切。生絹袋盛入酒密封。隨寒暑日數。漉
出滓可曝燥微擣更漬亦可爲散服。時珍曰。別有釀酒者
或以藥煮汁和飯或以藥袋安置酒中。或煮物和飯同釀。皆隨方法。又有煮酒
者。以生絹袋藥入壜密封。置大鍋中。水煮一日。埋土中七
日出火
毒乃飲。

凡建中腎瀝諸補湯。滓合兩劑。加水煮竭。飲之亦敵一劑
皆先曝燥
陳藏器曰。凡湯中用麝香。牛黄。犀角。羚羊角。蒲
黄。丹砂。芒硝。阿膠輩。須細末如粉。臨時納湯中。
攪和
服之

凡合膏初以苦酒漬令淹浹。不用多汁。密覆勿洩。云晬時

者周時也從今旦至明旦亦有止一宿者煑膏當三上三下以洩其熱勢令藥味得出上之使匝匝沸乃下之使沸靜良久乃止中有薤白者以兩頭微焦黄爲候有白芷附子者以小黄色爲度以新布絞去滓滓亦可酒煑飲之摩膏滓可傅病上膏中有雄黄硃砂麝香輩皆別擣如麪絞膏畢乃投中疾攪勿使沉聚在下有水銀胡粉者於凝膏中研令消散時珍曰凡熬貼癰疽風濕諸病膏者先以藥浸油中三日乃煎之煎至藥枯以涓濾淨煎熬下黄丹或胡粉或密陀僧三上三下煎至滴水成珠不散傾入器中以水浸三日去火毒用若用松脂者煎至成絲傾入水中投扯數百遍乃止俱宜謹守火候勿令太過不及也其有硃砂雄黄龍腦麝香血竭乳香没藥等料者並待膏成時投之黄丹胡粉密陀僧並須水飛過炒過松脂須煉數遍乃良

凡丸中用蠟，皆烊投少蜜中，攪調以和藥。泉曰：丸藥用蠟，取其固護藥之氣味勢力，以過陽膈而作効也。若投以蜜，下咽亦易散化，如何得到臟中？若有毒藥，反又害之，非用蠟之本意也。

凡用蜜皆須大煎，掠去其抹，令色微黃，則丸藥經久不壞。雷斆曰：凡錬蜜每一觔，止得十二兩半是數。火少火過，並不得用也。修合丸藥，用蜜只用蜜，用餳只用餳，用糖只用糖，勿交雜用，必瀉人也。

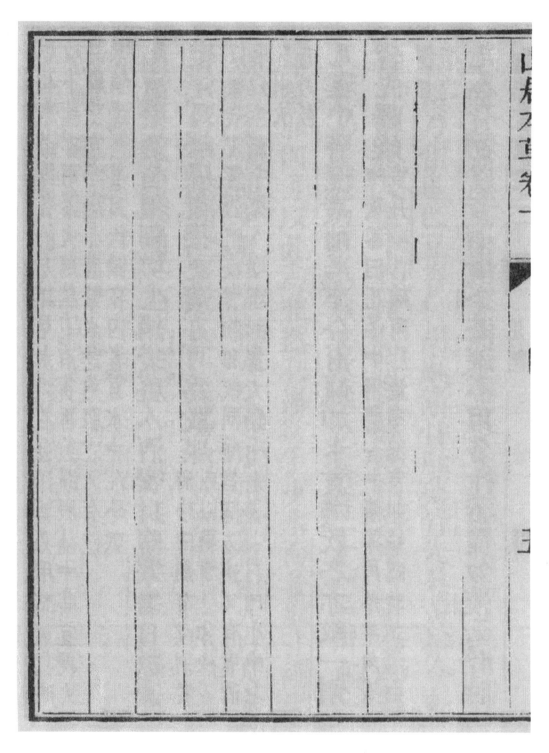

山居本草卷二目錄

穀部

罌粟米 殼 嫩苗 阿芙蓉

小麥 浮麥 麥麩 麪 小粉 麪筋 麥麨 麥苗 麥奴 麥稃

大麥 麥芽見後蘖米下 苗 大麥奴

穬麥

雀麥 苗

烏麥 葉 稭

苦蕎麥

脂麻 白油麻 油 麻枯餅 青蘘 胡麻花 麻稭

大麻 麻花 麻蕡 麻仁 油 葉

黃麻 麻根 漚麻汁

黑大豆 大豆黃卷

黃大豆 豆油 稭

赤小豆 葉 芽 豆芽 豆葉

綠豆 綠豆粉 豆皮 豆莢 豆花

白豆 葉

豌豆

蠶豆 蠶豆 蠶豆苗

山居本草卷二 目錄 二

山居本草卷二

新安程履新德基甫述
弟咸新德充甫校

穀部

太古民無粒食茹毛飲血神農氏出始嘗草別穀以教民耕藝又嘗草別藥以救民疾夭軒轅氏出教以烹飪制爲方劑而後民得遂養生之道周官有五穀六穀九穀之名詩人有八穀百穀之詠穀之類可謂繁矣素問云五穀爲養麻麥稷黍豆以配肝心脾肺腎職方氏辨九州之穀地官辨土宜穜稑之種以教稼穡樹藝皆所

以重民天也。五方之氣。九州之產。百穀各異。其性豈可終日食之而不知其氣味損益乎。茲取居恒日用者而輯之。附以造釀之類。不經見者。不敢輯也。

粳音庚。與秔同。**米**粳乃穀稻之總名。日用常食之米也。有赤白大小異族。四五種猶同一類也。有早中晚三收。以晚收為佳。得天地中和之氣。因造化生育之功。非他物可比也。宜尊重之。**性平味甘**新米作食動風氣。陳者良。忌同馬肉食。發痼疾。和蒼耳食。令人卒心痛。急燒倉米灰。和蜜漿服之。可解。**主治補中益氣。和胃健脾。通血脈。長肌肉。壯筋骨。好顏色。止煩止渴。止瀉。**內經曰。脈細。皮寒。氣少。泄利前後。飲食不入。此謂五虛。漿粥入胃。泄注止。則虛者活。穀之補人也。豈他物可比哉。粥治諸病。另列于後。人多以尋常忽之耳。精字從米。從青。眞精正藉米氣。一切厚味所生之精皆帶濁穢。生子亦多淫慾。好色精少。生子多弱。精清則薄為淡。不能生育。務斂生子賢良。宜淡食粥飯[illegible][illegible][illegible]

則多男子矣。

附方

赤痢熱躁粳米半升，水研取汁，入油瓷瓶中，蠟紙封口，沉井底一夜，平旦服之。**自汗不止**粳米粉，絹包，頻頻撲之。**米瘕嗜米**有人好吃米，久則成瘕，不得米則吐清水，用白米五合，雞屎一升，同炒焦為末，水煎頓服，吐白沫，次出米乃愈。**小兒初生**三日應開腸胃，用碎米汁少許飲之。**初生無皮**色赤但有紅筋，乃受胎未足也，用早白米粉撲之，俟肉自生。**小兒甜瘡**生于面耳，令母頻嚼白米，臥時塗之，不過三五次即愈。**荒年辟穀**粳米一升，酒三升漬之，暴乾，又漬，酒浸，取出稍食之，可辟三十日；足一斗三升，辟穀一年。**胎動腹疼**急下黃汁，用粳米五升，黃芪六兩，水七升，煎二次，分四次服，即止。**赤根丁腫**白米粉熬黑，和蜜傅之。

米泔又名米瀋，取第二次者清而可用。**性涼，味甘，主治清熱，止煩渴，利小便，涼血**

附方風熱赤眼以米泔冷調洗肝散。菊花散之。頻睡時服之。吐血不止陳紅米泔水。溫服一鍾。日三次。鼻出衄血頻飲米泔以蘿蔔汁滴入之。真麻油亦可。鼻上酒渣米泔食後冷飲。外以流黃入大菜頭內煨研塗之。服藥過劑悶亂者米泔飲之。自安。

炒米湯主治益胃除濕宜退火。陳久者良。不去火毒令人作湯。

粳穀奴穀穗煤黑者。主治走馬喉痹燒研。酒服方寸匕。立效。

稻稈主治反胃燒灰淋汁服。冷吐益胃中有蟲能殺之也良。解砒毒燒灰。新汲水淋汁。濾清冷服一碗。毒當下出。

糯米以綱目作稻。一名稌。南方水田多種之。性糯而粘可以釀酒。可以為粢。可以蒸糕。可以熬餳。可以炒食。

性溫味甘性粘滯難化。不可久食。令人身軟多睡發風昏昏。心悸瘡癤中痛。合酒食之醉難醒。小兒病人尤宜忌之。主治溫中益氣暖脾胃止虛寒泄痢縮小便收

白汗發痘瘡

附方 **下痢噤口** 糯穀一升，炒出白花，去殼，用薑汁拌濕再炒，爲末，每服一錢，湯調下。**久泄食減** 糯米一升，水浸一宿，瀝乾，慢炒熟，磨篩，入懷山藥一兩，空心用半盞，入砂糖二匙，胡椒末少許，以極滾湯調服。大有補益。久服令人精暖有子，秘方也。**鼻衄不止** 服藥不應，獨聖散：用糯米微炒黃，爲末，每服二錢，新汲水調下。風吹少許入鼻中。**勞心吐血** 糯米五錢，蓮子心七枚，爲末，酒服，或用墨汁作丸服之，俱效。**自汗不止** 糯米、小麥麩同炒，爲末，每服三錢，米飲下，或煮豬肉點食。**小便白濁** 白糯米丸，治人夜小便脚停白濁，老人虛人多此症，令人辛痛，主頭昏重。用糯米五升，炒赤黑色，白芷一兩，爲末，糯粉糊丸梧子大，每服五十丸，米饅頭煎湯下。如無，用荷方補腎湯下。若小年稟賦怯弱，房室太過，小便太多，水管蹇澀，小便如膏脂，入石菖蒲、牡蠣粉，甚效。**女人白淫** 糯米、花椒等分，炒爲末，醋糊丸梧子大，每服五十丸，食前淡醋湯下。**胎動不安** 下黃水，用糯米一合，黃芪、川芎各五錢，水一升，貲七合。分三服。**小兒頭瘡**糯米飯燒灰。入輕粉。淸油調敷。**纏蛇丹毒**糯米粉。和鹽嚼塗之。

打撲損傷諸瘡。寒食日浸糯米。逐日易水。至小滿取出。日乾爲末。用水調塗之。**金瘡癰腫**及竹木簽刺等毒用糯米三升。於端午前四十九日。以冷水浸之。一日兩換水。輕淘轉。勿令攪碎。至端午日取出陰乾。絹袋盛。掛通風處。每用旋取炒黑爲末。冷水調如膏藥。隨瘡大小。裹定瘡口。而以布包定。勿動。直候全安。若金瘡犯生水。作膿腫甚者。急裹一二食久即安。若癰疽初發。才覺焮腫。急貼即消。竹木刺貼之。一夜刺出。在膏藥內也。**喉痺痄腮**用前膏貼項下及腫處。一夜便消。乾即換之。當令濕爲妙。

顛犬咬傷糯米一合。班蝥七枚同炒。蝥黃去之。再入七枚。再炒黃去之。又入七枚。待米出烟去蝥。爲末。油調傅之。小便利下毒爲佳。**荒年代糧**糯米一斗。淘汰。百蒸百曝。搗末。日食一飧。以水調之。服至三十日止。可一年不食。**虛勞不足**糯米入豬肚內蒸乾。搗作丸藥。日日服之。**腰痛虛寒**糯米二升。炒熟。袋盛。拴靠疼處。內以八角茴香研酒服。

米泔益氣止煩渴食鴨肉不消者頓飲一盞即消。

稻花陰乾入揩牙烏鬚方用。

稻稈治黃病如金色煮汁浸之仍以穀芒炒黃爲末酒服燒灰治墜撲傷損

附方消渴飲水取稻稈中心燒灰每以湯浸一合澄清飲之。喉痺腫痛稻草燒取墨烟醋調吹鼻中或灌入喉中滾出痰涎立愈。下血成痔稻草燒灰淋汁熱洗三五度即愈。惡蟲入耳香油合稻稈灰汁滴入即化。噎食不下赤稻細梢燒灰滚湯一碗隔絹淋汁三次取汁入丁香一枚白荳蔻半枚米一盞煮粥食神效。小便白濁稻草煎濃汁露一宿服之。砒毒稻草灰汁調青黛三錢服。

穀芒治黃病見前又解蠱毒煎汁飲。

糯糠治齒黃燒取白灰旦旦擦之

穄米一名穄一名粢謂其米可供祭也詩云黍稷稻粱禾麻菽麥此八穀也俗莫能辨時珍曰穄黍之苗雖頗似粟而結子不同粟穗叢聚攢簇穄黍之粒疎散成枝益穄與黍一類二種也粘者爲黍不粘者爲穄穄可作飯黍可釀酒猶稻之有粳與糯也性涼味甘孫眞人云穄脾之穀也脾病宜食之不可多食能發冷病與瓠同食發病又莫與附子同食主治益氣安中利胃宜脾涼血解暑癰疽發背粢米粉熬黑以鷄子白和塗練上剪空貼之乾則換神效

根治心氣痛煎湯溫服橫生難產重陽日取陰乾燒存性酒送三錢

黍米有赤白黃黑數種俱可爲酒性溫味甘孫眞人云黍米肺之穀也肺病宜食之與糯米同性多食作煩熱主治益氣補中止杖瘡痛燒灰和油塗之

附方男人陰易米二兩煑薄粥和酒飲發汗即愈遠年心痛米泔溫服

蘆穄米綱目作蜀黍俗名蜀秫又名高粱北方多性溫味甘澁主治溫中澁腸胃止霍亂粘者與黍米功同。

根煑汁服利小便止喘滿燒灰酒服治產難。

粱米時珍曰粱者良也穀之良者也較粟大而毛長性平味甘有黃青白三種以黃為平青白二種微凉主治益氣和中止渴去客風頑痺止霍亂泄痢利小便除煩熱。

附方霍亂煩躁米粉半升水半升和絞如白粉頓服又大渴不止米五升水一斗煑清三升稍稍飲之胃虛嘔吐食水米汁二合薑汁一合和服補脾益胃羊肉湯入米葱鹽煑粥食脾虛泄痢米半升神曲炒一合日日煑粥食冷氣心痛桃仁二兩去皮水研絞汁入米四合煑粥常食五淋澁痛米四合入漿水煑粥下土蘇末三兩空心食之老人

血淋車前五合綿裹煑汁入米四合煑粥飲亦能明目引熱下行。乳石發渴煑汁飲之。手足生瘡米粉鐵銚炒赤黑入唾和塗一寸厚即消。一切毒藥及鴆毒煩懣不止用甘草三兩水五升煑取二升去滓入米粉一兩白蜜二兩煑薄粥飲。小兒鼻乾無涕腦熱也米粉生礬各一兩研勻每一錢水調貼顖上日二次。小兒赤丹米粉和雞子白塗之。小兒生瘡滿身面如火燒[illegible]米研粉蜜水調塗。

粟米名小米。又名秈粟穗小而毛鬚粒細于粱。性微寒味甘微鹹主治養腎氣去脾胃中熱止消渴利小便。

附方 胃熱消渴以陳小米煑飯乾食之良。反胃吐食小米半升杵粉水丸梧子大七枚煑熟入少鹽空心和汁吞下納醋中吞得下便已。鼻衄不止小米粉水煑服之。小兒初生七日開胃研小米煑粥如飴日哺少許。赤丹嚼小米傅之。小兒重舌嚼小米哺之。

雜物眯目不出以生小米七粒嚼爛取汁洗之湯火灼傷小米炒焦投水澄取汁煎稠如糖頻傅之或半生半炒研末酒調敷熊虎爪傷嚼米塗之

米泔主治霍亂卒熱心煩渴飲數升立瘥。臭泔止消渴尤良。酸泔及澱洗皮膚瘙疥殺蟲飲之主五痔。

附方眼熱赤腫米泔極酸者同生地等分研勻攤絹上方圓二寸貼目上熨之乾即易。

糯粟米一名秫即黃米米之粘者有赤白黃三色可釀酒熬糖作餈糕食。性微寒味甘性粘滯易成黃病小兒不宜多食時珍曰秫者肺之穀也肺病宜之主治去寒熱利大腸療漆瘡鵝鴨瘕。

附方陽盛陰虛夜不得眠內經半夏湯中用之方以千里水八升揚之萬遍取清五升煑之炊以葦薪火沸入米一升半夏五合煑一升半飲汁一盃日三以知為度新病即汗出而已久者三飲

而已。肺瘧寒熱痰聚胸中。令人心寒。寒甚乃熱。善驚如有所見。以常山三錢。甘草五分。米三十五粒。水煎。未發前服。赤痢不止米一合。鯽魚酢一兩。葱白一把。煮粥食之。筋骨攣急米一石。麯三斗。地黃一觔。茵陳蒿炙黃八兩。如做酒法服之。妊娠下水黃色如膠。或如小豆汁。米共黃芪各一兩。水七升煎三升。分三次服。久泄胃弱米炒為粉。沙糖拌食。鵝鴨成瘕米粉調水服之。須臾煩躁吐出。又方。因食鴨肉。胸滿面赤不食。以米泔服之。而安。浸淫惡瘡有汁發于心不早治。周身則殺人。熬米令黃黑。杵末傅之。疥瘡熱毒生擣和鷄子白傅之。犬咬凍瘡生嚼傅之。

稗米處處野生。最能亂苗。其莖葉穗粒並如黍稷。一斗可得米三升。孟子曰。五穀不熟。不如稊稗。稊亦相類。而穗似粟有紫毛。一名烏禾。性微寒。味辛甘苦。主治作飯食。益氣宜脾。苗根治金瘡及傷損血出不止。擣傅。或研末摻之。即止。

菰米 一名茭米。九月抽莖。開花如葦芀。結實長寸許。霜後采之。大如茅針。皮黑褐色。其米甚白。而滑膩。作飯香脆。杜工部詩曰。波漂菰米沉雲黑。即此。周禮供御乃六穀九穀之數。管子書謂之鴈膳。荒年可以濟饑。 性冷。味甘。主治。止渴。解煩熱。調腸胃。

稂音郎**米** 綱目作狼尾草米。莖葉穗實並如粟。而穗色紫黄有毛。荒年亦可采食。又有蒯草。苗似茅。可織蓆子。亦堪食。如稗米。說文。苗而不秀者。謂之董蓈。秀而不實者。謂之狗尾草。 性平。味甘。主治。作飯食之。令人耐饑。

穇彩慘二音**子米** 穇乃不粘之稱也。亦不實之貌也。又名龍爪粟。鴨腳稗。象形也。周憲王曰。穇子生水田中。及下濕地。葉似稻。但差短。梢頭結穗。彷彿稗子穗。其子如黍粒大。茶褐色。擣米煑粥。炊飯。磨麪。皆宜。時珍曰。穇子。山東河南亦五月種之。苗如茭黍。八九月抽莖。有三棱。如水中藨草之莖。開細花。簇簇結穗。如粟穗而分數岐。如鷹爪之狀。內有細子。如黍粒。而細赤色。其稃甚薄。其味粗澀。 性平。味甘濇。主治。補中益氣，厚腸胃，濟饑。

東廧音牆**米** 相如賦東廧彫菰即此。魏書云：烏丸地宜東廧，似穄，可作白酒。又廣志云：粱禾蔓生，其子如葵子，其米粉白如麪，可作饘粥。六月種，九月收，牛食之尤肥。此亦一穀，似東廧者也。**性平，味甘。主治益氣輕身，久服不饑，堅筋骨，能步行。**

蓬草米 時珍曰：陳藏器本草載蓬草米，不具形狀。珍按：蓬類不一，有彫蓬，即菰草也；有黍蓬，即青科也；又有黃蓬草、飛蓬草。不識陳氏所指果何蓬也。以理推之，非黃蓬即青科爾。黃蓬草生湖澤中，葉亦如菰蒲，秋月結實成穗，子細如彫菰米，饑年人采食之，須浸洗曝舂，乃不苦澀。青科，西南夷人種之，葉如茭黍，秋月結實成穗，有子如赤黍而細，其稃甚薄，曝舂炊食。又粟類有七稜青科、八稜青科，麥類有青稞、黃稞，皆非此類，乃物異名同也。其飛蓬乃藜蒿之類，末大本小，風易拔之，故號飛蓬。子如灰藋菜子，亦可濟荒。又魏略云：鮑出遇饑歲，采蓬實，日得數斗，爲母作食。西京雜記云：宮中正月上辰，出池邊盥濯，食蓬餌，以祓邪氣。此皆不知所采乃何蓬

也。大抵三種蓬子，亦不甚相遠。性平味酸澀。主治作飯食之益饑無異

粳米。

菵音綱草米生水田中。苗似小麥而小，四月熟，可作飯。爾雅皇守田，郭璞云：一名守氣，生廢田中，似燕麥子，如菰米，可食。性寒味甘。主治作飯去熱，利腸胃，益氣力，久食不饑。

薏苡米原出交趾，自漢馬伏波帶入中國，今處處有之，真定尤多。性平味甘。凡使每一兩，用糯米一兩同炒熟，去糯米，取色白者良，黃有油氣者不用。主治上焦消渴，肺癰腸癰，下部脚氣腫痛，腸紅，崩漏，健脾益胃，補肺清熱，去風勝濕，舒筋下氣，利腸胃，消水腫，令人能食，久服輕身。咳血久而少食，宜加倍用。但孕婦忌之。

附方

肺損咯血 熟豬肺切，蘸以米末，空心服之。疝疾重墜 以米用東壁黃土炒，水煑爲膏服之。薏苡仁飯 治冷氣。用薏苡仁舂熟，炊爲飯食，氣味欲如麥飯乃佳，或煑粥亦可。薏苡仁粥 治久風濕痺，補正氣，利腸胃，消水腫，除胸中邪氣，治筋脉拘攣。薏苡米爲末，同粳米煑粥，日日食之良。風濕身痛 日晡劇者。張仲景麻黃杏仁薏苡仁湯主之。麻黃三兩，杏仁二十枚，甘草、薏苡仁各一兩，以水四升，煑取二升，分再服。水腫喘急 用郁李仁二兩，研，以水濾汁，煑薏苡米飯，日二食之。沙石熱淋 痛不可忍。用苡仁子、葉、根皆可用，水煎熱飲，夏月冷飲，以通爲度。消渴飲水 苡仁，煑粥飲。周痺緩急 偏者。苡仁十五兩，大附子十枚，炮，爲末。每服方寸匕，日三。肺痿咳唾 膿血。苡仁十兩，杵破，水三升，煎一升，酒少許服之。肺癰咳唾 心胸甲錯者。以淳苦酒煑苡仁令濃，微溫頓服。肺有血當吐出愈。肺癰咯血 苡仁三合，搗爛，水二大盞，一盞，入酒少許，分二服。喉卒癰腫 吞薏苡仁二枚，良。癰疽不潰 薏苡仁一枚，吞之。孕中有癰 苡仁煮汁吞頻頻飲之。牙齒䘌痛苡仁桔梗。生研末。點服。不拘大人小兒。

根性微寒。味甘。主治。下三蟲。煮汁糜食甚香。去蚘蟲大效。煮服墮胎。治卒心腹煩滿。及胸脇痛者。剉煮濃汁。服三升乃定。擣汁和酒服。治黃疸有效。

附方黃疸如金薏苡根。煎湯頻服。蛔蟲心痛薏苡根一斤。切。水七升。煮三升。服之。蟲死盡出也。經水不通薏苡根一兩。水煎服之。不過數服效。牙齒風痛薏苡根四兩。水煮含漱。冷即易之。

葉主治。作飲氣香。益中寬膈。暑月煎飲。暖胃。益氣血。初生小兒浴之無病。

罌粟米一名御米。性平。味甘。多食利二便。動膀胱氣。主治丹石發動不進

山居本草卷三　穀部　九

飲食和竹瀝煮作粥食極美。服丹石人。研此水煮加蜜作湯飲甚宜。行風氣逐邪熱。治反胃。胸中痰滯。治瀉痢。潤燥。

附方反胃吐食罌粟粥。用白罌粟米三合。人參末三大錢。生山芋五寸。細切。研三物。以水二升三合。煮取六合。入生薑汁及鹽花少許。和勻分服。不計早晚。亦不妨別服湯丸。泄痢赤白罌粟子炒。罌粟殼炙。等分爲末。煉蜜丸梧子大。每服三十丸。米飲下。

殼凡用以水洗潤。去蒂及筋膜。取外薄皮。陰乾。細切。以米醋拌炒入藥。亦有蜜炒蜜炙者。性微寒味酸澀。得醋烏梅橘皮良。主治。止瀉痢。固脫肛。治遺精久欬。斂肺。澀腸。止心腹筋骨諸痛。

附方久痢不止罌殼炙爲末。蜜丸彈子大。每服一丸。加薑三片。煎服。小兒久痢醋炒爲末。再以銅器炒過。檳榔炒赤。研末。各收用時等分。赤痢蜜湯下。白痢沙糖湯下。忌口味。水泄不止一枚。去蒂。臘烏梅肉。大棗肉。各十枚。同煎湯服。久咳虛嗽百勞散。治咳嗽多年。自汗。䫫二兩半。醋炒取淨一兩。烏梅五錢。焙爲末。每服二錢。臨臥白湯下。

嫩苗性平。味甘。作蔬食。除熱潤燥。開胃厚腸。

附阿芙蓉一名阿片。俗作鴉片。罌粟花之津液也。候結青苞時。午後以大針刺其外面青皮。勿損裏面硬皮。三五處。次早津出。以竹刀刮收入瓷器。陰乾用之。氣味酸澀溫。微毒。主治泄痢脫肛。不止。能澀丈夫精氣。

附方一粒金丹眞阿片一分。粳米飯搗作三丸。每服一丸。未效。再進一丸。不可多服。忌醋。令人腸斷。風癱。熱酒下。口目喎斜。羌活湯下。百節痛。獨活湯下。正頭風。羌活湯下。偏頭風。川芎湯下。眩暈。防風湯下。陰毒。豆淋湯下。瘧疾。桃李枝湯下。痰喘。葶藶湯下。久嗽。乾薑阿膠湯下。勞嗽。款冬花湯下。吐泄。霍香湯下。赤痢。黃連湯下。白痢。薑湯下。禁口痢。白朮湯下。諸氣痛。木香酒下。熱痛。梔子湯下。臍下痛。燈心湯下。小腸氣。川楝茴香湯下。血氣痛乳香湯下。女人血崩五靈脂湯下。小兒慢脾風砂仁湯下。

小麥 秋種夏收。受四時氣足。北麥花晝發。故宜人。南麥花夜發。多發病。糟者性熱。陳久者平和。養心氣。心病宜食之 性微寒。味甘。主治除客熱。止煩渴咽燥。利小便。養肝氣。止漏血唾血。煎湯飲治暴淋。熬末服殺蚘蟲。陳者煎湯飲止虛汗。燒存性。油調塗諸瘡。湯火傷灼。

附方 消渴心煩 用小麥作飯及粥食 老人五淋 身熱腹滿。小麥一升。通草二兩。水三升。煮一升。飲之。即愈。 項下癭氣 用小麥一升。醋一升。漬之。曬乾爲末。以海藻洗。研末三兩。和勻。每以酒服方寸匕。日三。 肴鍊頭瘡 用小麥燒存性爲末。油調傳。 白癜風癬 用小麥攤石上燒鐵物壓出油搽之甚效。 湯火傷灼 未成瘡者。用小麥炒黑。研入膩粉油調塗之。勿犯冷水。必致爛。 金瘡腸出 用小麥五升。水九升。煮取四升。綿濾取汁。待極冷。令病人臥席上。含汁噀之。腸漸入。噀其

背並勿令病人知及多人見傍人語即腸不入也乃擡蓆四角輕搖使腸自入十日中但器食美物慎勿驚動即殺人

浮麥 水淘浮起者焙用 性寒味甘鹹主治益氣除熱止自汗盜汗骨蒸虛熱婦人勞熱

麥麩 即麥皮也與浮麥同性小兒暑月出痘痘瘡潰爛不能着蓆睡臥者宜用夾褥盛麩藉臥涼且軟也 主治時疾熱瘡湯火瘡爛撲損傷折瘀血醋炒署貼之和麪作餅止洩痢調中去熱健人以醋拌蒸熱袋盛包熨人馬冷失腰腳傷折處止痛散血醋蒸熨手足風濕痺痛寒濕腳氣互易至汗出並良末服止虛汗

附方 虛汗盜汗 衛生寶鑑用浮小麥文武火炒爲末每服二錢半米飲下日三服或煎湯代茶

飲。一方以猪嘴唇煮熟，切片蘸食，亦良。**產後虛汗**小麥麩、牡蠣等分爲末。以猪肉汁調服二錢。日二服。**走氣作痛**用釅醋拌麩皮，炒熱袋盛熨之。**減諸瘢痕**春夏用大麥麩，秋冬用小麥麩，篩粉如酥傅之。**小兒眉瘡**小麥麩炒黑研末。酒調傅之。**小便尿血**麪麩炒香，以肥猪肉蘸食之。

〔麪〕多食動風。長宿癖。加客氣。畏漢椒、蘿蔔。性溫味甘，有微毒。主治養氣補虛，助五臟。北麪久食，厚腸胃，強有力。水調服，止鼻衄吐血。治人中暑、馬病肺熱。傅癰腫損傷，散血止痛。生食利大腸。

〔附方〕熱暍心悶溫水一盞，調麪一兩飲之。**中暍卒死**井水和麪一大抄，服之。**夜出盜汗**麥麪作彈丸。空心臥時煮食之。次早服妙香散一帖取效。**內損吐血**飛羅麪畧炒。以京墨汁。或藕節汁。調服二錢。大衂血出口耳皆出者。用白麪入鹽少許。冷水調服三錢。中蠱吐血服。半日當下出。小麥麪二合。水調嘔噦不止醋和麪作彈丸二三十枚。以沸湯煮熟漉出投漿水中。待溫吞三兩枚。噦定即不用再吞。未定至晚再吞。寒痢白色炒麪。每以方寸匕入粥中食之。能療日瀉。泄痢不固白麪一觔。炒焦黃。每日空心溫水服一二匙。諸瘧百行。師不救者。

久瘧用三姓人家。寒食麪各一合。五月五日午時。采青蒿擂自然汁和丸。菉豆大。臨發日早以無根水下一丸。一方。加炒黃丹少許。頭皮虛腫薄如蒸餅狀。如裹水。以口嚼麪傅之良。咽喉腫痛卒不下食。白麪和醋塗喉外腫處。婦人吹奶水調麪煮糊欲熟。即投無灰酒一盞。攪勻。熱飲。令人徐徐按之。乳癰不消白麪半觔。炒黃醋煮爲糊。塗之即消。破傷風病白麪燒鹽各一撮。新水調塗之。金瘡血出不止。用生麪乾傅。五七日即愈。遠行脚趼成泡者。水調生麪塗之。一夜即平。折傷瘀損白麪。梔子仁同搗。以水調傅之即散。火燎成瘡炒麪入梔

子仁末和瘡中惡肉寒食麵二兩巴豆五分白禿頭瘡
油傅之　水和作餅燒末摻之。
白麪豆豉和小兒口瘡寒食麪五錢消石七錢水婦人
研酢和傅之　調半錢塗足心男左女右
斷產白麪一升酒一升煑沸去渣分三服經
水至時前日夜及日早及天明服之。陰冷悶痛
漸人腹腫滿。一切漏瘡鹽麪和團瘭疽出汁生手足肩
醋和麪敷之　燒研傅之　背纍纍如
赤豆剝浮以一切疔腫麪和臘豬傷米食積白麪一兩
滓和麪傅之　脂封之良　白酒麴二
丸炒爲末每服二匙白湯
調下。如傷肉食山查湯下。
〔小粉〕又名麥粉乃麩麪之洗筋性凉味甘主治益氣脉
澄出漿粉人漿衣多用之。
和五臟調經絡又炒一合湯服斷下痢熬成膏消一切
癰腫湯火傷。
〔麪筋〕乃麩與麪水中揉洗而主治寬中益氣解熱勞熱
成宜煑不宜油煎炒

人宜煑食之炒有火毒

麥麪以麥蒸磨成粉俗謂之乾糗也主治消渴止煩。

麥苗主治消酒毒暴熱酒疸目黃併搗爛絞汁日飲之又解蠱毒煑汁濾服除煩悶解時疾狂熱退胸膈熱利小腸作齏食益顏色。

麥奴麥穗將熟時上有黑黴者是也主治熱煩天行熱毒陽毒溫毒熱極發狂大渴及溫瘧解丹石毒

附方 麥奴丸用小麥奴梁上塵釜底煤竈突墨同黃芩麻黃硝黃等分爲末蜜丸彈子大每服一丸汗出微利即愈能治一切熱極發斑狂燥大渴等症

麥稈主治燒灰入去疣痣蝕惡肉膏中用。

大麥粒大于小麥。故名亦可釀酒。**性溫味甘微鹹。**爲五穀長。熱則有益。**主治寬胸下氣。涼血除熱。消積進食。實臟止泄。益氣除渴。爲麪勝于小麥。平胃止渴。消食療脹滿。**

附方食飽煩脹但欲臥者。大麥麪熬微香。每白湯服方寸匕。七生。**膜外水氣**大麥麪甘遂末各半兩。水和作餅。炙熟食。取利。**小兒傷乳**腹脹煩悶欲睡。大麥麪生用。水調一錢服。白麪微炒亦可。**蠼螋尿瘡**大麥嚼傅之。日三上。**腫毒已破**青大麥去鬚炒。暴花爲末。傅之。成膿擠去。又傅數次即愈。**麥芒入目**大麥煮汁洗之。即出。**湯火傷灼**大麥炒黑研末。細調搽之。**被傷腸出**以大麥粥汁洗腸推入。但須飲米糜百日乃可。**卒患淋痛**大麥三兩煎湯。入薑汁蜂蜜代茶飲。

麥芽見後蘖米下

〔苗〕主治。諸黃。利小便。杵汁。日日服。冬月面目手足皴瘃。煮汁洗之。

〔附方〕小便不通 陳大麥稭煎濃汁頻服。

〔大麥奴〕主治。解熱疾。消藥毒。

穬麥 音礦。即大麥一種。皮厚者。性凉。味甘。主治。輕身。除熱。久服令人多力。健行。作芽。溫中。消食。補中。不動風氣。作餅食良。

雀麥 即野麥。在處有之。生故墟野林下。苗葉似小麥而弱。其實似穬麥而細。周憲王曰。舂去皮作麪蒸食。及作餅食。皆可救荒。性平。味甘。主治充饑滑腸。

〔苗〕主治女人產不出。煮汁飲之。

〔附方〕胎死腹中 胞衣不下 上搶心。用雀麥一把。水五升。煮二升。溫服之。即下。

齒䘌并蟲積年不瘥。從少至老者。用雀麥。一名杜姥草。俗名牛星草。用苦瓠葉三十枚。洗淨。取草剪長二寸。以瓠葉作五包。包之。廣一寸。厚五分。以三年醋漬之。至日中。以兩包火中炮令熱。納口中。熨齒外邊。冷更易之。取包置水中解視。即有蟲長三分。老者黃色。節少者白色。多即有二三十枚。少即一二十枚。此方甚妙。

烏麥即蕎麥。性寒味甘微酸胃弱食之難消和豬羊肉熱食動風。又不可合黃魚食。土治降氣寬腸。磨積滯。消熱腫風痛。除白濁白帶。脾積泄瀉。以沙糖水調炒麪二錢服。治痢疾。炒焦。熱水冲服。治絞腸沙痛。醋調粉塗。小兒丹毒赤腫。熱瘡。作飯食。除腹痛泄。壓丹石毒。

附方欬嗽上氣蕎麥粉四兩。茶末二錢。生蜜二兩。水一碗。順手攪千下。飲之。良久下氣不止。即愈。十水腫喘生大戟一錢。蕎麥麪二錢。水和作餅。炙熟為末。空心茶服。以大小便利為度。男子白濁魏元君濟生丹。用蕎麥炒焦爲末，鷄子白和丸梧子大，每服五十丸，鹽湯送下，日三服。

赤白帶下方同上。

禁口痢疾蕎麥麪每服二錢，沙糖水調下。

癰疽發背一切腫毒。蕎麥麪、硫黃各二兩，爲末，井華水和作餅，晒收。每用一餅，磨水傅之。痛則令不痛，不痛則令痛，即愈。

瘡頭黑凹蕎麥麪煑食之，即發起。

痘瘡潰爛用蕎麥粉。頻頻傅之。

湯火傷灼用蕎麥麪炒黃，研末，水和傅之，如神。

蛇盤瘰癧圍接項上。用蕎麥炒去殼、海藻、白殭蠶炒去絲，等分爲末，白梅浸湯，取肉減半，和丸綠豆大。每服六七十丸，食後臨臥米飲下，日五服。其毒當從大便泄去。若與淡菜連服尤妙。淡菜生於海藻上，亦治此也。忌豆腐、鷄、羊、酒、麪。

積聚敗血通仙散，治男子收積、女人敗血，不動眞氣。用蕎麥麪三錢，大黃二錢半，爲末。臥時酒調服之。

頭風畏冷李樓云：一人頭風，首褁重綿，二十年不愈。予以蕎麥粉二升，水調作二餅，更互合頭上，微汗即愈。

頭風風眼蕎麥作錢大餅，貼眼四角，以米大艾炷灸之，即效如神。

染髮令黑蕎麥、針砂二錢，醋和，先以漿水洗淨，塗之，荷葉包至一更洗去。再以無食子訶子皮大麥麪二錢醋和塗之荷葉包至天明洗去即黑。

絞腸沙痛 蕎麥麪一撮炒黃水烹服

小腸疝氣 蕎麥仁炒去尖胡盧巴酒浸晒乾各四兩小茴香炒一兩為末酒糊丸梧子大每空心鹽酒下五十丸兩月大便出白膿去根

【葉】主治作茹食下氣利耳目多則作泄。

【稭】主治燒灰淋汁取鹼熬乾同石灰等分蜜收能爛癰疽蝕惡肉去靨痣最良穰作薦辟壁虱。燒灰淋汁洗六畜瘡并驢馬躁蹄。

【附方】**噎食** 蕎麥稭燒灰淋汁入鍋內煎取白霜一錢入蓬砂一錢研末每酒服半錢

壁虱蜈蚣 蕎麥稭作薦并燒烟熏之

苦蕎麥 多食傷胃發風動氣能發諸病黃疾人尤當禁之 性溫味甘苦有小毒主治

明目枕 苦蕎皮黑豆皮菉豆皮决明子菊花同作枕枕之至老明目。

脂麻 一名胡麻，又名油麻，又名巨勝，有黑白二種，取油以白者爲勝，服食以黑者爲良，取黑色者酒拌九蒸九晒用。性平，味甘。初食利大小便，久食則否。去陳留新，可煮丹砂。主治補中益氣，潤五筋骨，長肌肉，明耳目，潤肺，定驚，利大小腸，逐風濕氣，傷寒溫瘧，大吐後虛熱困倦，金瘡止痛，催生落胎，細研塗髮令長，白蜜蒸治百病，炒食不生風病，風病久食則步端正，語言不蹇，生嚼塗小兒頭瘡，煎湯洗惡瘡，婦人陰瘡。

白油麻 白色多油。性寒，味甘。蒸透用爲佳。 主治虛勞，滑腸胃，行風氣，通血脉，去頭上浮風，潤肌肉，食後生噉一合，終身勿輟，又與乳母服之，子不生病，客熱可作飲汁服之，生嚼傅兒頭上諸瘡。

附方 **服食胡麻** 抱朴子云用上黨胡麻三斗淘淨甑蒸令氣遍日乾以水淘去沫再蒸如此九度以湯脫去皮簸淨炒香爲末白蜜或棗膏丸彈子大每溫酒化下一丸日三服忌毒魚狗肉生菜服至百日能除一切痼疾一年身面光澤不飢二年白髮返黑三年齒落更生四年水火不能害五年行及奔馬久服長生若欲下之飲葵菜汁。孫眞人云用胡麻三升去黃褐者蒸三十遍微炒香爲末入白蜜三升杵三百下丸梧桐子大每日服五十丸人過四十以上久服明目洞視腸柔如筋也。仙方傳云魯女生服胡麻餌术絶穀八十餘年甚少壯日行三百里走及獐鹿。

服食巨勝 治五臟虛損益氣力堅筋骨用巨勝九蒸九暴收貯每服二合湯浸布裹挼去皮再研水濾汁煎飲和粳米煮粥食之。時珍曰古有服食胡麻巨勝二法方不出於一人故有二法其實一物也。

白髮返黑 烏麻九蒸九晒研末棗膏丸服之。

腰脚疼痛 新胡麻一升熬香杵末日服一小升服至一斗永瘥溫酒蜜湯薑汁皆可下。

手脚酸痛 微腫

用脂麻熬研五升酒一升浸一宿隨意飲**人水股腫**作瘡生胡麻爛塗之

偶感風寒脂麻炒焦乘熱擂酒飲之煖臥取微汗出良

中暑毒死救生散用新胡麻一升微炒令黑攤冷爲末新汲水調服三錢或丸彈子大水下

嘔噦不止白油麻一大合清油半觔煎取三合去麻溫服

牙齒痛腫胡麻五升水一斗煑汁五升含漱吐之不過二劑神良

熱淋莖痛烏麻子蔓菁子各五合炒黃緋袋盛以井華水三升浸之每食前服一錢

小兒下痢赤白用油麻一合搗末蜜湯服之

解下胎毒小兒初生嚼生脂麻綿包與兒咂之其毒自下

小兒急瘡油麻嚼傅之

小兒軟癤油麻炒焦乘熱嚼爛傅之

頭面諸瘡脂麻生嚼傅之

小兒瘰癧脂麻連翹等分爲末頻頻食之

疔腫惡瘡胡麻燒灰針砂等分爲末醋和傅之日三

痔瘡風腫作痛胡麻子煎湯洗之即消

坐板瘡疥生脂麻嚼傅之

陰痒生瘡胡麻嚼爛傅之良

乳瘡腫痛用脂麻炒焦研末以燈窩油調塗即安

婦人乳少脂麻炒研入鹽少許食之

湯火灼傷胡麻生研如泥塗之蜘蛛咬瘡油麻研爛傳之諸蟲咬傷同上蚰蜒入耳胡麻炒研作袋挖之穀賊尸咽喉中痛癢此因誤吞穀芒槍刺癢痛也谷賊屬咽尸咽屬喉。不可不分。用脂麻炒研白湯調下癰瘡不合烏麻炒黑擣傳之小便尿血胡麻三升杵末。以東流水二升浸一宿平旦絞汁頓熱服。

胡麻油卽香油弘景曰。生笮者良若蒸炒者止可供食及然燈耳。不入藥用。宗奭曰。炒熟乘熱壓出油謂之生油但可點照須用煎煉乃爲熟油始可食不中點照亦一異也如鐵自火中出而謂之生鐵亦此義也時珍曰。入藥以烏麻油爲上白麻油次之須自笮乃良若市肆者不惟已經蒸炒而又雜之以僞也

（油）卽香油以生笮者良性微寒味甘主治潤燥解毒止痛消腫利大腸去遊風治疣心痛傳一切惡瘡陳油煎膏生肌長肉

【附方】髮癥飲油 外臺云，病髮癥者，欲得飲油。用油一升，入香澤煎之，盛置病人頭邊，令氣入口鼻，勿與飲之，疲極眠睡，蟲當從口出，急以石灰粉手捉取抽盡，即是髮也。初出，如不流水中濃菜形。又云治胸喉間覺有癥蟲上下，嘗聞葱豉食香，此乃髮癥蟲也。二日不食，開口而臥，以油煎葱豉令香，置口邊，蟲當出，以物引去之，必愈。髮瘕腰痛 南史云：宋明帝宮人，腰痛牽心，發則氣絕，徐文伯診曰：髮瘕也。以油灌之，吐物如髮，引之長三尺，頭已成蛇，能動搖，懸之滴盡，唯一髮爾。吐解蠱毒 以清油多飲，取吐。解河豚毒 時倉卒無藥，急以清麻油多灌，取吐出毒物，即愈。解砒石毒 麻油一碗灌之。大風熱疾 近效方云：婆羅門僧療大風疾，并熱風手足不遂，壓丹石熱毒，用硝石一兩，生烏麻油二大升，同納鐺中，以土墼蓋口，紙泥固濟，細火煎之。初煎氣腥，藥熟則香氣發，更以生脂麻油二大升和合，微煎之，以意斟量得所，即內不津器中。凡大風人，用紙屋子坐病人，外面燒火發汗，日服一大合，壯者日二服，三七日頭面疱瘡皆滅也。傷寒發黃 生烏麻油一盞，水半盞，雞子白一枚，和攪服盡。小兒發熱不拘風寒飲食時行痘疹。亦宜用之。以葱涎入香油內手指蘸油摩擦小兒五心、頭面、項背諸處。最能解毒凉肌。

預解痘毒 外臺云。時行暄暖。恐發痘瘡。用生麻油一小盞。水一盞。旋旋傾下油內。柳枝攪攪如蜜。每服二三蜆殼。大人二合。臥時服之。三五服。大便決利。瘡自不生矣。此扁鵲油劑法也。又方。麻油童便各半盞。如上法服。

小兒初生 大小便不通。用真香油一兩。皮硝少許。同煎滾。冷定。徐徐灌入口中。嚥下即通。

卒熱心痛 生麻油一合。服之良。

鼻衄不止 紙條蘸真麻油。入鼻取嚏即愈。有人一久衄血盛盆。用此而效。

胎死腹中 清油和蜜等分。入湯頓服。

漏胎難產 因血乾澀也。用清油半兩。好蜜一兩。同煎數十沸。溫服。胎滿即下。他藥無益。以此斷血為效。

產腸不收 用油五觔。煉熟盆盛。令婦坐盆中。飯久。先用皂角炙去皮。研末。吹少許入鼻。取嚏立上。

癰疽發背 初作即服此。使毒氣不內攻。以麻油觔。銀器煎一十沸。和醇醋一椀。分五次。日服盡。

腫毒初起 麻油煎葱黑色。趁熱通手旋塗自消。

喉痺肺痛 生麻油一合。頓服之立愈。

丹石毒發 發熱者不得食熱物。不用

火為使。但着厚衣煖臥。取油一匙，含嚥，戒怒二七日也。林中記云：服丹石人，先宜以麻油一升，薤白三升，切，納油中，微火煎黑，去滓，合酒。每服三合，百日氣血充盛也。

身面瘡疔 方同上

梅花禿癬 用清油一碗，以小竹子燒火入內煎沸，瀝猪膽汁一箇，和勻，剃頭擦之，二三日即愈，勿令日曬。

赤禿髮落 香油、水等分，以銀釵攪和，日日擦之，髮生乃止。

髮落不生 生胡麻油塗之。

令髮長黑 生麻油、桑葉煎過，去滓，沐髮，令長數尺。

滴耳治聾 生油日滴三五次，候耳中塞，取，即愈。

蚰蜒入耳 劉禹錫傳信方：用胡麻油作煎餅，枕臥，須臾自出。李元淳尚書在河陽日，蚰蜒入耳，無計可為，腦悶有聲，至以頭擊門柱，奏狀危困，求發御醫療之，不驗。忽有人獻此方，乃愈。

蜘蛛咬毒 香油和鹽摻之。

冬月唇裂 香油頻頻抹之。

身面白癜 以酒服生胡麻油一合，一日三服，至五斗瘥。忌生冷、猪、雞、魚、蒜等百日。

小兒丹毒 生麻油塗之。

打撲傷腫 熟麻油和酒飲之，以火煖熱地臥之，覺即疼腫俱消。松陽民相毆，用此法，經官驗之，了無痕迹。

虎爪傷人 先吃清油一盌，仍以油淋

山居本草卷二　穀部　七

口。洗瘡毒蜂蠆傷清油搽之妙。毒蛇螫傷急飲好清油一二盞解毒然後用藥也。

麻枯餅油麻滓也。主治烏鬚殺蟲。

附方　揩牙烏鬚麻枯八兩，鹽花三兩，用生地黃十觔，取汁同入鐺內熬乾，以鐵蓋覆之，鹽泥泥之，煅赤，取研末，日用三次，揩畢，飲薑茶，先從眉起，一月皆黑也。疳瘡有蟲生麻油滓貼之，綿裹，當有蟲出。

青蘘一名夢神，巨勝苗也。可作菜，滑美如葵。性寒，味甘。主治五臟邪氣，風寒濕痺，益氣，補腦髓，堅筋骨，祛暑熱，作湯沐頭，去風潤髮，膚治崩中血凝注者，生搗一升，熱湯絞汁半升服，飛絲入喉嚼之即愈。

胡麻花七月採最上標頭者，陰乾用。主治生禿髮，潤大腸，身生肉疔。

擦之即愈。髯毛不生。以乾末同烏麻油漬之。日頻塗。

〔麻楷〕主治燒灰入點痣去惡肉方中用。

〔附方〕小兒鹽哮 脂麻稭瓦内燒存性。出火毒。研末。以淡豆腐蘸食之。聤耳出膿 白麻稭刈取一合。花胭脂一枚。爲末。綿裹塞耳中。

大麻 麻一名火麻。俗名黄麻。今作布用之。〔麻花〕一名麻勃 性温。味辛。主治一百二十種惡風。黑色。遍身苦痒。逐諸風惡血。女人經不通。金瘡内漏。

〔附方〕瘰癧初起 七月七日麻花。五月五日艾葉。等分。作炷灸之百壯。金瘡内漏 麻勃一兩。蒲黄二兩。爲末。酒服一錢七。日三夜一。風病麻木 麻花四兩。草烏一兩。炒存性。爲末。煉蜜調成膏。每服三分。白湯調下。

〔麻蕡〕麻子連殼者。性溫。味辛。有毒。主治利五臟。下血寒氣。破積。止痹。散膿。

〔附方〕風顛百病　麻子四升。水六升。猛火煑令芽生。去滓煎取二升。空心服之。或發或不發。或多言語。勿怪之。但令人摩手足。頃定。進三劑愈。

〔麻仁〕極難去殼。取帛包置沸湯中。浸至冷。出之。垂井中一夜。勿令着水。次日日中曝乾。就新瓦上挼去殼。簸揚取仁。性平。味甘。主治補中下氣。潤五臟。利大腸。逐水氣。破積血。風熱燥結。熱淋。一切風氣。利女人經脉。止下痢。塗諸瘡。殺蟲。取汁煑粥。止嘔逆。去五臟風。潤肺。治關節不通。

〔附方〕服食法　麻子仁一升。白羊脂七兩。蜜蠟五兩。白蜜一合。和杵蒸食之。不飢耐老。

益氣。久服不饑。麻子仁二升，大豆一升，熬香爲末，蜜丸。日二服。**大麻仁酒** 治骨髓風毒，疼痛不可運動。用大麻仁水浸，用沉者一大升，曝乾，於銀器中旋旋慢炒香熟，入木臼中擣至萬杵，待細如白粉即止，平分爲十帖。每用一帖，取家釀無灰酒一大碗同麻粉用柳槌蘸入砂盆中擂之，濾去殼，煎至減半。空腹溫服一帖，輕者四五帖見效，甚者不出十帖，必失所苦，效不可言。**麻子仁粥** 治風水腹大，腰臍重痛，不可轉動。用冬麻子半斤，研碎，水濾取汁，入粳米二合，煮稀粥，下葱椒鹽豉，空心食。**老人風痺** 麻子煮粥，上法食之。**五淋澀痛** 麻子煮粥，如上法食之。**大便不通** 麻子煮粥，如上法服之。**麻子仁丸** 治脾約，大便秘，而小便數。麻子仁二升，芍藥半斤，厚朴一尺，大黃、枳實各一斤，杏仁一升，熬研，煉蜜丸，梧桐子大。每以漿水下十丸，日三服。不知再加。**產後秘塞** 許學士云：產後汗多，則大便秘，難于用藥，惟麻子粥最穩。不惟產後可服，凡老人諸虛風秘，皆得力也。用大麻子仁、紫蘇子各二合，洗淨研細，再以水研，濾取汁一盞，分二次煮粥啜之。**產後瘀血** 不盡。麻子仁五升，酒一升，漬一夜，明旦取

溫服一升。不瘥，再服一升。不吐不下。不得與男子通，月將養如初。**胎損腹痛**冬麻子一升，杵碎，熬

香，水二升，煑汁分服。**妊娠心痛**煩悶，麻子仁一合，研，水二盞，煎六分，去滓服。**月經不通**

或兩三月，或半年一年者，用麻子仁二升，桃仁二兩，研勻，熱酒一升，浸一夜，日服一升。**嘔逆不止**

麻仁杵熬，水研取汁，着少鹽喫，立效。李謙議常用，極妙。**虛勞內熱**下焦虛熱，骨節煩疼，肌肉急，小

便不利，大便數，少氣吸吸，口燥熱淋，用大麻仁五合，研，水二升，煑減半，分服，四五劑瘥。**補下治渴**

麻子仁一升，水三升，煑四五沸，去滓，冷服半升，日二。**消渴飲水**日至數十，小便赤澀，用秋麻子仁一

升，水三升，煑三四沸，飲汁不過五升瘥。**乳石發渴**大麻仁三合，水三升，煎二升，時時呷之。**飲**

酒咽爛口舌生瘡，大麻仁一升，黃芩二兩，爲末，蜜丸含之。**脚氣腫渴**大麻仁熬香，水研取

一升，再入水三升，煑一升，入赤小豆一升，煑熟，食豆飲汁。**脚氣腹痺**大麻仁一升，研碎，酒三升，漬三

宿，溫服，大良。**血痢不止**必效方用麻子仁汁煑綠豆，空心食，極效。**小兒痢下**赤白，體弱

大閉者麻子仁三合，炒香研細，米飲服一錢，漿水服亦效。

截腸怪病 大腸頭出寸餘，痛苦，乾則自落，又出，名爲截腸病。若腸盡即不治。但初覺截時，用器盛脂麻油坐浸之，飲大麻子汁數升，即愈也。

金瘡瘀血 在腹中，用大麻仁三升，葱白十四枚，搗熟，水九升，煮一升半，頓服，血出不盡，更服。

腹中蟲病 大麻子仁三升，東行茱萸根八升，漬水，平旦服二升，至夜蟲下。

小兒疳瘡 嚼麻子傅之，日六七度。

小兒頭瘡 麻子五升，研細，水絞汁，和蜜傅之。

白禿無髮 麻子三升，炒焦研末，猪汁和塗，髮生爲度。

髮落不生 養麻子汁煮粥，頻食之。

聤耳出膿 麻子一合，花胭脂一分，研勻，作梃子，綿裹塞之。

大風癩疾 大麻仁三升，淘晒，以酒一斗浸一夜，研取白汁，濾入瓶中，重湯煮數沸，收之。每飲一小盞，兼服茄根散、乳香丸取效。

卒被毒箭 麻仁數升，杵汁飲。

解射罔毒 大麻子汁飲之良。

辟禳瘟疫 麻子仁、赤小豆各二七枚，除夜着井中，飲水良。

赤遊丹毒 麻仁搗末，水和傅之。

濕癬肥瘡 大麻仁傅之，五日愈。

瘭疽出汗 生手足肩背，纍纍如赤豆狀，剝淨以大麻子炒研末摩之。

油 主治熬黑壓油傅頭治髮落不生。煎熟時時啜之治硫黃毒發身熱。

附方 尸咽痛痒 麻子燒脂服之。

葉 性溫味辛有毒。主治擣汁服五合下蛔蟲擣爛傅蠍毒浸湯沐髮長潤令白髮不生。

附方 治瘧不止 火麻葉不問榮枯鍋內文武火慢炒香香起以紙蓋之令出汗盡爲末臨發前用茶或酒下移病人原睡處其狀如醉醒即愈。又方火麻葉如上法爲末。一兩加硇砂丁香陳皮赤各半兩酒糊丸梧子大每酒茶任下五七丸能治諸瘧壯元氣。

黃麻 卽麻皮。 主治破血通小便。

〔附方〕熱淋脹痛麻皮一兩炙甘草三分水二盞煎一盞服日二取效。跌撲折傷疼痛接骨方黃麻燒灰頭髮灰各一兩乳香五錢爲末每服三錢溫酒下立效。偏頭風痛作枕即止

〔麻根〕主治搗汁服主瘀血石淋水煮服治產難胞衣不出破血壅脹帶下崩中不止取廿七枚煮水三升分服治血淋下血不止根及葉搗取汁服治撾打瘀血心腹滿氣短及踠折骨痛無則以麻煮汁代之

〔漚麻汁〕主治止消渴治瘀血

黑大豆一名菽古作尗有五色黑白黃褐青斑中入藥惟黑者角曰莢葉曰藿莖曰萁多食生瘡以蕪薊治之性平味甘主治腎病利水下氣制風熱活血解毒生吞五錢去心胸煩熱熱風恍惚明目鎮心生研塗癰腫

煮食治溫毒水腫。炒黑熱投酒中。治風痺癱緩。口禁。產後頭風。同甘草煎飲。解百藥毒。一切熱毒。同桑柴灰煮食下水鼓腹脹。和飯搗。塗一切腫毒。陰腫以綿裹納之。

【附方】服食大豆。令人長肌膚。益顏色。填骨髓。和氣力。補虛能食。不過兩劑。大豆五升。如作醬法。取黃搗末。以猪肪煉膏和丸。梧子大。每服五十丸。至百丸。溫酒下。神驗秘方也。肥人不可服之。

救荒濟饑 博物志云。左慈荒年法。用大豆粒細調勻者。生熟挼令光暖徹豆內。先日不食。以冷水頓服訖。一切魚肉菜果不得復經。口渴即飲冷水。初小困。十數日後。體力壯健。不復思食也。　黃山谷救荒法。黑豆貫衆各一升煮熟去衆。晒乾。每食空心啖五七粒。食百木枝葉皆有味。可飽也。　王氏農書云。辟穀之方。見於石刻。水旱蟲荒。國家代有。甚則懷金立鵠。易子炊骸。爲民父母者。不可不知此法也。昔晉惠帝永寧二年。黃門侍郎劉景先表奏。臣遇太白山隱氏。傳濟饑辟穀仙方。臣家大小七十餘口。更不食別物。若不如斯。臣一家甘受刑戮。其方用大豆五斗，淘淨，蒸三遍，去皮。用大麻子三斗，浸一宿，亦蒸三遍，令口開，取仁，各搗爲末，和搗作團，如拳大，入甑內蒸，從戌至子時止，寅時出甑，午時曬乾，爲末，乾服之，以飽爲度，不得食一切物。第一頓得七日不飢，第二頓得四十九日不飢，第三頓三百日不飢，第四頓得二千四百日不飢，更不必服，永不飢也。不問老少，但依法服食，令人强壯，容貌紅白，永不憔悴。口渴，即研大麻子湯飲之，轉更滋潤臟腑。若要重喫物，用葵子三合，研末煎湯冷服，取下藥如金色，任喫諸物，並無所損。前知隨州朱頌教民用之，序其首尾，勒石于漢陽大別山興國寺。又方：用黑豆五斗，淘淨，蒸三遍，曬乾，去皮，爲末，秋麻子三升，浸去皮，曬研，糯米三斗，做粥，和搗爲劑，如拳大，入甑中蒸一宿，取曬爲末，用紅小棗五斗，煑去皮核，和爲劑，如拳大，再蒸一夜，服之，至飽爲度。如渴，飲麻子水，便滋潤臟腑也。脂麻亦可，但不得食一切之物。

炒豆紫湯　頌曰：古方有紫湯，破血去風，除氣防熱，產後兩日，尤宜服之。用烏豆五升，清酒一斗，炒令烟絕，投酒中，待酒紫赤色，去豆，量性服之，可日夜三盞。神驗。中風口噤，加雞屎白二升，和炒投之。

豆淋酒法　宗奭曰：治產後百病，或血熱，覺有餘血水氣，或中風困篤或背強口噤或但煩熱痠瘲口渴或身頭皆腫或身痒嘔逆直視或手足頑痺頭旋眼眩此皆虛熱中風也用大豆三升熬熟至微烟出入瓶中以酒五升沃之經一日以上服酒一升溫服令少汗出身潤即愈口噤者加獨活半斤微微搥破同沃之產後宜常服以防風氣又消結血

中風口喎 即上方日服一升。

頭風頭痛 即上方。密封日溫服。

破傷中風 口噤大豆一升熬去腥氣勿使太熟杵末蒸令氣遍取下以酒一升淋之溫服取汗傅膏瘡上愈又方黑豆四十枚硃砂二十文同研末以酒半盞調服

頸項強硬 不得顧視大豆一升熬變色囊裹枕

暴得風疾 四肢攣縮不能行取大豆三升淘淨濕蒸以醋二升傾入甕中鋪於地上設薦豆上令病人臥之仍重蓋四五層衣豆冷漸漸却衣仍令一人於被內引挽攣急處更蒸豆再作倂飲荊瀝湯如此三日三夜即休

風入臟中 治新久風入臟中大豆一斗水五斗煮取一斗二升去滓入美酒斗半煎取九升日服取汗良

風入攻心 煩躁恍惚大豆半升淘淨以水二升煮取七合食後服之

卒風不語 大豆煮汁煎稠如飴含之并飲汁。

喉痺

不語同上法。卒然失音訛曰：用生大豆一升，青竹筭子四十九枚，長四寸，闊一分。水煑熟，日夜二服，瘥。熱毒攻眼赤痛臉浮，用黑豆一升，分作十袋，沸湯中蒸過，更互熨之，三遍即愈。卒然中惡大豆二七枚，鷄子黃一箇，酒半升，和匀頓服。陰毒傷寒危篤者，用黑豆炒乾，投酒熱飲，或灌之，吐則復飲，汗出為度。腸痛如打大豆半升，熬焦，入酒一升，煑沸，飲取醉。腸膓卒痛大豆炒二升，酒三升，煑二升，頓服。卒然腰痛大豆六升，水拌濕，炒熱，布裹熨之，冷即易。脚氣衝心煩悶不識人，以大豆一升，水三升，濃煑汁服，未定再服。身面浮腫千金用烏豆一升，水五升，煑汁三升，入酒五升，更煑三升，分温三服，不瘥再合。王璆百一選方用烏豆煑至皮乾，為末，每服三錢，米飲下。建炎初，吳內翰女孫忽發腫凸，吳檢外臺得此方，服之立効。新久水腫大豆一斗，清水一斗，煑取八升，去豆，入薄酒八升，再煎取八升，服之，再三服，水當從小便中出。腹中痞硬夏秋之交，露坐夜久，腹中痞如羣石在腹，用大豆半升，生薑八分，水二升，煎一升已來，頓服瘥。霍亂脹痛大豆生研水服方寸匕。水痢不止大豆一升炒。白术半兩為末。每服三錢。米飲下。赤痢臍痛黑豆茱萸子二件搓摩吞嚥之良。赤白下痢方見豬膽。男子便血黑豆一升炒焦研末熱酒淋之去豆飲酒神效。一切下血雄黑豆緊小者以皂角微浸炒熟去皮為末煉豬脂和丸梧子大每服二十丸陳米飲下。小兒沙淋黑豆一百二十箇生甘草一寸新水煮熟入滑石末。乘熱飲之良。腎虛消渴難治者黑大豆炒天花粉等分為末糊丸梧子大每黑豆湯下七十丸日二名救活丸。消渴飲水烏豆置牛膽中陰乾百粒吞盡即瘥。晝夜不眠以新布火炙熨目并蒸大豆更番囊盛枕之冷即易終夜常枕之即愈。疫癘發腫大黑豆二合炒熟炙甘草一錢水一盞煎汁時時飲之夷堅志云靖康二年春京師大疫有異人書此方于壁間用之立驗也。乳石發熱烏豆二升水九升銅器煮五升汁熬稠一升飲之。解礜砒毒大豆煮汁飲之良。酒食諸毒大豆一升煮汁服得吐即愈。解諸魚毒大豆煮汁飲之。解巴豆毒下利不止大豆煮汁一升飲之。**惡刺瘡毒**大豆煮汁漬之取瘥。**湯火灼瘡**大毒煮汁飲之易愈無斑。**打頭青腫**豆黃末傅之。**折傷墮墜**瘀血在腹，氣短。大豆五升，水一斗。煮汁二升頓服。劇者不過三作。**豌瘡煩躁**大豆煮汁飲之佳。**痘瘡濕爛**黑大豆研末傅之。**小兒頭瘡**黑豆炒存性研水調傅之。**身面疣目**七月七日以大豆拭疣上三過。使本人種豆於南向屋東頭第二溜中。豆生葉，以熱湯沃殺，即愈。**染髮令烏**醋煮黑大豆，去豆煎稠染之。**牙齒不生**不拘大人小兒年多者。用黑豆三十粒，牛糞火內燒令烟盡研，入麝香少許。先以針挑破血出，以少許揩之。不得見風。忌酸鹹物。**牙齒疼痛**黑豆煮汁頻頻漱之良。**月經不斷**用前紫湯服之佳。**妊娠腰痛**大豆一升，酒三升，煮七合，空心飲之。**子死腹中**月數未足欲悶絕者，用大豆三升，以醋煮濃汁。頓服立出。**胞衣不下**大豆半升，醇醋三升，煮一升半，分三服。**辟禳時氣**以新布盛大豆一斗，納井中一宿取出。每服七粒佳。**菜中蛇蠱**蛇毒入菜菓中，食之令人得病。

名蛇蠱。大豆爲末。酒漬絞汁服半升。**身如蟲行**大豆水漬絞漿。旦旦洗之。或加少麪沐髮亦良。**小兒丹毒**濃煮大豆汁塗之甚良。**風疽瘡疥**凡腳踹及膕脷中痒搔則黃汁出者是也。以青竹筒三尺。着大豆一升在內。以馬屎糠火燒熏。以器兩頭取汁搽之。先以泔清和鹽洗之。不過三度極効。**肝虛目暗**迎風下淚。用臘月牯牛膽盛黑豆懸風處。取出每夜吞三七粒。久久自明。**小兒胎熱**黑豆二錢。甘草一錢。入燈心七寸。淡竹葉一片。水煎。**大蛇頭指**痛臭甚者。黑豆生研末。入繭內籠之。

【大豆黃卷】即豆芽也。壬癸日。以井華水浸。候生芽。取皮陰乾用。**性平味甘。主治益氣宜腎。清胃熱。消水病脹滿。破婦人惡血。濕痺。筋攣膝痛。**

【附方】**大豆蘗散**治周痺。邪在血脈之中。水痺不當。上下周身故名。此藥注五藏留滯。胃中結聚。益氣出毒。潤皮毛。補腎氣。用大豆蘗一觔。炒香爲末。每服半錢。溫酒調下。日三服。**頭風濕痺**筋攣膝痛胃中積熱大便結澀黃卷散用大豆黃卷炒一升酥半兩爲末食前溫水服一匙日二服。水病腫滿喘急大小便澀大豆黃卷醋炒大黃炒等分爲細末葱橘皮湯服二錢平明以利爲度。小兒撮口初生豆芽研爛絞汁和乳灌少許良。

黃大豆性溫味甘主治寬中下氣利大腸消水脹腫毒。

附方 痘後生瘡黃豆燒黑研末香油調塗。

豆油 主治塗瘡疥解髮脂。

稭 主治燒灰入點痣去惡肉藥

赤小豆以緊小而赤黯色者入藥其稍大而鮮紅淡紅色者不用性平味甘酸主治寒熱熱中消渴止洩痢利小便下水腫脹滿吐逆辟瘟疫排癰腫治產難下胞衣通乳汁痢後氣滿不能食者煑

食一頓即愈。和鯉魚煮食，祛脚氣，利水消腫。擣末同鷄子白塗一切熱毒癰腫。煮汁解酒病，洗小兒黄爛瘡。

〔附方〕**水氣腫脹** 頌曰：用赤小豆五合，大蒜一顆，生薑五錢，商陸根一條，並碎破，同水煮爛，去蒜，空心食豆，旋旋啜汁令盡，腫立消也。韋宙獨行方治水腫從脚起，入腹則殺人，赤小豆一斗，煮極爛，取汁五升，温漬足膝。若已入腹，但食小豆，勿雜食，亦愈。梅師治水腫，以東行花桑枝燒灰一升，淋汁煮赤小豆一升，以代飯良。**水蠱腹大** 動揺有聲，皮膚黑者，用赤小豆三升，白茅根一握，水煮食豆，以消為度。**辟禳瘟疫** 五行書云：正月朔日及十五日，以赤小豆二七枚，麻子七枚，投井中，辟瘟疫甚效。又正月七日，新布囊盛赤小豆，置井中三日取出，男吞七粒，女吞二七枚，竟年無病也。**辟厭疾病** 正月元旦面東，以虀水吞赤小豆三七枚，一年無諸疾。又七月立秋日面西，以井華水吞赤小豆七枚，一秋不犯痢疾。**傷寒狐惑** 張仲景曰：狐惑病，脉數，無熱微煩，默默但欲臥，汗出。初得三四日，目赤如鳩眼；七八日，目四

皆黄黑若能食者膿已成也赤豆當歸散主之赤小豆三升水浸令芽出當歸三兩爲末漿水服方寸匕日三
服。下部卒痛如鳥啄之狀用小豆大豆各一升蒸熟作二囊更互坐之即止。水穀痢疾
小豆一合鎔蠟三兩頓服取効熱毒下血或因食熱物發動赤小豆末水服方寸匕腸痔下
血小豆三升苦酒五升煮熟日乾再浸。至酒盡乃止爲末酒服一錢日三服舌上出血如簪孔小
豆一升作碎。水三升和絞汁服。熱淋血淋不拘男女用赤小豆三合慢炒爲末煨葱一莖擂酒熱調
二錢服。重舌鵝口赤小豆末醋和塗之小兒不語四五歲不語者赤小豆末酒和傅舌
下牙齒疼痛紅豆末擦牙吐涎及吹鼻中一方入銅青少許一方入花鹼少許。中酒嘔
逆赤小豆煮汁徐徐飲之。頻致墮胎赤小豆末酒服方寸匕日二服。妊娠行經方同
上。婦人難産産寶用赤小豆生吞七粒佳。集驗治難産日久氣乏用赤小豆一升以水九升煮
取汁入炙過黄明膠一兩同煎少時。一服五合。不過三四服即産。胞衣不下用赤小豆男七枚。女

山居本草卷二　穀部

二七枚東流水吞服之。**產後目閉**心悶赤小豆生研東流水服方寸七不瘥更服**產後悶滿**不能食用小豆二七枚燒研冷水頓服。**乳汁不通**赤小豆煑汁飲之**婦人吹奶**赤小豆酒研溫服以滓傅之。**婦人乳腫**小豆莽草等分為末苦酒和傅佳。**癰疽初作**赤小豆末水和塗之毒即消散頻用有效。**石癰諸癰**赤小豆五合納苦酒中五宿炒研以苦酒和塗即消加栝樓根等分**痘後癰毒**赤小豆末雞子白調塗傅之。**頭頰熱腫**赤小豆末和蜜塗之。一夜即消或加芙蓉葉末尤妙**丹毒如火**赤小豆末和雞子白時時塗之不已遂手即消**風瘙癮瘮**赤小豆荊芥穗等分為末雞子清調塗之**金瘡煩滿**赤小豆一升苦酒浸一日熬燥再浸滿三日令黑色為末每服方寸七日三服**六畜肉毒**小豆一升燒研水服三方寸七神效。

【葉】主治去煩熱止小便數黃食明月。

【附方】**小便頻數**小豆葉一斤入豉汁中煑和作羹食之**小兒遺尿**小豆葉擣汁服

之

芽主治妊娠數月經水時來名曰漏胎或因房室名曰傷胎用此爲末溫酒服方寸匕日三得効乃止

綠豆用宜連皮反榧子殼不宜合鯉魚鮓食令人肝黃性凉味甘主治補氣調臟安神壓熱去浮風潤皮膚寒熱熱中止泄痢利小便厚腸胃作枕明目煑食消腫下氣止渴祛暑解一切藥草牛馬金石毒痘毒生絞汁治丹毒

附方扁鵲三豆飲治天行痘瘡預服此飲疎解熱毒縱出亦少用綠豆赤小豆黑大豆各一升甘草節二兩以水八升煑極熱任意食豆飲汁七日乃止方加黃大豆白大豆名五豆飲痘後癰毒初起以三豆膏治之神效綠豆赤小豆黑大豆等分爲末醋調時時掃塗即消防痘入眼

山居本草卷二　穀部　二九

用綠豆七粒，令兒自投井中，頻視七遍乃返。**小兒丹腫** 綠豆五錢，大黃二錢，為末，用生薄荷汁入蜜調塗。**赤痢不止** 以大麻子水研濾汁，煮菉豆食之，極效，粥食亦可。**老人淋痛** 青豆二升，橘皮二兩，煮豆粥，下麻子汁一升，空心漸食之，并飲其汁，甚驗。**消渴飲水** 綠豆煮粥，并作粥食。**心氣疼痛** 綠豆廿一粒，胡椒十四粒，同研，白湯調服即止。**多食易饑** 綠豆、黃麥、糯米各一升，炒熟磨粉，每以白湯服一盃，三五日見效。**十種水氣** 用綠豆二合半，大附子一隻，去皮臍，切作兩片，水三椀，煮熟，空心臥時食豆；次日將附子兩片作四片，再以綠豆二合半，如前煮食；第三日別以綠豆附子，如前煮食；第四日如第二日法煮食。水從小便下，其腫自消。未消再服。忌生冷毒物鹽酒六十日，無不效者。

綠豆粉 脾胃虛人多食難化，以杏仁解之。**性凉，味甘。主治解諸熱，益氣，解酒食諸毒。治發背癰疽瘡腫，湯火傷灼，痘瘡濕爛，不結痂疕者，乾撲之良。新水調服，治霍亂轉筋，解諸藥毒**

菰葦砒毒。

附方

護心散又名內托散。乳香萬全散。凡有痘疹。一日至三日之內宜連進十餘服。方免變證。使毒氣出外。服之稍遲毒氣內攻。漸生嘔吐或鼻生瘡菌不食即危矣。四五日後亦宜間服之。用真綠豆粉一兩乳香半兩。燈心同研和勻。以生甘草濃煎湯調下一錢時時呷之。若毒氣沖心。有嘔逆之證。大宜服此。蓋綠豆壓熱下氣。消腫解毒。乳香消諸癰腫毒。服至一兩則香徹瘡孔中。真聖藥也。

瘡氣嘔吐綠豆粉三錢。乾胭脂半錢。研勻。新汲水調下一服立止。

霍亂吐利綠豆粉白糖各二兩新汲水調服即愈。

解燒酒毒綠豆粉盪皮。多食之即解。

解鴆酒毒綠豆粉三合水調服。

解砒石毒綠豆粉寒水石等分。以藍根調服三五錢。

解諸藥毒已死。但心頭溫者用綠豆粉調水服。

打撲損傷用綠豆粉新銚炒紫。新汲井水調服。以杉木皮縛定其效如神。此汀人陳氏懷傳之方。

杖瘡疼痛綠豆粉炒研。以鷄子白和塗之妙。

外腎生瘡綠豆粉。蚯蚓糞。等分研傅之。

暑月

痱瘡 綠豆粉二兩滑石一兩和勻撲之。一方加蛤粉二兩。 一切腫毒 初起用綠豆粉炒黃黑色猪牙皂莢一兩爲末用米醋調敷之。皮破者油調之。

豆皮 性寒味甘。主治解熱毒退目翳。

附方通神散 治痘瘡目生翳。綠豆皮、白菊花、穀精草等分爲末。每用一錢。以乾柿餅一枚粟米泔一盞同煮乾。食柿。日三服。淺者五七日見效。遠者半月見效。

豆莢 主治赤痢經年不愈。蒸熟隨意食之。

豆花 解酒毒。

豆芽 解酒毒熱毒。利三焦。

豆葉 治霍亂吐下。絞汁和醋少許溫服。

白豆 性平味甘。主治補五臟煖腸胃調中助十二經脈。腎穀

益腎精宜食之

葉煑食利五臟下氣

豌豆性平味甘主治消渴下乳汁淡煑食之良治寒熱熱中除上逆止泄痢利小便消腹脹研末塗癰毒痘瘡洗澡去䵟黯令面光澤

附方 四聖丹治小兒痘中有疔或紫黑而大或黑壞而臍或中有黑線此症十死八九惟牛都御史得秘傳此方點之最妙用豌豆四十九粒燒存性頭髮灰三分真珠十四粒炒研爲末以油燕脂同杵成膏先以簪挑疔破咂去惡血以少許點之即時變紅活色 丹石毒藥胡豆半升搗研以水八合絞汁飲之即愈 霍亂吐利豌豆三合香葉二兩爲末水一盞煎一盞分二服

蠶豆一名胡豆性平味甘微辛主治快胃和臟腑

蠶豆苗 治酒醉不醒。油鹽炒熟，煑湯灌之效。

豇豆 俗名羊角。性平。味甘微鹹。主治理中益氣，補腎健胃，止消渴。吐逆泄痢，小便數，解鼠莽毒。

白藊豆 俗作扁豆。性溫平。味甘。味甘平而不甜，氣清香而不竄，性溫和而色微黃，與脾胃肺三經最合。炎天長服，解暑氣酒毒，併療腸紅久瀉。主治和中下氣，補五臟，除嘔逆，霍亂吐利不止，研末和醋服。止泄痢，消暑氣，暖脾胃，除溫熱，止消渴，行風氣，治帶下，解酒毒、河豚魚毒，生嚼煑汁，解一切草木毒，卽藤蔓煎服亦効。

附方 霍亂吐利 扁豆、香薷各一升，水六升，煑二升，分服。 霍亂轉筋 白扁豆爲末，醋和服。 消渴飲水 金豆丸，用白扁豆浸去皮爲末，以天花粉汁同蜜和丸，梧子大，金箔爲衣，每服三二十九天花粉汁下。日二服。忌灸煿酒色。炙服滋腎藥。赤白帶下白扁豆炒爲末。用米飲每服二錢。

毒藥墮胎女人服草藥墮胎腹痛者。生白扁豆去皮爲末。米飲服方寸匕。濃煎汁飲亦可。丸服。若胎氣已傷未墮者。或口噤手強。自汗頭低。似乎中風。九死一生。醫多不識作風治。必死無疑。中砒霜毒白扁豆生研。水絞汁飲。六畜肉毒白扁豆燒存性。研塗。水服之良。諸色肉毒生扁豆末冷水服之。惡瘡痂痒作痛。以扁豆塗封。痂落即愈。

花治赤白帶下。乾末米飲送。焙研治崩帶。作餛飩食止瀉痢擂水飲解中一切藥毒。

附方血崩不止白扁豆花。焙乾爲末。每服二錢。空心炒米煮飲。入鹽少許。調下即愈。一切泄痢白扁豆花。正開者。擇淨勿洗。以滾湯瀹過。和小猪脊脂肉一條。葱一根。胡椒七粒。醬汁拌勻。就以瀹豆花汁和麪包作小餛飩。炙熟食之。

葉治霍亂吐下不止。吐利後轉筋，生擣一把，入少醋絞汁服。酢炙研服，治瘕疾。杵傅蛇咬。

藤主治霍亂。同蘆穄、人參、倉米等分，煎服。

刀豆性平。味甘。治溫中下氣，利腸胃，止呃逆。病後呃逆不止，取燒存性白湯調服二錢，即止。

黎豆一名貍豆，又名虎豆。以其黑而且斑也。性溫。味甘微苦。治溫中益氣。

造釀類

淡豆豉江西出者。性寒。味苦甘，澁。凡得時氣，用葱同煎服取汗。多瘥得葱發汗，得鹽則吐，得酒治風，得薤治痢，得蒜止血，炒熟又能止汗。主治傷寒頭痛，寒熱，溫毒發斑，嘔逆煩躁，滿悶虛勞，喘吸，下氣調中。兩脚疼冷，殺六畜胎子諸毒。治時疾熱病發汗。熬末能止盜汗。除煩。生擣爲丸服。治風熱胸中生瘡。煑服治血痢腹痛。研塗陰莖生瘡。

蒲州豉（蒲州出者）性寒味鹹。主治解煩熱。熱毒。虚勞調中發汗。通關節。殺腥氣。陜州豉汁亦除煩熱。

附方

傷寒發汗（頌曰。葛洪肘后方云。傷寒有數種。庸人卒不能分別者。今取一藥兼療之。凡初覺頭痛身熱脉洪。一二日便以葱豉湯治之。用葱白一虎口。豉一升。綿裹。水三升。煑一升。頓服取汗。更作加葛根三兩。再不汗。加黄麻三兩。肘后又法。用葱湯煑米粥。入鹽豉食之取汗。又法。用豉一升。小男溺三升。煎一升。分服取汗。）

傷寒不解（傷寒不止。不解已三四日。胸中悶惡者。用豉一升。鹽一合。水四升。煑一升半。分服取吐。此秘法也。）

辟除瘟疫（豉和白术。浸酒常服之。）

傷寒懊憹（吐下後。心中懊

儂大下後身熱不去心中痛者並用巵子豉湯吐之肥巵子十四枚水二盞煮一盞入豉半兩同煮至七分去

滓服得吐止後服。**傷寒餘毒**傷寒後毒氣攻手足及身體虛腫用豉五合微炒以酒一升半同煎

五七沸任性飲之。**傷寒目翳**燒豉二七枚研末吹之。**傷寒暴痢**藥性論曰以豉一升

薤白一握水三升煮薤熟納豉更煮色黑去豉分爲二服。**血痢不止**用豉大蒜等分杵丸梧子大每

服三十丸鹽湯下。**血痢如刺**藥性論曰以豉一升水漬相淹煎兩沸絞汁頓服不瘥再作。**赤**

白重下葛氏用豆豉熬小焦擣服一合日三或炒焦以水浸汁服亦驗。外臺用豉心炒爲末一升分

四服酒下入口即斷也。**臟毒下血**烏犀散用淡豉十文大蒜二枚煨同擣丸梧子大煎香菜湯服

二十丸日二服安乃止永絶根本無所忌廬州彭大祥云此藥甚妙但大蒜九蒸乃佳仍以冷虀水送下昔朱

元成言其婢及陸子楫提刑皆服此數十年之疾更不復作也。**小便血便**淡豆豉一撮煎湯空腹飲

或入酒服。**瘧疾寒熱**煮豉湯飲數升得大吐即愈。**小兒寒熱**惡氣中人以濕豉研丸雞

子大以摩腮上及手足心六七遍又摩心臍上旋旋兜之了破豉丸看有細毛棄道中即便瘥也。**盜汗不止**誂曰以豉一升微炒香清酒三升漬三日取汁冷暖任服不瘥更作一兩劑即止。**齁喘痰積**凡天雨便發坐臥不得飲食不進乃肺竅久積冷痰遇陰氣觸動則發也用此一服即愈服至七八次即出惡痰數升藥性亦隨而出即斷根矣用江西淡豆豉一兩蒸搗如泥入砒霜末一錢枯白礬三錢丸綠豆大每用冷茶冷水送下七丸甚者九丸小兒五丸即高枕仰臥忌食熱物等。**風毒膝攣**骨節痛用豉三五升九蒸九暴以酒一斗浸經宿空心隨性溫飲。**手足不隨**豉三升水九升煮三升分三服又法豉一升微熬囊貯漬三升酒中三宿溫服常令微醉為佳。**頭風疼痛**豉湯洗頭避風取瘥。**卒不得語**煮豉汁加入美酒服之。**喉痺不語**煮豉汁一升服覆取汁仍着桂末于舌下嚥之。**咽生瘜肉**鹽豉和擣塗之先刺破出血乃用神效。**口舌生瘡**胸膈疼痛者用焦豉末含一夜即瘥。**舌上血出**如針孔者豉三升水三升煮沸服一升日三服。**墮胎血下**煩滿用豉一升水三升。煮三沸。調鹿角末方寸匕。**妊娠動胎**豉汁炒服。華佗方也。**婦人難産**乃兒枕破與敗血裹其子也。以勝金散。逐其敗血即順矣。用鹽豉一兩。以舊青布裹了。燒赤。乳細。入麝香一錢。為末。取秤錘燒紅淬酒。調服一大盞。**小兒胎毒**淡豆豉煎濃汁。與三五口。其毒自下。又能助脾氣。消乳食。**小兒哯乳**用鹽豉七箇。去皮。膩粉一錢。同研。丸黍米大。每服三五丸。藿香湯下。**小兒丹毒**作瘡出水。豉炒烟盡為末。油調傅之。**小兒頭瘡**以黃泥裹豉煨熟。取研。以蓴菜油調傅之。**發背癰腫**已潰未潰。用香豉三升。入少水搗成泥。照腫處大小作餅厚三分。瘡有孔。勿覆孔上。鋪豉餅。以艾列于上。灸之。但使溫溫。勿令破肉。如熱湯。即急易之。患當減。快。一日二次灸之。如先有孔。以汁出為妙。**一切惡瘡**熬豉為末傅之。不過三四次。**陰莖生瘡**痛爛者。以豉一分。蚯蚓濕泥二分。水研和塗上。乾即易之。禁熱食酒蒜芥菜。**蠼螋尿瘡**杵豉傅之良。**蟲刺螫人**豉口嚼傅。少頃見豉中有毛。即瘥。若不見再傅。晝夜勿絶。見毛為度。**蹉跌破傷**筋骨。用豉三升。水三升。漬濃汁飲之。止心悶。

毆傷瘀聚腹中悶滿，豉一升，水三升，煮三沸，分服。不差再作。解蜀椒毒豉汁飲之。中牛馬毒豉汁和人乳，頻服之效。小蝦蟇毒小蝦蟇有毒，食之令人小便秘澀，臍下悶痛，有至死者。以生豉一合，投新汲水半椀，浸濃汁頓飲之，即愈。中酒成病豉、葱白各半升，水二升，煮一升，頓服。服藥過劑悶亂者豉汁飲之。雜物眯目不出，用豉三七枚，浸水洗目，視之即出。刺在肉中嚼豉塗之。小兒病淋方見蒸餅發明下。腫從脚起豉汁飲之，以滓傅之。

豆黃用黑豆一斗，蒸熟，鋪蓆上，以蒿覆之，如畬醬法，待上黃，取出晒乾，研末收用。性溫味甘忌猪肉。主治濕痺膝痛，五臟不足，脾胃氣結積，壯氣力，補虛損，能食，肥健人。以猪脂和丸，每服百丸，神驗。肥人勿服。生嚼塗陰痒汗出。

附方 脾弱不食餌此當食，大豆黃二升，大麻子三升，熬香為末，每服一合，飲下，四五服，任意。

打擊青腫大豆黃爲末。水和塗之。

豆腐造法始于漢淮南王劉安。諸豆皆可爲之。性寒。味甘微鹹。有小毒。發腎氣瘡疥頭風。杏仁可解。有好食中其毒者。服萊菔湯而安。暑月恐有人汗。尤宜慎之。主治寬中益氣。和脾胃。消脹滿。下大腸濁氣。清熱散血

附方休息久痢白豆腐醋煎食之。即愈。赤眼腫痛有數種。皆肝熱血凝也。用消風熱藥服之。夜用鹽收。豆腐皮貼之。酸漿者勿用。杖瘡赤腫豆腐切片貼之。頻易一法以燒酒煑貼之色紅即易。不紅乃已。燒酒醉死心頭熱者。用熱豆腐細切片。遍身貼之。貼冷即換之。甦省乃止。

陳倉米一名火米。又名老米。綱目作陳廩米。以水蒸晒爲之。亦有火燒過者。入陳倉久色變。性凉味鹹酸。主治補五臟。調腸胃。利小便。止渴除熱。下氣寬中。消食。多食易飢。暖脾調胃。止洩。宜作粥食。炊飯食止痢

補中益氣，堅筋骨，通血脈。以醋同搗，封毒腫惡瘡。研末服，去卒心痛。

附方 霍亂大渴 能殺人。以黃倉米三升，水一斗，煮汁澄清飲，良。反胃膈氣 不下食者，太倉散：用倉米或白米，日西時以水微拌濕，自想日氣如在米中，次日晒乾，袋盛，掛風處。每以一撮，水煎和汁飲之，即時便下。又方：陳倉米炊飯，焙研，每五兩，入沉香末半兩和勻，每米飲服二三錢。諸般積聚 太倉丸：治脾胃饑飽不時生病，及諸般積聚，百物所傷。陳倉米四兩，以巴豆二十一粒，去皮同炒，至米香豆黑，勿令米焦，擇去豆不用，入去白橘皮四兩，爲末，糊丸梧子大，每薑湯服五丸，日二服。暑月吐瀉 陳倉米二升，麥芽四兩，黃連四兩，切，同蒸熟，焙研爲末，水丸梧子大，每服百丸，白湯送下。

飯 諸米皆可爲之，各從米性，詳見本條，不可以類從者，今另别出。

新炊飯 主治人尿牀，以熱飯一盞，傾尿牀處，拌與食之勿令本人知。又乘熱傳腫毒良。

寒食飯（饙飯也）。主治滅瘢痕。及雜瘡。研末傳之。燒灰酒服。治食本米飲成積黄瘦腹痛傷寒食復。服二錢效。

祀竈飯。主治卒噎。取一粒食之。即下。燒研搽鼻中瘡。

盆邊零飯。主治鼻中生瘡。燒研傳之。

齒中殘飯。主治蝎螫毒痛。傳之即止。

飱飯（即水飯也）。主治熱食解湯除煩。

荷葉燒飯（燒煑也。以新荷葉煑湯。入粳米造飯也。用荷葉湯者寬中。芥葉湯者豁痰。紫蘇湯者行氣解肌。薄荷湯者去熱。淡竹葉湯者辟暑。皆可類推也）。主治厚脾胃。通三焦。資助生發之氣。

烏飯 綱目作青精乾石飿飯。原道家取南燭葉浸米。九浸九蒸九晒，粒緊小，可携入山作糧，併可寄遠。今釋氏借此于四月八日供佛耳。**性平，味甘。日進一合，可以耐飢，益顏色，堅筋骨，能健步，益胃補髓，滅三蟲。久服變白卻老。**

粥 一名糜。厚曰饘，薄曰䬪。氣薄味淡，陽中之陰也。所以淡滲下行，能利小便。醫通云：一人病淋，素不服藥，令啖粟米粥，絕去他味，旬餘減，月餘痊。此五穀治病之理也。又張來粥記云：每日起，食粥一大碗，空腹胃虛，穀氣便作，所補不細。又極柔膩，與腸胃相得，最為飲食之妙訣。齊和尚說：山中僧每將旦一粥，甚繫利害，如不食則終日覺臟腑燥渴。蓋粥能暢腸胃，生津液也。大抵養生求安樂，亦無深遠難知之事，不過寢食之間耳。故作此勸人，每日食粥，勿大笑也。蘇東坡帖云：夜飢甚，吳子野勸食白粥，云能推陳致新，利膈益胃。粥既快美，粥後一覺，妙不可言。此皆著粥之有益如此。諸米皆可作粥，詳見本條。古方有入藥作粥治病甚多，今取其可常用于左。

小麥粥 止渴，除煩熱。

寒食粥理咳嗽下血氣。調中。以杏仁和諸花作之。

糯米秫米黍米粥益氣。治脾胃虛寒。泄痢。吐逆。小兒痘瘡白色。

粳米粟米粱米粥利小便。止煩渴。養腸胃。

赤小豆粥利小便。消水腫脚氣。辟邪癘。

綠豆粥解熱毒。止煩渴。除暑氣。

御米粥治反胃。利大腸。

苡仁粥治濕熱。利腸胃。

蓮子粉粥健脾胃。止洩痢。

芡實粉粥固精氣。明耳目。

栗子粥補腎氣，益腰脚。

山藥粥補脾腎，固腸胃。

芋粥厚腸胃，令人難饑。

百合粥潤肺止咳，調中。

蘿蔔粥消食利膈氣。

胡蘿蔔粥寬中下氣。

馬齒莧粥治痺消腫。

油菜粥調中下氣。

莙蓬菜粥健脾益胃。

波薐菜粥和中潤燥。

薺菜粥明目利肝。

芹菜粥去伏熱利大小腸。

芥菜粥豁痰辟惡。

葵菜粥潤燥寬腸。

韭菜粥溫中暖下。

葱豉粥發汗解肌。

茯苓粉粥清上實下。

酸棗仁粥治煩熱益膽氣安神得睡。

松子仁粥潤心肺利大腸。

枸杞子粥補精血益腎氣。

薤白粥。治老人冷痢。

生薑粥。溫中辟惡。

花椒粥。辟瘴禦寒。

茴香粥。治疝和胃。

胡椒茱萸辣米粥。並治心腹疼痛。

麻子胡麻郁李仁粥。並潤腸治痺。

蘇子粥。下氣利膈。

竹葉粥。止渴清心。

猪腎羊腎鹿腎粥。並補腎虛諸疾。

羊肝鷄肝粥。並補肝虛明目

羊汁雞汁粥，並治勞損。

鴨汁鯉魚汁粥，並消水腫。

牛乳粥，補虛羸。

酥蜜粥，養心肺。

鹿角膠入粥食，助元陽，治諸虛。

炒麪入粥食，止白痢。

燒鹽入粥食，止血痢。

麨又名糗，即乾糒也。米麥俱可爲之，炒成乾飯，再炒磨成俱可。 主治寒中，除熱渴，和水服，解煩熱，止泄，實大腸。

炒米湯止煩渴。須陳久，退火爲佳

新安孤本醫籍叢刊・第一輯

餻 單糯粉成之曰粢。米豆雜錯合成之曰餌。皆糕也。九月九日取米糕陰乾，可入塵藥用。

粳米餻 養脾胃，厚腸，益氣和中。糯米餻 益氣煖中，縮小便，堅大便。

附方 老人泄瀉 乾餻一兩，薑湯泡化代飲。

粽 古作糉。一名角黍。 五月五日取五家尖，和截瘧藥良。

饊子 一名寒具。寒食禁烟時用之也。一名捻頭。謂捻成其頭也。糯粉和麪入糖鹽，作環釧之形，油煎成之。 溫中益氣，潤腸，利二便。

附方 錢氏捻頭散 治小兒小便不通。用延胡索、苦楝子等分為末，每服半錢或一錢，以捻頭湯食前調下。如無捻頭，滴油數點代之。 血痢不止 地榆晒研為末，每服二錢，摻在羊血上炙熱食之，以捻頭煎湯送下。或以地榆煮汁熬如飴狀，一服三合，捻頭湯化下。

蒸餅　俗名饅頭。單麪所造。酵糟發成者可用。若以肉菜諸物爲餡者，不堪入藥。須臘月及寒食日蒸之，至皮裂去皮，懸之風乾。臨時以水浸脹，擂爛濾過用。昔宋寧宗幼爲郡王時病淋，日夜凡三百起。國醫罔措。或舉孫琳治之。琳用蒸餅、大蒜、淡豆豉三味等分，搗丸，令以溫水下三十丸。令日進三服，病當減三之一。明日亦然。三日病除。已而果然。賜以千緡。或問其說，琳曰：幼年何緣有淋，只是水道不利耳。三味皆能通利故也。

主治　益氣和血，養脾胃，溫中，化滯，消食，止汗，利三焦，通水道。

附方

積年下血　寒食蒸餅、烏龍尾各一兩，皂角七挺去皮酥炙，爲末，蜜丸。米飲下，每服二十丸。

下痢赤白　治營衛氣虛，風邪襲入腸胃之間，便痢赤白，臍腹疞痛，裏急後重，煩渴脹滿，不進飲食。用乾蒸餅蜜拌炒二兩，御米殼蜜炒四兩，爲末。煉蜜丸芡子大，每服一丸，水一盞煎化熱服。

崩中下血　陳年蒸餅燒存性，米飲服二錢。

盗汗自汗　每夜臥時，帶饑喫蒸餅一枚，不過數日即止。

一切折傷　寒食蒸餅爲末，每服二錢，酒下甚驗。

湯火傷灼　饅頭餅燒存性研末，油調塗傅之。

女麴乃女人以完小麥爲飯，和成罨之，待上黃衣，取曬。消食下氣，止洩痢，下胎，破冷血。

黃蒸以米同麥粉和罨，待其黃蒸蒸成黃衣，曬乾用。功與女麴同，溫中下氣，消食除煩，能消諸生物，治食黃黃汗。

附方，檢黃疸疾拔黃汁染衣，涕唾皆黃，用好黃蒸二升，每夜以水二升浸，微暖於銅器中，平旦絞汁半升，極效。

麴陳作麴，一名酒母，麥麩米造者不一，皆酒醋所須，俱能消導，功亦相同，有宣頭藥毒藥者不可用。

小麥麴調中平胃，消食止痢，主霍亂心膈氣痰逆，除煩，破癥結，療臟腑中風寒，除腸胃中塞不下食，墮胎，治小兒食癇，止河魚之疾。

山居本草卷二　穀部

大麥麴消食和中下生胎破血。

麵麴 米麴 消食積酒積糯米積研末酒服餘同麥麴

兩方米穀食積[illegible]麴[illegible]白湯調服[illegible]一焦消氣[illegible]等分各[illegible]

[illegible]錢[illegible]服[illegible]少許服。小腹堅人[illegible]麴[illegible]湯服[illegible]日三[illegible]用水

痢有疑[illegible]六月六日麴炒黃[illegible]為末[illegible]赤白痢

下[illegible]方[illegible]七日四五服[illegible]便血[illegible]為末[illegible]兒鵝[illegible]包米血

飲[illegible]殺[illegible]傷寒食復[illegible]胎動不安[illegible]麴[illegible]沫

[illegible]水穀[illegible]

服二[illegible]

神麴[illegible]五月五日[illegible]白麪百斤青蒿[illegible]

[illegible]自然汁[illegible]三升蒼耳自[illegible]

[illegible]自[illegible]白[illegible]武火[illegible]

[illegible]六月[illegible]和[illegible]葉[illegible]包[illegible]造[illegible]

醬黃法待生黃衣曬收主治健脾暖胃化水穀宿食癥結積滯下氣除痰逆霍亂泄痢脹滿諸疾其功與麴同閃挫腰痛者煅過淬酒溫服婦人產後欲回乳者炒研二錢酒服日二即止。

附方 胃虛不克神麴半斤麥芽五升杏仁一升各炒爲末煉蜜丸彈子大每食後嚼化一丸。壯脾進食療痞滿暑泄麴朮丸用神麴炒蒼朮泔製炒等分爲末糊丸梧子大每米飲服五十丸冷者加乾薑或吳茱萸。健胃思食養食丸治脾胃俱虛不能消化水穀胸膈痞悶腹脅膨脹連年累月食減嗜臥口無滋味神麴六兩麥蘗炒三兩乾薑炮四兩烏梅肉焙四兩爲末蜜丸梧子大每米飲服五十丸日三服。虛寒反胃方同上。暴泄不止神麴炒二兩茱萸湯泡炒半兩爲末醋糊丸梧子大每服五十丸米飲下。產後運絕神麴炒爲末水服方寸匕。食積心痛陳神麴一塊燒紅洋酒二大碗服之。

紅麴 麵以粳米一石，水淘浸一宿，作飯，分作十五處，入麴母三斤，搓揉令勻，併作一處，以帛密覆，熱即去帛攤開，覺溫，急堆起，又密覆。次日日中，又作三堆，過一時分作五堆，再一時，合作一堆，又過一時，分作十五堆，稍溫又作一堆，如此數次。第三日，用大桶盛新汲水，以竹蘿盛麴，作五六分，蘸濕完，又作一堆，如前法作一次。第四日，如前，又蘸，若麴半沉半浮，再依前法作一次，又蘸，若盡浮，則成矣，取出日乾收之。其米過心者謂之生黃，未過心者不佳，入藥以陳久者佳。健脾燥胃，消食活血，下水穀，亦白痢，釀酒，破血行藥勢，殺山嵐瘴氣，治打撲傷，治八血氣痛及產後惡血不盡，擂酒飲之良。

〔附方〕濕熱泄痢，丹溪青六丸，用六一散，加炒紅麯五錢，爲末，蒸餅和丸，梧子大，每服五十丸，白湯下，日三服。小兒吐逆頻併，不進乳食，手足心熱，用紅麯年久者三錢半，白朮麩炒一錢半，甘草

炙一錢爲末每服半錢煎棗子米湯下小兒頭瘡因傷濕入水成毒膿汁不止用紅麴嚼罨之甚效心腹作痛老麴香附乳香等分爲末酒服

蘖米俗作芽五穀米浸皆生芽芽長曬乾去鬚取其中米炒用

粟芽開胃消食下氣除熱爲末和脂傅面令皮膚悅澤

穀芽醒脾開胃下氣和中消食化積

附方啓脾進食穀神丸用穀蘖四兩爲末入薑汁鹽少許和作餅焙乾入炙甘草砂仁白朮麩炒各一兩爲末白湯點服之或丸服

麥芽溫脾開胃消食和中止霍亂除煩悶消痰飲破癥結逐冷氣去心腹脹滿寬腸下氣腹鳴皆用之催生落胎消化一切食麵諸果食積

附方快膈進食　麥蘗、麴、神麯二兩，白朮、橘皮各一兩，爲末，蒸餅丸梧子大，每人參湯下三五十丸。動。

穀勞嗜臥　飽食便臥，得穀勞病，令人四肢煩重，嘿嘿欲臥，食畢輒甚。用大麥蘗一升，椒一兩，並炒，乾薑三兩，爲末，每服方寸匕，白湯下，日三。

腹中虛冷　食輒不消，羸瘦弱之，因生百疾。大麥蘗五升，小麥麴半斤，豉五合，杏仁二升，皆熬黃香，爲餅，糊丸彈子大，每服一丸，白湯下。

產後腹脹　不通轉，氣急，坐臥不安，以麥蘗一合爲末，和酒服，良久通轉，神驗。此乃洪奉輔太初傳與崔郎中方也。

產後青腫　乃血水積也。乾漆、大麥蘗等分，爲末，新瓦中鋪漆一層，蘗一層，重重令滿，鹽泥固濟，煅赤研末，熱酒調服二錢。產後諸疾並宜。

產後秘塞　五七日不通，不宜妄服藥丸，宜用大麥芽炒黃，爲末，每服三錢，沸湯調下，與粥間服。

妊娠去胎　外臺治妊娠欲去胎，麥蘗一升，蜜一升，服之即下。小品用大麥芽一升，水三升，煮二升，分三服，神効。

產後回乳　產後無子食乳，乳不消，令人發熱惡寒，用大麥蘗二兩，炒爲末，每服五錢，白湯下，甚良。

飴糖一名餳麥芽同諸色米熬煎而成惟粳米者可入藥粟米次之餘不堪用性大溫味甘凡中滿吐逆秘結牙䘌赤目疳病者切宜忌之生痰動火傷齒不可多用主治健脾胃補虛冷消痰潤肺理嗽止腸鳴咽痛治吐血打損瘀血者熬焦酒服能下惡血又傷寒大毒嗽於蔓菁薤汁中煑一沸頓服之良脾弱不思食人少用能和胃氣亦用和藥餅附子草烏頭毒醫說云中箭鏃出鏃留肉內以寒食餳點之消涼至夜作癢用力鉗出而安

附方老人煩渴寒食大麥一升水七升煎五升入赤餳二合渴即飲之蛟龍癥病凡人正二月食芹菜誤食蛟龍精者為蛟龍病發則似癇面色青黃每服寒食餳五合日三服吐出蛟龍有兩頭可驗吐蚘者勿用魚臍疔瘡寒食餳塗之良乾者燒灰瘭疽毒瘡臘月餳糖晝夜塗之

數日則愈誤吞稻芒白飴頻食魚骨鯁咽不能出用飴溏如雞子黃大吞之不下再吞誤吞錢釵及竹木取飴糖一斤漸漸食盡便出箭鏃不出陰肉詳此見上服藥過劑悶亂者飴糖食之草烏頭毒及人維附子毒並食飴糖即解手足瘑瘡炒焦飴糖傅之火燒成瘡白飴糖燒灰粉之即燥易瘥

醬大小麥麵大小豆豌豆蠶豆皆可爲之主治除熱止煩滿殺百藥及熱湯火毒又殺一切魚肉菜蔬蕈毒并治蛇蟲蜂蠆等毒醬汁灌入下部治大便不通灌耳中治飛蛾蟲蟻入耳塗猘犬咬及湯火傷灼未成瘡者又中砒毒調水服即解[illegible]方手指掣痛醬清和蜜溫熱浸之愈乃止癧瘍風駁醬清和石硫黃細末日日揩之妊娠下血豆醬二升去汁取豆炒研酒服方寸匕日三妊娠尿血豆醬一大盞熬

若生用黃，可爲末。每服一錢，米飲下。浸淫瘡癬，搗汁和入，以粉塗之。解軒〔?〕

粉口破者，以三年陳醬化水頻漱之。

醋 又作酢。一名醯，又名苦酒。米、麥、糟皆可爲之。以米造入藥良。 性溫，味酸。〔?〕多食損筋骨，亦傷脾也，不可同茯苓、丹參服。 主治斂津下氣，除煩消癰，散水氣，殺邪毒，破結氣，癥塊堅積，療炭火灼傷，以醋和塗之。產後血暈，以炭火淬醋氣，免其昏暈。金瘡血出昏運，殺一切魚肉菜毒。趙卿治一少年，眼中常見一鏡，以芥醋即愈。醋磨青木香，止卒心痛、血氣痛。浸黃柏含之，治口瘡。調大黃，塗腫毒。煎生大黃服，治痃癖，散痰血，去黃疸、黃汗。

附方 身體卒腫，醋和蚯蚓屎傅之。 白虎風毒，以三年釅醋五升，煎五沸，切白

升煎一沸漉出以布浸乘熱裹之痛止乃已霍亂吐利血醋煎服甚良霍亂[?]脹用
遍下以好苦酒三升飲之足上轉筋以故帛浸醋中煎蒸熱裹之冷即易勿停取瘥止出汗
不滴瘦卻腰腳并耳聾者米醋浸荊三稜夏四日冬六日為末醋湯調下二錢即瘥腹胡[?]
三年[?]醋和癖瘕風病酢和飯黃[?]疝不潰若和[?]
右[?]傳之末傳之[?]屎如小[?]
左傳瘀頭上即穿出舌腫不消以酢和釜底墨厚傳舌之下脫則更傳須臾即消木舌[?]
強[?]錢醋合[?]牙齒疼痛人醋煮枸杞白皮一升取半升含漱即差鼻中出血[?]
胡粉半兩許服又法用醋和土塗陰囊乾即易之塞耳治聾以醋浸[?]汁[?]朝夕塞之[?]
醋和土塗陰囊乾即易之塞耳治聾
黠雀卵[?]寫法之中砒石毒[?]飲[?]醋[?]汁[?]服[?]
酢和[?]子[?]食雞子毒飲醋少許即消毒蟲傷螫[?]青[?]飲[?]
傳之[?]易[?]許即消
不散然[?]八酢[?]附子蜈蚣咬毒[?]生蜘蛛[?]
後用藥[?]敷[?]其[?]之[?]

毒方。同上。**蠼螋尿瘡**以醋和胡粉塗之。**諸蟲入耳**凡百節蚰蜒蟻入耳，以苦酒注人。起行卽出。**湯火傷灼**卽以醋淋洗，并以醋泥塗之，甚妙，亦無瘢痕也。**狼烟入口**以醋少許飲之。**足上凍瘡**以醋洗足，研藕傅之。**胎死不下**月未足者，大豆煑醋服三升，立便分解。未下再服。**胞衣不下**腹滿則殺人。以水入醋少許，噀面神効。**鬼擊卒死**吹醋少許入鼻中。**乳癰堅硬**以罐盛醋，燒熱石投之二次，溫漬之。冷則更燒石投之，不過三次卽愈。**疔腫初起**用麪圍住，以針亂刺瘡上，銅器煎醋沸，傾入圍中，令容一盞，冷卽易，三度根卽出者。

酒糯粳粟黍麥皆可爲之。以糯米者入藥用。**性大熱，味苦甘辛，有毒。**扶肝[illegible]，過飲傷腸爛胃，潰髓蒸筋，傷神損壽，軟筋骨，動氣痢。醉臥當風則成癜風。醉浴冷水，成痛痹。服丹砂人忌過飲，尤消。忌諸甜味。酒漿照人無影，不可飲。祭酒自耗，不可飲。酒合乳飲，令人氣結。同牛肉食，令人生蟲。醉臥黍穰，食猪肉，患大風。酒後食芥及辣物，緩人筋骨。飲茶傷腎，腰腳重墜，膀胱冷痛，兼患痰飲水腫、消渴攣痛等症。一切毒藥因醉得者。皆能治。酒性濕中發熱。極助相火。相火動則色慾難禁。任妄易生。醉後色傷。多致死亡。失言難覆。殺身在在。又性喜升。氣必隨之。痰鬱于上。溺澁于下。恣飲寒凉。其熱內鬱。肺氣大傷。其始也病淺。或嘔吐。或自汗。或瘡疥。或鼻皶。或泄痢。或心脾痛。尚可散而逐之。其久也病深。或消渴。或內疽。或肺痿。或鼓脹。或失明。或哮喘。或勞瘵。或癲癇。或痔漏。或淋濁。爲難名之病。非見或具眼者。未易處也。人知戒早飲。不知夜飲更甚。既醉既飽。睡而就枕。熱壅傷心傷目。夜氣收斂。酒以發之。亂其清明。令人昏憒。邵堯夫詩云。美酒飲教微醉後。此得飲中之趣者矣。周公酒誥。所以爲世範戒也。主治。通血脉。厚腸胃。助藥勢。殺百邪。消憂發怒。禦寒氣。解馬肉桐油毒。丹石發動諸病。熱飲之良。

糟底酒三年臘糟下取之。開胃下食。暖水臟。溫腸胃。消宿食。禦風寒。殺一切菜蔬毒。止嘔噦。摩風瘙。腰膝疼痛。

老酒（臘月釀造者，可經數十年不壞。）和血養氣，暖胃辟寒。多飲發痰動火。

春酒（清明釀造者，亦可經久。）治蠼螋尿瘡，飲之至醉，須臾蟲出如米。

社壇餘胙酒治小兒語遲，納口中佳。又以噴屋四壁，少蚊子。飲之治耳聾。

糟筍節中酒治噦氣嘔逆，加人乳、牛乳同服。又摩癧瘍風。

東陽酒（即金華酒，古蘭陵也。）制諸藥良。

附方　驚怖卒死（温酒灌之即醒。）鬼擊諸病（卒然着人，如刀刺狀，胸脇腹內切痛，不可抑按，或吐血、鼻血、下血，一名鬼排，以醇酒吹兩鼻內，良。）馬氣入瘡（或馬汗、馬毛入瘡，皆致腫痛煩熱，入腹則殺人，多飲醇酒至醉，即愈，妙。）虎傷人瘡（但飲酒，常令大醉，當吐毛出。）蛇咬成瘡蠖酒淋洗瘡上。日三次。蜘蛛瘡毒同上方。毒蜂螫人方同上。咽傷聲破酒一合。酥一七。乾薑末二七。和服。日二次。三十年耳聾酒三升。漬牡荊子一升。七日去滓。任性飲之。天行餘毒手足腫痛欲斷。作坑深三尺。燒熱灌酒着屐居坑上。以衣壅之。勿令泄氣。下部痔慝掘地作小坑燒赤。以酒沃之。納吳茱萸在內坐之。不過三度良。產後血悶清酒一升。和生地黃汁煎服。即愈。身面疣目盜酸酒酹。洗而咒之曰。疣。疣。不知羞。酸酒酹。洗你頭。急急如律令。咒七遍。自愈。斷酒不飲酒七升。硃砂半兩。瓶浸緊封。安豬圈內。任豬搖動七日。取出頓飲。又方正月一日。酒五升。淋碓頭杵下。取飲之。丈夫腳冷不隨。不能行者。用醇酒三斗。水三升。入甕中。灰火溫之。漬腳至膝。常着灰火。勿令冷。三日止。海水傷裂凡人為海水鹹物所傷。及風吹裂。痛不可忍。用蜜半斤。水酒三十斤。防風。當歸。羌活。荊芥各二兩。為末。煎湯浴之。一夕即愈。

附諸酒方本草及諸書並有治病釀酒諸方。今輯其簡要者。以備參攷。藥品多者不能盡錄。

愈瘧酒 治諸瘧疾頻頻溫飲之。四月八日，水一石，麴一
斤為末，俱投水中，待酢煎之，一石取七斗，待冷
入麴四斤。一宿上生白沫起，
炊秫一石冷，釀三日酒成。

屠蘇酒 陳延之小品方云：此華陀方也。元旦飲之，辟疫
癘一切不正之氣。造法：用赤木、桂心七錢五分，
防風一兩，菝葜五錢，蜀椒、桔梗、大黃五錢七分，烏頭二
錢五分，赤小豆十四枚，以三角紅絳囊盛之，除夜懸井
底，元旦取出，置酒中，煎數沸，舉家東向，從少至長，次第
飲之，藥滓還投井中，歲飲此水，一世無病。時珍曰：蘇
魁，鬼名。此藥屠割鬼爽，
故名。或云，草庵名也。

逡巡酒 補虛益氣，去一切風痺濕氣，久服益壽耐老，好
顏色。造法：三月三日收桃花三兩三錢，五月五
日收馬蘭花五兩五錢，六月六日收脂麻花六兩六錢，
九月九日收黃甘菊花九兩九錢，陰乾，十二月八日取
臘水三斗，待春分取桃仁四十九枚，好者去皮尖，白麪
十斤，正同前花和作麴，紙包四十九日，用時白水一瓶，
麴一丸，麪一塊，封良久
成矣。如淡，再加一丸。

山居本草卷二　穀部　吳

五加皮酒 去一切風濕痿痹，壯筋骨，填精髓。用五加皮洗刮去骨，煎汁和麴米釀成，飲之。或切碎袋盛浸酒煮飲。或加當歸、牛膝、地榆諸藥。

白楊皮酒 治風毒脚氣，腹中痰癖如石。以白楊皮切片，浸酒起飲。

女貞皮酒 治風虛，補腰膝。女貞皮切片，浸酒煮飲之，良。

仙靈脾酒 治偏風不遂，强筋骨。仙靈脾一觔，袋盛，浸無灰酒二斗，密封三日，飲之。

薏苡仁酒 去風濕，强筋骨，健脾胃。用絶好薏苡仁粉，同麴米釀酒，或袋盛煑酒飲。

天門冬酒 潤五臟，和血脉，久服除五勞七傷，癲癇惡疾。常令酒氣相接，勿令人醉，忌生冷。十日當出風疹毒氣，三十日乃已，五十日不知風吹也。冬月用天門冬去心，煑汁，同麴米釀成。初熟微酸，久乃味佳。

百靈藤酒 治諸風。百靈藤十觔，水一石，煎汁三斗，入糯米三斗，神麴九兩，如常釀成，三五日更炊糯飯投之，即熟。澄清日飲，以汗出爲效。

白石英酒。治風濕周痺，肢節濕痛，及腎虛耳聾。用白石英、磁石煅醋淬七次，各五兩，絹袋盛，浸酒中五六日，溫飲。酒少更添之。

地黃酒。補虛弱，壯筋骨，通血脈，治腹痛，變白髮。用生肥地黃絞汁，同麴、米封密器中，五七日，啟之，中有綠汁，真精英也，宜先飲之，乃濾汁藏貯。加牛膝汁，效更速。亦有加群藥者。

牛膝酒。壯筋骨，治痿痺，補虛損，除久瘧。用牛膝煎汁，和麴、米釀酒，或切碎袋盛浸酒，煮飲。

當歸酒。和血脈，堅筋骨，止諸痛，調經水。當歸煎汁，或釀或浸，並如上法。

菖蒲酒。治三十六種風，一十二種痺，通血脈，治骨痿，久服耳目聰明。石菖蒲煎汁，或釀或浸，並如上法。

枸杞酒。補虛弱，益精氣，去冷風，壯陽道，止目淚，健腰腳。用甘州枸杞子煮爛搗汁，和麴、米釀酒，或以子同生地黃袋盛，浸酒煮飲。

人參酒。補中益氣，通治諸虛。用人參末同麴、米釀酒，或袋盛浸酒煮飲。

薯蕷酒 治諸風眩運，益精髓，壯脾胃。用薯蕷粉同麴米釀酒，或同山茱萸、五味子、人參諸藥浸酒煮飲。

菊花酒 治頭風，明耳目，去痿痺，消百病。用甘菊花煎汁，同麴米釀酒，或加地黃、當歸、枸杞諸藥亦佳。

茯苓酒 治頭風虛眩，暖腰膝，主五勞七傷。用茯苓粉同麴米釀酒飲之。

黃精酒 壯筋骨，益精髓，變白髮，治百病。黃精、蒼朮各四觔，枸杞根、柏葉各五觔，天門冬三觔，煮汁一石，同麴十觔，糯米一石，如常釀酒飲。

桑椹酒 補五臟，明耳目，治水腫，不下則滿，下之則虛，入腹則十無一活。用桑椹搗汁煎過，同麴米如常

切風釀

酒飲。

朮酒 治一切風濕筋骨諸病，駐顏色，耐寒暑。用朮三十觔，去皮搗，以東流水三石漬三十日，取汁，露一夜，浸麴米釀成飲。

蜜酒 治風疹風癬。用沙蜜一觔，糯飯一升，麵麴五兩，熟水五升，同入瓶內，封七日成酒。尋常以蜜入酒代之。

赤
良

蔘酒 久服聰明耳目。脾胃健壯。以蔘煎汁。和麴米釀酒飲。

薑酒 治偏風。中惡。瘧疾。心腹冷痛。以薑浸酒煖服。一椀即止。一法。用薑汁和麴造酒。如常服之佳。

蔥豉酒 解煩熱。補虛勞。治傷寒頭痛寒熱。及冷痢腸痛。解肌發汗。並以蔥根豆豉浸酒煮飲。

茴香酒 治卒腎氣痛。偏墜牽引。及心腹痛。茴香浸酒煮飲之。舶茴尤妙。

縮砂酒 消食和中。下氣。止心腹痛。砂仁炒研。袋盛浸酒煮飲。

莎根酒 治心中客熱。膀胱脇下氣鬱。常憂不樂。以莎根一觔。切熬香。袋盛浸酒。日夜服之。當令酒氣相續。

茵蔯酒 治風疾。筋骨攣急。用茵蔯蒿炙黃一觔。秫米一石。麴三觔。如常釀酒飲。

青蒿酒 治虛勞久瘧。青蒿搗汁。煎過。如常釀酒飲。

百部酒 治一切久近咳嗽。百部根碎切炒。袋盛之浸酒。頻頻飲之。

海藻酒 治癭氣。海藻一觔洗淨浸酒。日夜細飲。

黃藥酒 治諸瘻氣。萬州黃藥切片。袋盛浸酒。煮飲。

仙茆酒 治精氣虛寒。陽痿膝弱。腰痛痹緩。諸虛之病。用仙茆九蒸九晒浸酒飲。

通草酒 續五臟氣。通十二經脉。利三焦。通草子煎汁。同麴米釀酒飲。

南藤酒 治風虛。逐冷氣。除痹痛。強腰脚。石南藤煎汁。同麴米釀酒飲。

松液酒 治一切風痹脚氣。於大松下掘坑。置甕水取其津液。一觔釀糯米五斗。取酒飲之。

松節酒 治冷風虛弱。筋骨攣痛。脚氣緩痹。松節煮汁。同麴米釀酒飲。松葉煎汁亦可。

柏葉酒 治風痹歷節作痛。東向側柏葉煮汁。同麴米釀酒飲。

椒柏酒 元旦飲之。辟一切疫癘不正之氣。除夕以椒三七粒。東向側柏葉七枝。浸酒一瓶。飲。

竹葉酒、治諸風熱病，清心暢意。淡竹葉煎汁，如常釀酒飲。

槐枝酒、治大麻痿痺。槐枝煮汁，如常釀酒飲。

枳茹酒、治中風身直，口僻眼急。用枳殼刮茹，浸酒飲之。

牛蒡酒、治諸風毒，利腰脚。用牛蒡根切片，浸酒飲之。

巨勝酒、治風虛痺弱，腰膝疼痛。用巨勝子二升炒香，薏苡仁二升，生地黃半觔，袋盛浸酒飲。

麻仁酒、治骨髓風毒，痛不能動者。取大麻子中仁炒香，袋盛浸酒飲之。

桃皮酒、治水腫，利小便。桃皮煎汁，同秫米釀酒飲。

紅麴酒、治腹中及産後瘀血。紅麴浸酒煮飲。

神麴酒、治閃肭腰痛。神麴燒赤淬酒飲之。

磁石酒、治腎虛耳聾。用磁石、木通、菖蒲等分，袋盛浸酒日飲。

蠶沙酒，治風疾，頑痺，諸節不隨，腹內宿食。用原蠶沙炒黃，袋盛浸酒飲。

花蛇酒，治諸風，頑痺癱緩，攣急疼痛，惡瘡疥癩。用白花蛇肉一條，袋盛，同麴置於缸底，糯飯蓋之，三七日取酒飲。又有葷藥酒方甚多。

烏蛇酒，治療釀法同上。

紫酒，治卒風，口偏不語，及角弓反張，煩亂欲死，及鼓脹不消。以雞屎白一升炒焦，投酒中，待紫色，去滓頓飲。

豆淋酒，破血去風，治男子中風口喎，陰毒腹痛，及小便尿血，婦人產後一切中風諸病。用黑豆炒焦，以酒淋之，溫服。

霹靂酒，治疝氣偏墜，婦人崩中下血，胎產不下。以鐵器燒赤，浸酒飲之。

虎骨酒，治臂脛疼痛，歷節風，腎虛，膀胱寒痛。虎脛骨一具，炙黃槌碎，同麴、米如常釀酒飲。亦可浸酒。

麋骨酒治陰虛腎弱，久服令人肥白。麋骨煮汁，同麴米，如常釀酒飲之。

鹿頭酒治虛勞不足，消渴，夜夢鬼物，補益精氣。鹿頭煮爛搗泥，連汁和麴米釀酒，飲少入葱椒。

鹿茸酒治陽虛痿弱，小便頻數，勞損諸虛。用鹿茸、山藥浸酒服。

羊羔酒大補元氣，健脾胃，益腰腎。宣和化成殿真方：用米一石，如常浸漿，嫩肥羊肉七斤，麴十四兩，杏仁一斤，同煮爛，連汁拌末，入木香一兩，同釀，勿犯水，十日熟，極甘滑。一法：羊肉五斤，蒸爛，酒浸一宿，入消梨七箇，同搗取汁，和麴米釀酒飲之。

燒酒一名火酒，非古法也。元時始創其法，用濃酒和糟入甑，蒸令氣上，用器承取滴露，凡酸壞之酒，皆可蒸燒。麥黍米秫，皆可用也。**性大熱，味辛甘，有大毒。**過飲敗胃傷膽，喪心損壽，甚則黑腸腐胃而死。與薑蒜同食，令人生痔。○鹽、冷水、綠豆粉可解。**主治祛寒濕，消冷積，燥濕痰，開鬱結，止水泄，治霍亂瘧疾，噎膈，心腹冷痛，陰毒欲死。**

殺蟲辟瘴，利小便，堅大便，洗赤目腫痛。

〔附方〕冷氣心痛 燒酒入飛鹽飲即止。 陰毒腹痛 燒酒溫飲汗出即止。 嘔逆不止 眞火酒一盃，新汲井水一盃，和服甚效。 寒濕泄瀉 小便清者，以頭燒酒飲之即止。 耳中有核 如棗核大，痛不可動者，以火酒滴入，仰之半時，即可箝出。 風蟲牙痛 燒酒浸花椒，頻頻漱之。 寒痰咳嗽 燒酒四兩，猪脂、蜜、香油、茶末各四兩，同浸酒內，煮成一處，每日挑食，以茶下之，取効。

米糟 一名粕。糟，酒醋飴糖化成之糟粕也。惟臘月、清明、重陽造者，瀝乾，入鹽收之，藏物不壞，揉物能軟。若榨乾者無味，不用。 主治溫中消食，除冷氣，殺腥，去草菜毒，潤膚，調腑臟。撲損跌折，傷筋骨，痛不可忍者，用生地一觔，藏瓜薑糟一觔，生薑四兩，炒熱，布裹罨傷處，冷則易之。又方：藏瓜薑糟一觔，入赤小豆末和勻，罨斷傷處，以杉片或

白銅片夾之効浸水洗凍瘡搗傳蛇咬蜂叮毒

附方手足皸裂紅糟臘豬脂薑汁鹽等分研爛炒熱擦之裂內甚痛步履即合再擦數次即安

鶴膝風病酒醋糟四兩肥皂一個去子芒消一兩五味子一兩砂糖一兩薑汁半甌研勻日日塗之加入燒酒尤妙

拳發紅腫痛不可忍者臘糟糟之。杖瘡青腫用濕綿紙鋪傷處以燒過酒糟搗爛厚鋪紙上良久痛處如蟻行熱氣上升即散。

大麥醋糟治氣滯風痺手背腳膝痛炒熱布裹熨之三四次即愈。

乾餳糟治反胃吐食暖脾胃化飲食益氣緩中。甘露湯方治反胃嘔吐不止用餳糟六兩生薑四兩同搗作餅焙乾入炙甘草末二兩加鹽少許點湯代茶時時服之利腸養胃進飲食止嘔吐反胃。

附方脾胃虛弱平胃散等分末一觔入乾糖糟炒二觔半生薑一觔半紅棗三百個煮取肉焙

乾。通。爲末。逐日點湯服之。

米糠又名米粃。昔陳平食糠而肥。荒年人多以豆渣或草木花實可食者同蒸煮以啟饑。主治。通腸開胃。下氣。磨積塊。作糗食不饑。充滑膚體。可以頤養。

春杵頭細糠凡穀皆有糠。此當用粳稻粟秫之糠也。北方多用杵。南方多用碓。入藥並同。丹家言糠火鍊物倍於常也。主治。卒噎。刮取含之。亦可煎湯呷之。燒研。水服方寸匕。令婦人易產。

附方　膈氣噎塞。飲食不下。用碓嘴上細糠。蜜丸彈子大。時時含嚥津液。咽喉妨礙如有物。吞吐不利。杵頭糠。人參各一錢。石蓮肉炒一錢。水煎服。日三。

山居本草卷三上目錄

菜部上

山居本草卷三

萵苣菜 萵笋　　水苦蕒菜

紫菜　　石花菜

鹿角菜　　龍鬚菜

睡菜　　韭菜 子

山韭菜　　葱 葉汁鬚 花子

茖葱 子　　胡葱 子

薤　　小蒜 葉

山蒜　　大蒜

五辛菜　　油菜 子 即芸薹

白菜 即菘子　　芥菜 子

灰藋菜 子仁　臙脂菜 莖

醍醐菜　粘糊菜

珊瑚菜 根即防風花子　珍珠菜

黄瓜菜　生瓜菜

苦荬　秦荻藜 子

芋 莖葉附錄野芋　土芋

薺薴　蘿摩 葉及子

野緑豆　鷄冠莧 子附錄桃朱術鴈來紅諸檀相似

鷄腿根　地菘 根葉子名鶴虱

海藻　仙人杖

山居本草卷三上

新安程履新德基甫述
弟恒新立方甫校

菜部上

菜者，所以充佐穀食，以養口腹者也。古彥云：菜根滋味長。又云：人能咬得菜根，則百事可做。肉食者鄙，不足與謀。世有以菜根名書者，誠真知菜味者也。美既可茹，又可療疾，不比肥甘炮炙，傷生害物，徒役口舌而增孽病。此菜之有益于人者非淺也。穀不熟曰饑，菜不熟曰饉，與穀並稱，亦足貴矣，豈可以尋常而忽之乎。

芝 綱目云：本作之，篆文象草生地上之形，後人借之字爲語詞，遂加草以別之。爾雅云：菌，芝也。註云：一歲三華，瑞草。或曰生於剛處曰菌，生於柔處曰芝。芝類甚多，亦有花實者，具載綱目。昔四皓採芝，羣仙服食，故芝亦菌屬可食者。今移入菜部。雖有六芝，標然食者甚少，仙芝尤不易得，已載綱目，此不再贅。

青芝 一名龍芝。性平，味酸。時珍曰：五色之芝，配以五行之味，蓋亦據理而已，未必其味便隨五色也。即以五畜以羊屬火，五果以杏配心，皆云味苦之義。之才曰：青赤黃白黑紫六芝，並以薯蕷爲之使，得髮良，得麻子仁、白瓜子、牡桂甚益人，惡常山，畏扁青、茵蔯蒿。主治明目，補肝氣，安精魂，仁恕。久食輕身，不老延年，神仙。不忘強志。

赤芝 一名丹芝。性平，味苦。主治胸中結，益心氣，補中，增智慧，不忘。久食輕身，不老延年，神仙。

黃芝 一名金芝。性平，味甘。主治心腹五邪，益脾氣，安神，忠信和樂。久食輕身不老延年神仙。

白芝 一名玉芝 性平味辛主治欬逆上氣益肺氣通利口鼻强志意勇悍安魄久食輕身不老延年神仙。

黑芝 一名玄芝 性平味鹹主治癃利水道益腎氣通九竅聰察久服輕身不老延年神仙。

紫芝 一名木芝 性溫味甘主治耳聾利關節保神益精氣堅筋骨好顏色久服輕身不老延年療虛勞治痔。

附方紫芝丸 治虛勞短氣胸脇苦傷手足逆冷或時煩躁口乾目視𥆧𥆧腹內時痛不思飲食此藥安神保精也紫芝一兩半山芋焙天雄炮去皮栢子仁炒巴戟天去心白茯苓去皮枳實去瓤麸炒各三錢五分生地黃焙麥門冬去心焙五味子炒半夏製炒附子炒去皮牡丹皮人參各七錢五分遠志去心蓼實各

二錢五分瓜子仁炒澤瀉各五錢為末煉蜜丸梧子大每服十五丸漸至三十丸溫酒下日三服

生薑性溫味辛要熱則去皮要凉則連皮論語云不徹薑食以其通神明去穢惡可常食也不多食以多食則熱辛能偏散且能損目耗心氣也凡有痔病多食兼酒立發甚速患瘡多食則生惡肉俱宜忌之糟薑糟內入蟬蛻雖老無筋秋令主收亦不宜食主治通神明祛穢惡溫脾開胃化痰利竅止嘔嗽除風邪寒熱傷寒頭痛鼻塞欬逆上氣逐水散悶生用發散熟用和中助葱白頭大散表邪合黑棗和脾健胃佐燈心通竅利肺氣同脾胃藥止泄瀉同半夏主心下急痛同杏仁主氣實急痛心胸擁隔冷熱氣和蜜服治中熱嘔逆不能下食擣汁下一切結實衝胸膈惡氣冷氣冷痢腹痛轉筋和黃明膠熬貼風

濕痞浸汁點赤眼解菌蕈諸物毒食野禽中毒。

〔乾生薑〕主治理嗽溫中脹滿霍亂不止腹痛冷痢血閉虛冷病俱宜加之本肺經藥能益肺薑屑和酒服治偏風諸中卒暴之症和童便服和茶煎服治痢疾早行山路含一塊不犯霧濕山嵐不正之邪。

〔附方〕痰澼卒風生薑二兩附子一兩水五升煮取二升分再服忌豬肉冷水。胃虛風熱不能食用薑汁半盃生地黃汁少許蜜一匙水二合和服之。瘧疾寒熱脾胃聚痰發為寒熱生薑四兩。搗自然汁一酒盃露一夜待寒熱初起于發日五更面北立飲即止未止再服。寒熱痰嗽初起者生薑一塊。含咽之。欬嗽不止生薑五兩餳半升火煎熟食盡愈段侍御用之有效。久患欬噫生薑汁半合。蜜一匙煎溫呷三服愈。小兒欬嗽生薑四兩煎湯浴之。暴逆氣上嚼薑兩三片。屢效。**乾嘔厥逆**頻嚼生薑。嘔家聖藥也。**嘔吐不止**生薑二兩。醋漿二合。銀器煎取四合。連滓呷之。又殺腹內長蟲。**心痞嘔噦**心下痞堅。生薑八兩。水三升煮一升。半夏五合。洗。水五升煮一升。取汁。同煮一升半。分再服。**反胃羸弱**兵部手集用母薑二斤。擣汁作粥食。又方用生薑切片。蘇油煎過爲末。軟柿蘸末。嚼嚥。**霍亂欲死**生薑五兩。牛兒屎一升。水四升。煎二升。分再服。即止。**霍亂轉筋**入腹欲死。生薑三兩。擣。酒一升煮三兩沸服。仍以薑擣貼痛處。**霍亂腹脹**不得吐下。用生薑一斤。水七升。煮二升。分三服。**腹中脹滿**綿裹煨薑內下部。冷即易之。**胸脇滿痛**凡心胸脇下有邪氣結實。硬痛脹滿者。生薑一斤。擣渣留汁。慢炒待潤。以絹包于患處。款款熨之。冷再以汁再炒。再熨。良久豁然寬快也。**大便不通**生薑削長二寸。塗鹽內下部。立通。**冷痢不止**生薑煨研爲末。共乾薑末等分。以醋和麪作餛飩。先以水煮。又以清飲煮過。停冷。吞二七枚。以粥送下。日一度。**消渴飲水**乾生薑末一兩。以鯽魚膽汁和丸梧子大。每服七丸。米飲下。**濕熱發黃**生薑時時周身擦之，其黃自退也。一方加茵蔯蒿尤妙。

暴赤眼腫 宗奭曰：用古銅錢刮薑取汁于錢唇點之，淚出。今日點，明日愈，勿疑。一治暴風客熱目赤睛痛腫者：臘月取生薑搗絞汁，陰乾，取粉入銅青末等分，每以少許沸湯泡，澄清溫洗，淚出妙。

舌上生胎 諸病舌胎，以布染井水抹，後用薑片時時擦之，自去。

滿後爛瘡 生薑自然汁頻頻漱吐，亦可為末搽之，甚效。

牙齒疼痛 老生薑瓦焙，入枯礬末同擦之。有人日夜呻吟，用之即愈。

喉痺毒氣 生薑二斤搗汁，蜜五合，煎勻。每服一合，日五服。

食鳩中毒 **食竹雞毒** **食鷓鴣毒** 方並服薑即解。

中萵苣毒 **中諸藥毒** **猘犬傷人** 並飲生薑汁即解。

虎傷人瘡 內服生薑汁，外以汁洗之，用白礬末傅上。

蝮蛇螫人 薑末傅之，乾即易。

蜘蛛咬人 炮薑切片貼之，良。

刀斧金瘡 生薑嚼傅，勿動，次日即生肉，甚妙。

閃拗手足 生薑、葱白搗爛，和麪炒熱，盦之。

跌撲傷損 薑汁和酒，調生麪貼之。

百蟲入耳 薑汁少許滴之。

腋下狐臭 薑汁頻塗

絕根

赤白癜風　生薑頻擦之良。

兩耳凍瘡　生薑自然汁。熬膏塗。

發背初起　生薑一塊炭火炙一層刮一層爲末。以豬膽汁調塗良。

疔瘡腫毒　方見白芷下。

諸瘡痔漏　久不結痂。用生薑連皮切大片。塗白礬末炙焦研細貼之勿動良。

產後血滯　冲心不下。生薑五兩水八升煑服。

產後肉線　一婦產後用力。垂出肉線長三四尺。觸之痛引心腹。欲絕。一道人令買老薑連皮三觔。擣爛。入麻油二觔。拌勻炒乾。先以熟絹五尺。折作方結。令人輕輕盛起肉線。使之屈曲作三團。納入產戶。乃以絹袋盛薑。就近熏之。冷則更換。熏一日夜縮入大半。二日盡入也。云此乃魏夫人秘傳怪病方也。但不可使線斷。斷則不可治。

脉溢怪症　有人毛竅節次。血出不止。皮脹如鼓。須臾目鼻口被氣脹合。此名脉溢。生薑自然汁和水各半盞。服即安

〔薑皮〕治浮腫脹痞滿和脾胃去臀。

〔附方〕拔白換黑　刮老生薑皮一大升。于久用油膩鍋內不須洗刷。固濟。勿令通氣。令精細人守

之文武火煎之不得火急自旦至夕即成矣研爲末援白後先以小物點蔴子大入孔中或先點鬚下然後援之以指撚入三日後當生黑者神效季卿用之有驗

葉 治食鱠成癥擣汁飲即消。

附方 打傷瘀血薑葉一升當歸三兩爲末溫酒服方寸匕日三。

乾薑 一名白薑以母薑洗淨晒乾置甕缸中釀三日乃成以白淨結實者良以炮黑用。性大熱味苦辛。久服目暗孕婦不可用。主治溫中開胃專散裏寒消痰下氣祛宿食逐風濕腑滿欬逆腸澼下痢腹痛中惡止血出汗破血去風通四肢關節配甘草取辛甘合化爲陽之義入五積散助散標寒治小腹冷痛入理中湯定寒霍亂止大便溏泄助附子以通經寒大有回陽之力君

參朮以溫中氣。更有反本之功。炮黑變爲苦溫發散之
性已去所以守而不移。引血藥入血分。氣藥入氣分。故
血虛氣冷者均宜用之吐血衂血。下血皆得效入逍遙
散。療血虛發熱有汗產後敗血過多。致肝虛發熱驟盛
用三分以溫肝經則表熱自解
附方脾胃虛冷不下食。積久羸弱成瘵者。用溫州白乾薑漿水煮透。取出焙乾。擣末陳廩米煮
粥飲。丸梧子大。每服三五十丸。白湯下。其效如神。脾胃虛弱飲食減少。易傷難化。無力。肌瘦。用乾
薑頻研四兩以白餳切塊。水溶過。入鐵銚溶化。和丸梧子大。每空心米飲下三十丸。頭運吐逆胃冷
生痰也。用川乾薑炮二錢半。甘草炒一錢二分。水一鍾半。煎減半服。累用有效。心脾冷痛暖胃消痰
二薑丸。乾薑高良薑等分。炮研末。米飲糊丸。梧子大每食後猪皮湯下。三十丸。心氣卒痛乾薑末米

飲服一錢。

陰陽易病 傷寒後婦人得病雖瘥未滿百日不可與男子合為病拘急手足拳腹痛欲死丈夫名陰易婦人名陽易速宜汗之即愈滿四日不可治也用乾薑四兩為末每用半兩白湯調服覆衣被出汗後手足伸即愈。

中寒水瀉 乾薑炮研末粥飲服二錢即効。

寒痢青色 乾薑切大豆大每米飲服六七枚日三夜一累用得效。

血痢不止 乾薑燒黑成性放冷為末每服一錢米飲下神效。

脾寒瘧疾 外臺用乾薑高良薑等分為末每服一錢水一盞煎至七分服。又乾薑炒黑為末臨發時以溫酒服三錢七。

冷氣欬嗽 結脹者乾薑末熱酒調服半錢或餳糖丸嚥。

欬嗽上氣 用合州乾薑炮皂莢炮去皮子及蛀者桂心紫色者去皮並擣篩等分鍊白蜜和擣三千杵丸梧子大每飲服三丸嗽發即服日三五服禁食葱麪油腥其効如神禹錫在淮南與李亞同幕府李每治人而不出方或請其客李曰凡人患嗽多進冷藥若見此方用藥熱燥必不肯服故但出藥即多效也試之信然。

虛勞不眠 乾薑為末湯服三錢取微汗出。

吐血不止 乾薑為末童子小便調服一錢良。

鼻衂

不止乾薑削尖煨塞鼻中卽止

齆鼻不通乾薑末蜜調塞鼻中

冷淚目昏乾薑粉一字炮湯點洗之

赤眼澀痛白薑末水調貼足心甚妙

目忽不見令人嚼母薑以舌日舐七次以明爲度

目中卒痛乾薑削圓滑內眥中有汁出拭之末盡更易

牙痛不止川薑炮川椒等分爲末摻之

斑豆厥逆斑豆服凉藥多手足厥冷脉微用乾薑炮一錢半粉甘草炙一錢半水二鍾煎一鍾服

癧疽初起乾薑一兩炒紫研末醋調傅四圍留頭目愈此乃東昌申一齋奇方也

瘰癧不斂乾薑爲末薑汁打糊和作劑以黃丹爲衣每日隨瘰大小入藥在內追膿盡生肉口合爲度如不合以蔥白汁調大黃末摻之卽愈

虎狼傷人乾薑末傅之

猘犬傷人乾薑末水服二七生薑汁服亦良并以薑汁熱熨之

蛇蠍螫人乾薑雄黃等分爲末袋盛佩之遇螫卽以傅之便定

山藥綱目作薯蕷一名藷蕷又名山芋又名山藷蒸過晒乾用以上白者爲佳畧入薑汁微炒甘藷功同交廣

多產懷慶氣香色白者良西產者次之性平味甘生者性凉熟則化凉爲溫所以古方特加一乾字其色純白專入肺部溫補而不驕微香而不燥循循有調肺之功治肺虛久嗽何其穩當因其味甘氣香用之助脾治脾虛腹痛怠惰嗜臥四肢困倦又取其甘則補陽所以能補中益氣溫養肌肉爲肺脾二臟要藥土旺生金金盛生水功效相仍故六味丸中用治腎虛腰痛滑精夢遺虛怯陽痿但性緩力微劑宜倍用主治人脾肺腎三經生擣貼癰硬毒能消散敷傷寒發頤及凍瘡甚妙同生蜜搗罨便毒立消

附方 補益虛損 益顏色補下焦虛冷小便頻數瘦損無力用薯蕷于沙盆中研細入銚中以酒一大匙熬令香旋添酒一盞攪令勻空心飲之每日一服 心腹虛脹 手足厥逆或飲苦寒之劑多未食先嘔不思飲食山藥半生半炒爲末米飲服二錢一日二服大有功效忌鐵器生冷 小便數多 山藥以礬水煮過白茯苓等分爲末每水飲服二錢 下痢噤口 山藥半生半炒爲末每服二錢米飲

下。痰氣喘急。生山藥搗爛半椀。入甘蔗汁半椀。和勻。頓熱飲之。立止。脾胃虛弱。不思飲食。山芋白术一兩。人參七錢半。爲末。水糊丸小豆大。每米飲下四五十丸。濕熱虛泄。山藥蒼术等分。飯丸米飲服。大人小兒皆宜。腫毒初起。帶泥山藥蓖麻子糯米等分。水浸研傅之。即散也。胯眼臀瘍。山藥沙糖同搗。塗上即消。先以麪塗四圍。乃上此藥。項後結核。或赤腫硬痛。以生山藥一挺。去皮。蓖麻子二個。同研。貼之如神。手足凍瘡。山藥一截。磨泥塗之。

山藥子

綱目作零餘子。山藥藤上所結子也。性濇。味甘。主治。補虛損。強腰脚。益腎。耐饑。

百合

一名蒜腦藷。有卷丹山丹。彷彿相似。蓋三種皆一類也。其花有白黄紅。功不同。其味有甜苦各異。以白黄花而甜者入藥。性平。味甘。主治。體瓣象肺。色白。性平。專入肺部。主治肺熱咳嗽。痰中帶血。必不可缺。至若肺勞嗽[illegible]

久痰火同薏米補肺收功擊其墮歸之神藥也取其味甘而不甜氣香而不竄又能補中益氣和合百脉蓋肺爲百脉之宗也服之令心氣權和安神益膽調養五臟皆在其中仲景定百合湯治傷寒壞證東垣製中和飲治百病用之爲君良有意也

附方

百合病 百合知母湯治傷寒後百合病行住坐臥不定如有鬼神狀已發汗者用百合七枚以泉水浸一宿明旦更以泉水煑取一升却以知母三兩用泉水二升煑一升同百合汁再煑取一升半分服 百合雞子湯治百合病已經吐後者用百合七枚泉水浸一宿明旦更以泉水二升煑取一升入雞子黃一個分再服 百合代赭湯治百合病已經下後者用百合七枚泉水浸一宿明旦更以泉水二升煑取一升却以代赭石一兩滑石三兩水二升煑取一升同百合汁再煑取一升半分再服 百合地黃湯治百合病未經汗

吐下者，用百合七枚，泉水浸一宿，明旦更以泉水二升，煮取一升，入生地黃汁一升，同煎取一升半，分再服。**百合變渴**病已經月，變成消渴者，白合一升，水一斗，漬一宿，取汁溫浴病人，浴畢食白湯餅。**百合變熱**者，用百合一兩，滑石三兩，為末，飲服方寸匕，微利乃良。**百合腹滿**作痛者，用百合炒為末，每飲服方寸匕，日二。**陰毒傷寒**百合煮濃汁，服一升良。**肺臟壅熱**煩悶欬嗽者，新百合四兩，蜜和蒸軟，時時含一片吞津。**肺病吐血**新百合擣汁，和水飲之，亦可煮食。**耳聾耳痛**乾百合為末，溫水服二錢，日二服。**拔白換黑**七月七日，取百合熟擣，用新瓷瓶盛之，密封，掛門上，陰乾百日，每拔去白者摻之，即生黑者也。**遊風隱疹**以楮葉摻動，用鹽泥二兩，百合半兩，黃丹二錢，醋一分，唾四分，擣和貼之。**瘡腫不穿**野百合同鹽擣泥，傅之良。**天泡濕瘡**生百合擣塗，一二日即安。**魚骨哽咽**百合五兩研末，蜜水調圍頸項，包住，不過三五次即下。

山丹

根性凉。味甘。主治瘡腫驚邪。女人崩中。

花性味同根。主治活血。其蕊傅疔瘡惡腫。

甘露子 一名草石蠶

根性平。味甘。主治浸酒除風破血。煮食治溪毒。焙乾主走注風。散血止痛。其節亦可擣末酒服。和五臟。下氣清神。

筍 俗字也。綱目作竹萌。今人多作笋。故從俗耳。竹類甚多。笋種不一。茲但取尋常日用者。可鮮食。可淡乾。可鹽曝。蔬食中美品也。性難熟。多煮以透為佳。生用作嘈味薟者棘人咽。須以灰湯煮過。再煮乃良。或以薄荷數片同煮亦佳。詩云。其蔌伊何。惟筍及蒲。禮云。加豆之實。筍菹魚醢。則筍之為蔬。尚之久矣。

諸竹筍 性微寒。味甘。諸笋皆發冷血及氣。同羊肝食。令人盲。主治益氣消渴。利水道。利膈下氣。化熱消痰爽胃。

苦竹笋 性寒。味苦甘。主治不睡。去面目并舌上熱黃。消渴。明目。解酒毒。理心煩悶。利水道。下氣化痰。風熱脚氣。蒸煑食之。乾者燒研入鹽。擦牙疳。

箽竹笋 主治止渴。清風熱。消腹脹。蒸煑炒食皆宜。

淡竹笋 主治消痰。除熱狂。壯熱頭痛頭風。妊婦頭旋顛仆。驚悸。溫疫迷悶。小兒驚癇天吊。

冬笋 筆笋 主治小兒痘疹不出。煑粥食之。解毒。有發生之義。

蕨菜 一二月生芽。拳曲狀如小兒拳。長則展開。其莖嫩時采取。以灰湯煑去涎滑。曬乾作蔬。味甘滑。亦可醋食。

其根紫色肉有白粉搗爛洗澄取粉可食詩云陟彼南山言采其蕨夷齊不食周粟以此爲飡

萁及根性寒味甘滑主治去暴熱利水道令人睡補五臟不足氣壅經絡筋骨間毒氣根燒灰油調傅蛇䗛傷

附方腸風熱毒蕨菜花焙爲末每服二錢米飲下

薇菜生麥田中原澤亦有即今野豌豆蔓生莖葉氣味皆似豌豆其藿作蔬入羹皆宜詩云采薇采薇薇亦柔止夷齊食以耐饑性寒味甘主治久食不饑調中利大小腸利水道下浮腫潤大腸

波菜綱目作菠薐一名赤根菜八九月種者可備冬食正二月種者可備春蔬其莖柔脆中空其葉綠膩柔厚直出一尖旁有兩尖似鼓子花葉之狀而長大其根長數寸大如桔梗而色赤味更甘美子有刺狀如蒺藜種時須硏開易淩長必過月朔乃生亦一異也并根性冷味甘滑多食令人脚弱發腰痛動

冷氣患脾冷者必破腹不與鯉魚同食發霍亂作久病
大腸澁滯不通及痔漏之人又宜常食之滑以養竅自
然通
利也主治利五臟通腸胃熱解酒毒開胸膈下氣調中
止渴潤燥根尤良

附方消渴引飲日子一石者菠薐根雞內金
等分爲末米飲服一錢日三

雍菜 蕹去聲與雍同北菜惟以壅成故名今江寧及江夏
人多啖之性宜濕地畏霜雪九月藏入土窖中三四
月取出壅以糞土即節節生芽一本可成一畦也蘇氏
如蔓而中空葉似菠菜須同豬肉煑令肉紫乃佳又以
編葦爲筏作小孔浮水上種子于水中則如萍根浮水
面及長成莖葉皆出葦筏孔中隨水上下則此菜水陸
皆可生
之也 性平味甘主治解野葛毒煑食之亦生擣服擣
汁和酒服治產難

莧菜 三月撒種六月以後不堪食老則抽莖五六尺開細
花成穗穗中細子與青葙子同九月收之細莧俗野

莧也。北人呼爲糠莧。葉莖細葉生則細子。俗呼青葙苗爲雞冠莧。亦可食。性冷。味甘利。多食動氣。令人煩悶。冷中損腹。不可與鱉同食。生鱉瘕。主治白莧補氣除熱。通九竅。赤莧主赤痢。紫莧殺蟲毒。治氣痢。六莧並利大小腸。治初痢。滑胎。五月五日收莧菜和馬齒莧爲細末。臨月妊婦服之易產。亦能下胎。

附方 產後下痢 赤白者用紫莧菜一握。切煮汁。入粳米三合。煮粥食之。立瘥也。小兒緊唇 赤莧搗汁洗之良。漆瘡搔痒 莧菜煎湯洗之。蜈蚣螫傷 取灰莧葉擦之即止。蜂蠆螫傷 野莧挼擦之。諸蛇螫人 紫莧搗汁飲。以滓塗之。射工中人 狀如傷寒。寒熱。發瘡偏在一處。有異于常者。取赤莧合莖葉。搗汁飲一升。日再服之。

子 主治青盲。明目。除邪。利大小便。去寒熱。久熱。益氣力。

不饑，輕身，治肝風客熱，白臀黑化。

附方 利大小便。莧實爲末半兩，分二服，新汲水下。

根 主治陰下冷痛，入腹則腫滿殺人，擣爛傳之。

附方 牙痛。莧根晒乾，燒存性，爲末，揩之；再以紅燈籠草根煎湯漱之。

馬齒莧菜 雖同莧類，而苗葉都不相似。一名五行草，以其葉青梗赤花黃根白子黑也。處處田野生之。柔莖布地，細細對生。六七月開細花，結小尖子，子如葶藶。人多采苗煮晒爲蔬，可醃蒸虀。一種生水中，亦可爲食。

性寒，味酸。多食寒滑。主治散血消腫，利腸滑胎，解毒通淋，產後虛汗，赤白帶下，破痃癖，止消渴，諸腫瘻疣，月擣揩之。飲汁治反胃，金瘡流血，用汁治緊唇面皰，解馬汗射工毒，塗之瘥。作膏塗濕癬白禿杖瘡。又主三十六種風，煮粥止痢及疳痢腸痛治癰瘡殺諸蟲生擣汁服當利下惡物去白蟲和梳垢封丁腫又燒灰和陳醋滓先灸後封之即根出又多年惡瘡百方不瘥或痛焮不已者擣爛傅之三兩遍即安

附方三十六

風結瘡馬齒莧一石水一石煑取汁入蜜蠟三兩重煎成膏塗之

諸氣不調馬齒莧煑粥食之

禳解疫氣六月六日采馬齒莧曬乾元旦煑熟同鹽醋食之可解疫癘氣

筋骨疼痛不拘風濕氣楊梅瘡及女人月家病先用此藥止疼然後調理乾馬齒莧一觔濕馬齒莧二觔五加皮半觔蒼朮四兩舂碎以水煎湯洗澡急用蔥薑擂爛沖熱湯三碗服之暖處取汁立時痛止也

脚氣浮腫心腹脹滿小便澀少馬齒莧和少粳米醬汁煑食之

男女瘧疾馬齒莧擣扎手寸口男左女右

產後虛汗馬齒莧研汁三合服如無以乾者煑汁

產後血痢小便不通

臍腹痛。生馬齒莧菜杵汁三合，煎沸，入蜜一合，和服。**小兒血痢** 方同上。**肛門腫痛** 馬齒莧葉三葉、酸草等分，煎湯熏洗，一日二次，有效驗。**痔瘡初起** 馬齒莧不拘鮮乾，煮熟急食之，以湯熏洗。一月內外，其孔閉即愈矣。**赤白帶下** 不問老稚孕婦悉可服。取馬齒莧擣絞汁三大合，和鷄子白二枚，先溫令熱，乃下莧汁，微溫頓飲之，不過再作即愈。**小便熱淋** 馬齒莧汁服之。**陰腫痛極** 馬齒莧擣傅之良。**中蠱欲死** 馬齒莧擣汁一升飲，幷傅之，日四五次。**腹中白蟲** 馬齒莧水煮一盌，和鹽醋，空腹食之。少頃白蟲盡出也。**緊唇面皰** 馬齒莧煎湯，日日洗之。**目中息肉** 淫膚、赤白膜。馬齒莧一大握洗淨，和芒硝末少許，綿裹安上，頻易之。**風齒腫痛** 馬齒莧一把，嚼汁漬之，即日腫消。**漏耳諸瘡** 治耳內外惡瘡，及頭瘡、肥瘡、𤸷瘡。黃馬散：用黃檗半兩、乾馬齒莧一兩，爲末傅之。**項上癧瘡** 外臺用馬齒莧陰乾燒研，臘猪脂和，以暖泔洗拭傅之。簡便治瘰癧未破，馬齒莧同靛花擣摻，日三次。**腋下胡臭** 馬齒莧杵，以蜜和作團，紙裹泥固半寸厚，日乾燒過研末，每以少許和蜜作餅，先以生布揩之，以葉夾脇下，令極痛，久忍，然後以手巾勒兩臂，日用一次，以瘥爲度。小兒火丹熱如火，遶臍即損人，馬莧擣塗。小兒臍瘡久不瘥者，馬齒菜燒研傅之。
豌豆斑瘡馬齒莧燒研傅之，須臾根逐藥出，不出更傅。丁瘡腫毒馬齒菜二分，石灰三
分，爲末，鷄子白和傅之。反花惡瘡馬齒莧一觔燒，研豬脂和傅。蛀腳臁瘡乾馬齒莧
研末，蜜調傅上，一宿其蟲自出，神効。足趾甲疽腫爛者，屋上馬齒莧、昆崙青木香、印城鹽等分和匀，
燒存性，入光明珠砂少許傅之。瘡久不瘥積年者，馬齒莧擣爛封之，取汁煎稠傅亦可。馬咬
人瘡入心者，馬齒莧煑食之。射工溪毒馬齒莧擣汁一升服，以滓傅之，日四五次良。毛
蟲螫人赤痛不止，馬齒莧搗熟封之，妙。蜂蠆螫人方同上。蜈蚣咬傷馬莧汁塗
之。小兒白秃馬齒莧煎膏塗之，或燒灰，豬脂和塗。身面瘢痕馬齒莧湯日洗二次。雜
物眯目不出，用東墻上馬齒莧燒灰，研細，點少許于眥頭，即出也。

子主治明目青盲白瞖除邪氣利大小腸去寒熱以一升擣末每以一匙用葱豉煑粥食或着米糝五味作羹食孟詵云常服延年益壽

附方 目中出淚或出膿用馬齒莧子家莧子各半兩爲末綿裹銅器中蒸熱熨大眥頭膿水出處每熨以五十度爲率久久自絕

苦蕒菜即苦菜也家栽者呼爲苦苣實一物也春初生苗有赤莖白莖二種其莖中空而脆折之有白汁胼葉似花蘿蔔葉而色綠帶碧花如初綻野菊一花結子一叢如茼蒿子花罷則收斂子上有白毛茸茸隨風飄揚落處則生 性寒味苦主治安心益氣聰察少臥夏三月最宜食之調十二經脉霍亂後胃氣煩逆久服强力輕身雖冷甚益人明目主諸痢熱渴血淋痔瘻惡瘡擣汁傅丁瘡殊

如取青苗陰乾，以備冬月用，爲末水調塗之。**洗痔**凡痔病宜用或鮮或乾煑至熟爛，連湯置器中，安一杌坐之，先熏後洗，冷則換，數次即愈。**點瘊子自落，傅蛇咬即愈，擣汁飲除面目及舌下黃，滴瘡上立潰。**

〔附方〕**血淋尿血**若蕒菜一把，酒水各半煎服。**血脉不調**若蕒菜曬乾爲末，每服二錢，溫酒下。**喉痺腫痛**野苦蕒擣汁半盞，燈心以湯浸捻汁半盞，和勻服。**對口惡瘡**野苦蕒擣汁一鍾，入薑汁一匙，和酒服，以渣傅，一二次即愈。**中沙虱毒**沙虱在水中，人澡浴則着人身，鑽入皮裏，初得皮上正赤，如小豆黍粟，摩之痛如刺，三日後寒熱發瘡毒，若入骨殺人，嶺南多此，即以茅葉刺去，以苦菜汁塗之佳。**壺蜂叮螫**苦蕒汁塗之良。

〔根〕**主治赤白痢及骨蒸，並煑服之，又治血淋，利小便。**

〔花子〕**主治安心神，去中熱、黃疸症。**蓮花子研細二錢，水煎服，日二次。

白苣菜又名生菜。與苦苣萵苣俱可生挼去汁鹽醋拌食亦可蒸茹。性寒。味苦。平素患冷氣人與產後俱不可食。又不可同酪食。主治補筋骨利五臟開胸膈擁氣通經脉解熱毒酒毒止消渴利大小腸令人齒白聰明少睡可煮食之。

附方魚臍瘡其頭白似腫痛不可忍先以針刺破頭及四畔以白苣滴孔中良。

萵苣菜有白紫二色正二月下種最宜肥地葉似白苣而尖色稍青剝皮生食味如胡瓜可糟食鹽晒壓實。謂之萵筍。性冷味苦主治利五臟通經脉開胸膈堅筋骨去口臭白齒牙明眼目通乳汁利小便殺蟲蛇毒功同白苣。

附方乳汁不通萵苣菜煎酒服。小便不通萵苣菜擣傅臍上即通。小便尿血同上方。甚効。沙蝨水毒萵苣菜擣汁塗之良蚰蜒入耳萵苣葉乾者一分雄黃一分。爲末。糊丸。棗核大。蘸生油塞耳中引出。百蟲入耳萵苣擣汁滴入自出也。

子入藥炒用主治下乳汁。通小便。治陰腫。痔漏下血。傷損作痛。

附方乳汁不飲萵苣子三十枚。研細酒服。又方。萵苣子一合。生甘草三錢。糯米粳米各半合煮粥頻食之。小便不通萵苣子擣餅。貼臍中。即通。腎黃如金萵苣子一合細研水一盞煎五分服。陰囊癩腫萵苣子一合擣末水一盞煎五五沸。溫服。閃損腰痛趂痛丸用白萵苣子炒三兩。白粟米炒一撮。乳香沒藥烏梅肉各半兩爲末。煉蜜丸彈子大。每嚼一丸。熱酒下。髭髮不生癬瘡疤上。不生髭髮。先以竹刀刮損。以萵苣子拘獼猴薑末。頻擦之。

水苦蕒菜性寒。味微苦辛。主治風熱上壅。咽喉腫痛。及項上風癧，以酒磨服。

紫菜生閩越海邊，大葉而薄，挼成餅狀，晒乾用。性寒，味甘。主治熱氣煩塞咽喉，煑汁飲之。癭瘤積塊腳氣者，宜常食之。多食令人腹痛，發氣，吐白沫，飲熱醋少許即消。

石花菜生南海砂石間，有紅白二色。以沸湯泡去砂屑，沃以薑醋食之，甚脆。又一種稍粗而似雞爪者，謂之雞腳菜。久浸煑皆化成膠凍，以醋薑拌食。性大寒，味甘鹹滑。主治去上焦浮熱。多食發下部虛寒。

鹿角菜生東南海中，登萊等處石厓間，長三四寸，大如鐵線，分丫如鹿角，紫黃色，晒乾用。以水洗醋拌，則脹起如新，久浸則化如膠。女人用以梳髮，黏而不亂。性大寒，味甘滑。不可久食，發冷痼。主治下熱風氣，療小兒骨蒸勞熱，解麪熱，服丹石人食之。

能下石力。

龍鬚菜生東南海邊石上。叢生無枝。狀如柳根鬚。長尺餘。白色。以醋浸食之。和肉蒸食亦佳。性寒。味甘。主治癭結熱氣。利小便。

睡菜夏月生池塘。葉似慈姑。根如藕條。采根以鹽菹食之。令人思睡。性寒。味甘微苦。主治心膈邪熱不得眠。

韭菜一名草鍾乳。又名起陽草。言其温補也。一種而久生。故謂之韭。可以根分。可以子種。一歲可四五割。其根不傷。收子者只可一次。八月開花成叢。收取醃藏供饌。謂之長生韭。言剪而復生也。九月收子。子黑而褊。須風處陰乾。勿令浥鬱。韭可生可熟。可醃可久。爲五辛之一。正月宜食。性温。味辛微酸濇。生辛濇熟甘酸。春食則香。夏食則臭。多食則能昏神暗目。酒後尤忌。熱病後十日內食之則發困。五月多食。乏氣力。冬月多食。動宿飲。吐水。不可與蜜及牛肉同食。主治生則辛而散血。熟則甘而補中。入足厥陰經。乃肝之菜也。肝病心病人。俱宜食之。補虛益陽。調和臟腑。令人能食。主吐血。唾血。衄血。尿血。婦人經脉逆行。打撲損傷。煮食充肺氣。除心腹痼冷。痃癖。止洩精。暖腰膝。止消渴。盜汗。擣汁服。治肥人中風失音。上氣喘急欲絕。胸痺刺痛如錐。解藥毒。肉脯毒。療狂狗咬人數發。塗諸蛇虺蝎蠆惡蟲毒。又灌初生小兒。吐去惡水惡血。永無諸病。治瘀血心痛。有食熱物及怒鬱。致死血留于胃口作痛者。宜用韭汁桔梗。加入藥中。開提氣血。有腎氣上攻。以致心痛者。宜用韭汁和五苓散爲丸。空心茴香湯下。蓋韭性急。能散胃口血滯也。一人冬月飲刮剜酒。自後食必屈曲方下。膈硬濇痛。此汚血在胃脘故也。以韭汁半盞細細冷咽。盡半觔而愈。瘀血反胃噎膈反胃以韭汁二盃。入薑汁牛乳各一盃。細細溫服。蓋薑汁下氣。

韭汁消血牛乳能解熱潤燥補虛也。一貧叟病噎膈食入則吐。胸中刺痛。以韭汁入鹽梅鹵少許細呷得入。漸加。忽吐稠涎數升而愈。韭汁和童便飲之能消散胃脘瘀血。**療產婦血運洗腸痔脫肛。**

【附方】**胸痺急痛** 詵曰胸痺痛如錐刺。不得俛仰。自汗出或徹背上。不治或至死。可取生韭或根五觔洗擣汁服之。**陰陽易病** 男子陰腫小腹絞痛頭重眼花宜猳鼠屎湯煑之。用猳鼠屎十四枚韭根一大把。水二盞煎七分去滓再煎二沸溫服。得汗愈。未汗再服。**傷寒勞復** 方同上。**卒然中惡** 擣韭汁灌鼻中便甦。**臥忽不寤** 勿以火照之但痛齧拇指甲際而唾其面則活取韭汁吹入鼻中。冬月則用韭根。**風忤邪惡** 韭根一把。烏梅十四箇吳茱萸炒半升。水一斗煑之。仍以病人櫛納入煑三沸。櫛浮者生沉者死。煑至三升。分三服。**喘息欲絕** 韭汁飲一升效。**夜出盜汗** 韭根四十九根。水二升煑一升頓服。**消渴引飲** 韭苗日用三五兩或炒或作羹勿入鹽。入醬無妨喫至十觔即住。極效。過清明勿喫。有人病此，引飲無度，得此方而愈。

喉腫難食 韭一把，擣熬傅之。冷即易。

水穀痢疾 韭葉作羹粥煠炒，任食之良。

脫肛不收 生韭一觔，切，以酥拌炒熟，綿裹作二包，更互熨之，以入為度。

痔瘡作痛 用盆盛沸湯，以器蓋之，留一孔，用洗淨韭菜一把泡湯中。乘熱坐孔上，先熏後洗，數次自然脫體也。

小兒胎毒 初生時，以韭汁少許灌之，即吐出惡水惡血，永無諸疾。

小兒腹脹 韭根擣汁，和猪肪煎服一合，間服一日取愈。

小兒患黃 韭根擣汁，日滴鼻中，取黃水。取效同上。

痘瘡不發 韭根煎湯服之。

產後嘔水 產後因怒哭傷肝，嘔青綠水。用韭葉一觔，取汁，入薑汁少許，和飲遂愈。

產後血運 韭菜切，安瓶中，沃以熱醋，令氣入鼻中，即省。

赤白帶下 韭根擣汁，和童尿露一夜，空心溫服取效。

鼻衄不止 韭根蔥根同擣，棗大，塞入鼻中，頻易兩三度即止。

五般瘡癬 韭根炒存性，擣末，以猪脂和傅之，數度愈。

金瘡出血 韭汁和風化石灰，日乾，每用為末傅之效。

刺傷中水 腫痛，煑韭熱搨之。

漆瘡作

痒韭葉杵傅猘狗咬傷七日當一發。三七日不發。乃脫也。急于無風處。以冷水洗淨。即服韭汁一盌。隔七日又一盌。四十九日共服七盌。須百日忌食酸鹹。一年忌食魚腥。終身忌食狗肉。方得保全。否則十有九死。徐本齋云。此法出肘后方。有瘋犬一日咬三人。止一人用此得活。親見有效。百蟲入耳韭汁灌之。即出。牙齒蟲䘌韭菜連根洗搗同人家地板上泥和塗痛處腮上。以紙蓋住。一時取下。有細蟲在泥上。可除根。又方。用韭根十箇。川椒二十粒。香油少許。以水桶上泥同搗。傅病牙頰上。良久有蟲出。數次即愈也。聤耳出汁韭汁日滴三次解肉脯毒凡肉密器蓋過夜者爲鬱肉。屋漏沾著者爲漏脯。皆有毒。搗韭汁飲之。食物中毒生韭汁服數升良。

子人藥揀淨蒸熟暴乾。簸去黑皮。炒黃用。得龍骨桑螵蛸。主漏精。性溫。味辛甘。主治夢中洩精。暖腰膝。治鬼交。補肝及命門。治小便頻數。溺血遺尿。女人白淫白帶。

附方夢遺溺白 藏器曰韭子每日空心生呑一二十粒鹽湯下。聖惠治虚勞傷腎夢中洩精用韭子二兩微炒爲末食前溫酒服二錢匕。虚勞溺精 用新韭子二升十月霜後采之好酒八合漬一宿以晴明日童子向南搗一萬杵平旦溫酒服方寸匕日再服之。夢洩遺尿 韭子一升稻米二升水一斗七升煑粥。取汁六升分三服。玉莖強中 玉莖強硬不痿精流不住時時如針刺捏之則痛其病名強中乃腎滯漏疾也用韭子破故紙各一兩爲末每服三錢水一盞煎服日三即甘 腰脚無力 韭子一升揀淨蒸兩炊久暴乾簸去黑皮炒黃搗粉安息香二大兩水煑一二百沸慢火炒赤色和搗爲丸梧子大如乾入少蜜每日空腹酒下三十丸以飯三五匙壓之大佳。女人帶下 及男子腎虛冷夢遺用韭子七升醋煑千沸焙研末煉蜜丸梧子大每服三十丸空心溫酒下。煙熏蟲牙 用瓦片煅紅安韭子數粒清油數點待烟起以筒吸引至痛處良久以溫水漱吐有小蟲出爲効未盡再熏

山韭菜 山中往往有之而人多不識形性亦與家韭相同但根白葉如燈心苗耳亦有野生水溼細長可食

皆一類也。性寒味辛鹹澁。主治宜腎。主大小便數。去煩熱治毛髮。奉親養老書。有山韭羹。用山韭四兩。鯽魚五兩。煮羹。下五味并麪食。云極補益脾胃氣。進飲食。

葱有數種。冬葱即慈葱。又名大官葱。謂其莖柔細而香。可以經冬。大官上供宜之。故有數名。漢葱一名木葱。其莖粗硬。故有木名。冬葱無子。漢葱春末開花成叢。青白色。其子味辛。色黑有皺文。作三瓣狀。收取陰乾。令勿浥鬱。可種可栽。莖白根鬚汁。性平。味辛。葉溫。主發散。多食昏人神。冬月宜食。不可過多。損鬚髮。發人虛氣上冲。五臟閉絶。爲其開骨節出汗之故也。正月食生葱。令人面上起遊風。生葱同蜜食。作下利。燒葱同蜜食。壅氣殺人。生葱同棗食。令人病。合犬雉肉食。多令人病血。服地黄常山。俱忌食之。凡用去青葉。只用莖白根頭。乃釋家五葷之一。生辛散。熟甘溫。外實中空。肺之菜也。肺病宜食之。肺主氣。外應皮毛。其合陽明。故所治之症。多屬太陰陽明。皆取其發散通氣之功。通氣故能解毒。及理血病。氣者血之帥也。氣通則血活矣。金瘡折損。血出痛不止者。用葱白砂糖等分。研封之。立止。葉亦可用。又葱管吹鹽入玉莖中。治小便不通及

山居本草卷三　菜部　九

妊婦轉脬危急者極有捷効又同黃柏煎湯洗瘡并治腫毒同蜜擣爛敷火丹甚効但不可同蜜食主治辛溫通竅專能發散通上下陽氣凡一切表邪之症大能發汗逐邪疏通關節蓋風寒濕氣感於皮膚經絡而未深入臟腑宜速去之開發毛竅放邪氣出路則榮衛通暢但發表之意用法不同須知溫熱寒凉皆能通表解散若外感風寒邪止在表加入麻黃羌活紫蘇白芷辛溫之劑專主發散若內蓄鬱熱邪遏在表加入寒凉與辛溫並用之劑一則清腸胃而祛積熱一則開玄府而逐鬱邪故有雙解通解之義若邪在半表半裏加入柴胡葛根苦凉之劑以和解之如用之無法留邪于內

則多事矣。又除肝中邪氣，安中，利五臟，霍亂轉筋，及奔豚脚氣，心腹痛，目眩，止心迷悶，利大小便，下痢下血，蝨積心痛，止大人陽脫陰毒腹痛，小兒盤腸內釣，婦人妊娠安胎，溺血，通乳汁，散乳癰，利耳鳴，塗猘犬傷，制蚯蚓毒，殺百藥毒，一切魚肉毒。

附方 感冒風寒 初起，即用葱白一握，淡豆豉半合，泡湯服之，取汗。傷寒頭痛 如破者，連鬚葱白半觔，生薑二兩，水煮溫服。時疾頭痛 發熱者，以連根葱白二十根，和米煮粥，入醋少許，熱食取汗即解。數種傷寒 初起一二日，不能分別者，用上法取汗。傷寒勞復 因交接者，腹痛卵腫，用葱白擣爛，苦酒一盞，和服之。風溼身痛 生葱擂爛，入香油數點，水煎，調用芎藭鬱金末一錢，服，取吐。妊娠傷寒 赤斑變為黑斑，尿血者，以葱白一把，水三升，煮熱服汁，食葱令盡，取汗。

六月孕動困篤難救者。葱白一大握。水三升煎一升去滓頓服。

胎動下血病痛搶心用葱白煑濃汁飲之。未死卽安。已死卽出。未効再服。一方加川芎。一方用銀器同米煑粥及羹食。

卒中惡死或先病或平居寢臥。奄忽而死。皆是中惡。急取葱心黃刺入鼻孔中。男左女右。入七八寸。鼻目血出卽甦。又法用葱刺入耳中五寸。以鼻中血出卽活也。如無血出卽不可治矣。相傳此扁鵲秘方也。

小兒卒死無故者。取葱白納入下部及兩鼻孔中。氣通或嚏卽活。

小兒盤腸內釣腹痛用葱湯洗兒腹。仍以炒葱擣貼臍上。良久。尿出痛止。

陰毒腹痛厥逆唇青卵縮六脉欲絶者。用葱一束。去根及青。留白二寸。烘熱。安臍上。以熨斗火熨之。葱壞則易。良久。熱氣透入。手足溫。有汗卽瘥。乃服四逆湯。若熨而手足不溫。不可治。

脫陽危症凡人大吐大泄之後。四肢厥冷。不省人事。或與女子交後。小腹腎痛。外腎搐縮。冷汗出厥逆。須臾不救。先以葱白炒熱熨臍。後以葱白三七莖。擂爛。用酒煑灌之。陽氣卽回。此華陀救卒病方也。

卒心急痛牙關緊閉欲絶。以老葱白五莖。去皮鬚擣膏。以匙送入咽中。灌以麻油四兩。但得下咽。即甦。少頃蟲積皆化黄水而下。永不再發。累得救人。**霍亂煩躁**坐臥不安。葱白二十莖。大棗二十枚。水三升。煎二升。分服。**蚘蟲心痛**用葱莖白二寸。鉛粉二錢。擣丸服之。即止。葱能通氣。粉能殺蟲也。**腹皮麻痺**不仁者。多煮葱白食之。即自愈。**小便閉**脹不治殺人。葱白三觔。剉炒帕盛二箇。更互熨小腹。氣透即通也。**大小便閉**擣葱白和酢。封小腹上。仍灸七壯。**大腸虛閉**匀氣散。用連鬚葱一根。薑一塊。鹽一捻。淡豉三七粒擣作餅。烘揜臍中。紮定良久。氣通即通。不通再作。**小兒虛閉**葱白三根。煎湯。調生蜜阿膠末服。仍以葱頭染蜜。插入肛門。少頃即通。**急淋陰腫**泥葱半觔。煨熱杵爛。貼臍上。**小便淋澀**或有白者。以赤根樓葱近根截一寸許。安臍中。以艾灸七壯。**小兒不尿**乃胎熱也。用大葱白切四片。以乳汁半盞同煎片時。分作四服。即通。不飲乳者服之。即飲乳。若臍四旁有青黑色。及口撮者。不可救也。**腫毒尿閉**因腫毒未潰。小便不通。用葱切入麻油煎至黑色。去葱取油。時塗腫處。即通。**水癊病腫**葱根白皮煑汁。服一盞。當下水出。病已困者。取根擣爛坐之。取氣水自下。**陰囊腫痛**葱白乳香擣塗。即時痛止腫消。又方。用煨葱入鹽杵如泥塗之。**小便溺血**葱白一握。鬱金一兩。水一升。煎二合。溫服。一日二次。**腸痔有血**葱白三觔。煑湯熏洗。立效。**赤白下痢**葱白一握。細切。和米煑粥。日日食之。**便毒初起**葱白炒熱。布包熨數次。乃用傅藥。即消。永類方。用葱根和蜜擣傅。以紙密護之。外服通氣藥即愈。**癰疽腫硬**烏金散。治癰癤腫硬無頭不變色者。米粉四兩。葱白一兩。同炒黑。研末。醋調貼。一伏時又換。以消為度。**一切腫毒**葱汁漬之。日四五度。**乳癰初起**葱汁一升。頓服即散。**疔瘡惡腫**刺破。以老葱生蜜杵貼。兩時。疔出。以醋湯洗之。神效。**小兒禿瘡**令泔洗淨。以羊角葱擣泥。入蜜和塗之。神效。**刺瘡金瘡**百治不效。葱煎濃汁。漬之甚良。**金瘡瘀血**在腹者。大葱白二十枚。蘇子三升。杵碎。水九升。煑一升半。頓服。當吐出膿血而癒。未盡再服。**血壅怪病**人偏身忽然肉出如錐。既痒且痛。不能飲食。名血壅。不速治。必潰膿血。以赤皮葱燒灰淋洗。飲豉湯數盞自安。**解金銀毒**葱白煑汁飲之腦破骨折蜜和葱白擣匀厚封立効。自縊垂死葱心刺耳鼻中有血出即甦。

【葉】主治煨研傅金瘡并打撲損傷。傳信方云取葱新折者爐火煨熱剝皮其間有涕便將罨傷處仍多煨續續易熱者連十數次即以熱葱并涕纒裹即安或鍋烙炒熱擣爛傅之亦可遇殺傷氣未絶者急用即活凡頭目重悶痛揷鼻耳即清。利五臟益目精鹽研傅蛇蟲傷及中射工溪毒。

【附方】水病足腫葱莖葉煮湯漬之日三五次妙。小便不通葱白連葉擣爛入蜜合外腎上即通。瘡傷風水腫毒取葱青葉和乾薑黃蘗等分煮湯浸洗立愈。蜘蛛咬瘡遍身生瘡青葱葉一莖去尖入蚯蚓一條在内待化成水取點咬處即愈。代指毒痛取萎黄葱葉煮汁熱漬之

【汁】性溫味辛滑主治溺血飲之解藜蘆及桂毒散瘀血

衄久不止。以汁滴鼻中。止衄止痛。治頭痛耳聾。消痔漏

解衆藥毒。能消玉化五石。仙方所用。

附方 鼻衄不止 方見上。 金瘡出血 不止。用葱炙熱。挼汁塗之。即止 火焰丹毒 從頭起者。生葱汁塗之。 痔瘻作痛 葱涎白蜜和塗之。先以木鱉子煎湯熏洗。其冷如冰。即效。一人若此。早間用此。午刻即安也。 解鉤吻毒 面青口噤欲死。以葱涕啖之。即解。

鬚 主治通氣。療飽食房勞。血滲入大腸。便血腸澼成痔。口乾。研末。每服二錢。溫酒下。

附方 喉中腫塞 氣不通者。葱鬚陰乾為末。每服二錢。入蒲州膽礬末一錢。和勻。每用一字。吹之。

花 主治心脾痛如錐刀刺。腹脹。用一升。同吳茱萸一升。水八合。煎七合。去滓。分三分。立效。

子主治明目。補中氣不足。益精。宣肺。

附方 眼暗。補中 蔥子半升為末。每取一匙。煎湯一升半。去滓。入米煮粥食之。亦可為末。蜜丸梧子大。食後米湯服一二十丸。日三服。

茖音格蔥 即山蔥。山原平地皆有之。生沙地。名沙蔥。生水澤。名水蔥。開白花。結子如小蔥頭。野人多采食之。性溫。味辛。佛家以茖蔥為五葷之一。主治除瘴氣。久食強志。益膽氣。主諸惡䖹。狐刺毒。山溪中沙蝨射工等毒。煮汁浸。或擣傅。大效。亦兼小蒜吳茰輩。不獨用也。

子主治洩精。

胡蔥 即蒜蔥也。種蒔以八月下種。五月收取。葉似蔥。而根似蒜。其味如薤。性溫。味辛。生則辛平。熟則甘溫。亦是葷物。久食傷神。令人多忘。損目。發痼疾。四月不宜食。食則令人氣喘。胡臭。䘌齒。人食之轉甚。主治溫中下氣。消穀進食。利五臟不足氣。殺蟲。療腫毒。軟堅。方術煮溪間白石爲糧。及煮牛馬驢骨令軟。皆用胡葱。又能化五石。消桂爲水。

附方 身面浮腫。小便不利。喘急。用胡葱十莖。赤小豆三合。消石一兩。以水五升。煑葱豆至熟。同擣成膏。每空心溫酒服半匙。

子 主治中諸毒肉。吐血不止。萎黃悴者。以一升。水煑冷。服半升。血定乃止。

薤 音械。又名藠喑子。處處有之。八月栽根。正月分蒔。宜肥土。數枝一本則茂而根大。葉似韭。韭葉中實而爲有劍脊。薤葉中空。似細葱而有稜。氣亦如葱。二月開細花。紫白色。根如小蒜。一本數顆。相依而生。五月葉青則掘之。否則肉不滿也。其根煑食。芼酒。糟藏。醋浸。皆宜。一種水晶葱。相似。不臭。亦其類也。白 性溫。味辛微苦滑。宜去青留白。白溫而青熱也。發熱病不宜食。四月不宜食生。食引涕唾。不可與牛肉同食。令人作癥瘕。主治。白者補益。赤者療金瘡。及風。生肌肉。少陰病厥逆泄痢。及胸痺刺痛。下氣散血。安胎。煑食耐寒。調中。補不足。止久痢冷瀉。除寒熱。去水氣。溫中散結氣。作羹食利病人。女人赤白帶下。骨哽。在喉不去。食之即下。諸瘡中風寒水氣腫痛。擣塗之。與蜜同擣。塗湯火傷甚速。生嚼。散結。吐瘕。安陸郭坦熱病後。遂能大餐。日食米飯一斛。五年家貧。求乞。一日大饑。至一圃。食薤并蒜二畦。便悶極臥地。吐一物如籠。漸漸縮小。有人撮飯于上。即消成水而病愈。蓋消食籠也。又按王楨云。老人常服最宜。然道家以爲五葷之一。忌食。

【附方】胸痺刺痛 張仲景括樓薤白湯。治胸痺痛徹心背。喘息欬唾。短氣。喉中燥痒。寸脉沉遲。關脉弦數。不治殺人。用括樓實一枚。薤白半升。白酒七升。煑二升。分二服。 千金治胸痺。半夏薤白湯。用薤白四兩。半夏一合。枳實半兩。生薑一兩。栝樓實半枚。㕮咀。以白截漿三升。煑一升。溫服。日三。肘后治胸痛瘥而復發。薤根五升。擣汁飲之。立瘥。截音在。酢漿也。

卒中惡死卒死。或先病。或平居寢臥。奄忽而死。皆是中惡。以薤汁灌入鼻中便省。

霍亂乾嘔不止者。以薤一虎口。以水三升。煑取一半。頓服。不過三作即已。

奔豚氣痛薤白擣汁飲之。

赤痢不止薤同黃蘗。煑汁服之。

赤白痢下薤白一握。同米煑粥。日食之。

小兒疳痢薤白生擣如泥。以粳米粉和蜜作餅。炙熟與食。不過三兩服。

產後諸痢多煑薤白食。仍以羊腎脂同炒食之。

妊娠胎動腹內冷痛。薤白一升。當歸四兩。水五升。煑二升。分三服。

鬱肉脯毒杵薤汁。服二三升良。

瘡犯惡露甚者殺人。薤白擣爛以帛裹煨熟。去帛傅之。冷即易換。亦可擣作餅。以艾灸之。熱氣入瘡。水出即瘥也。

手指赤色隨月生死。以生薤一把。苦酒煑熟。擣爛塗之。愈乃止。

疥瘡痛痒煑薤葉擣爛塗之。

灸瘡腫痛薤白一升。猪脂一斤。切。以苦酒浸一宿。微火煎。三上三下。去滓塗之。

手足瘑瘡生薤一把。以熱醋投

入。以封瘡上。取效。**毒蛇螫傷**薤白搗傳。**虎犬咬傷**薤白搗汁飲之。并塗之。日三服。瘥乃止。**諸魚骨硬**薤白搗柔。以繩繫中。吞到硬處。引之即出。**誤吞釵鐶**取薤白曝萎煑熟。切食一大束。釵即隨出。**目中風翳**作痛。取薤白截斷安膜上。令遍痛作復爲之。**咽喉中痛**薤根醋搗。傅腫處。冷即易之。

小蒜一名葷菜。爲五葷之一。錬形家以小蒜。大蒜。韭。芸薹。胡荽。爲五葷。道家以韭。薤。蒜。芸薹。胡荽。爲五葷。佛家以大蒜。興渠。慈葱。茖葱。爲五葷。興渠即阿魏也。雖各不同。然皆辛熱之物。生食增恚。熟食發婬。有損性靈。故絶之也。家蒜有二種。根莖俱小。而瓣少。辣甚者。小蒜也。根莖俱大。而瓣多。辛而帶甘者。大蒜也。又名葫。因張騫使西域帶歸。故名葫。以別之。中國本原有蒜。但差小耳。**根性溫味辛。有小毒。**三月勿久食。傷人志性。同生魚食。令人奪氣。陰核痛。脚氣風病人。及時病後。俱忌食。久食損目。**主治溫中理胃。下氣消穀。主霍亂腹中不安。除邪痺毒氣。溪毒。蠱毒。**夏子

山居本草卷三　菜部

蓋奇病方云人頭面上有光他人手近之如火熾者此中蠱也用蒜汁半兩和酒服之當吐出如蛇狀即安

煮食吐鷄瘕 李延壽南史云李道念病胃脘痛已五年丞相褚澄診之曰非冷非熱當是食白瀹鷄子過多也取蒜一升煮食吐出一物涎裹視之乃鷄雛翅足俱全褚曰未盡也更煮食令吐之凡十二枚而病愈

作虀治噎食 范曄後漢書云華陀見一人病噎食不得下令取餅店家蒜虀二升飲之立吐一蛇而食遂如常

擣傅蛇蟲沙蝨瘡塗丁腫甚良

葉 主治心煩痛解諸毒小兒丹疹

附方 時氣溼病 初得頭痛壯熱脉大即以小蒜一升杵汁三合頓服不過再作便瘥

霍亂脹滿 不得吐下名乾霍亂小蒜一升水三升煮一升頓服

霍亂轉筋 入腹殺人以小蒜鹽各一兩擣傅臍中灸七壯立止

積年心痛 不可忍不拘十年五年者隨手見效濃汁煮小蒜食飽勿着鹽用之有效再不發也

水毒中人 一名中溪一名中濕一名水病似射工而無物初得惡寒頭目微痛

旦醒暮劇。手足逆冷。三日則生蟲。食下不痒不痛。過六七日。蟲食五臟。注下不禁。以小蒜三升。煮微熱。大熱即無力以浴身。若身發赤斑文者。毋以他病治之也。**射工中人**成瘡者。取蒜切片貼瘡上。灸七壯。

止截瘧疾小蒜不拘多少。研泥。入黃丹少許。丸如芡子大。每服一丸。面東新汲水下。至妙。**陰腫如刺**汗出者。小蒜一升。韭根一升。楊柳根二斤。酒三升。煎沸。乘熱熏之。**惡核腫結**小蒜吳茱萸等分。擣傅即散。**五色丹毒**無常。及發足踝者。杵蒜厚薄頻易。**小兒白禿**頭上團團白色。以蒜切口揩之。**蛇蠍螫人**小蒜擣汁服。以滓傅之。**蜈蚣咬瘡**嚼小蒜塗之良。**蚰蜒入耳**小蒜洗淨。擣汁滴之。未出再滴。

山蒜又名澤蒜。石蒜。同一物也。但分于山澤石間不同耳。栽蒔小蒜。始自三種移成。故有此稱。亦有生于水中者。

性溫。味辛。主治積塊。及婦人血瘕。用苦醋磨傅多效。

澤蒜石蒜並溫補。利水。

大蒜綱目作葫，以其來自胡地也。處處種之，每顆六七瓣。初種一瓣，當年便成獨子。五月五日採之，入藥尤佳。至明年則復其本矣。其花中有子，亦作蒜瓣而小，亦可種之。大小二蒜俱以八月下種，春食苗，夏初食薹，五月食根，秋月收種。可生，可熟，可醋，可醬，皆宜。性大溫，味甘辛，有毒。久食傷肝損目，多食傷肺及膽，生痰助火昏神。四月八月食之傷神，令人喘悸。多食助陽行房傷肝，令人面無色。合青魚鮓食，令人腹內生瘡，腸中腫，又成疝瘕，發黃病。合蜜食殺人。凡服一切補藥，不可食之。能消肉麪爽口，北方人多食之，故患眼者亦多也。主治入肺胃，其氣薰烈，能通五臟，達諸竅，去寒濕，辟邪惡，消癰腫，化癥積肉食，下氣消穀，逐水，止霍亂轉筋腹痛，解瘟疫，療勞瘧，冷風冷痛，惡瘡，蛇蟲蠱毒，溪毒沙蝨，並擣貼之。熱醋浸經年者良。溫水擣爛服，治中暑不醒。又葉石林云：一僕暑月馳馬，忽仆地欲絕，王相教以大蒜及道上熱土各一握，研爛，以新汲水一盞

和取汁。决齒灌之。少頃即甦。擣貼足心。治鼻衂不止。一婦血衂。諸治不効。時珍敎以
上法。即時血止。和豆豉丸。治暴下血。通水道。同鯽魚丸。治水腫。
同黃丹丸。治瘧痢。妊痢。同乳香丸。治腹痛。擣膏傅臍。能
達下焦。消水。利大小便。泄瀉暴痢。納肛中。通幽門。關格
不通。吞消痃癖。每用數片。合皮截却兩頭吞之。名曰內灸。其病自消。灸傅散惡瘡
腫毒。有患毒瘡腫疼。號叫臥眠不得。人不能別者。取獨蒜頭兩顆。擣爛。麻油和。厚傅瘡上。乾即易之。屢用
救人。無不神効。紫極宮石記云。但是發背及癰疽惡瘡腫核初起有異。皆可灸之。不拘壯數。惟要痛者灸至不
痛。不痛者灸至痛極而止。疣贅之類。灸之亦便成痂自脫。其効如神。灸法云。癰疽初發。灸勝用藥。緣熱毒中鬲。
上下不通。必得毒氣發泄。然後解散。凡初發一日之內便用大獨頭蒜。切如小錢厚。貼頂上。灸之。三壯一易。大
槩以百壯爲率。一使瘡不開大。二使內肉不壞。三瘡口易合。一舉而三得之。但頭及項以上。切不可用此。恐引

山居本草卷三　菜部　三

氣上更生大禍也。又史源記蒜灸之功云：毋氏背痒作癢，有赤暈半寸，白粒如黍，灸二七壯，其赤隨消。信宿有赤流下長二寸，舉家歸咎于灸。外醫用膏護之，日增一暈。二十二日橫斜約六七寸，痛楚不勝。或言一尼病此得灸而愈，予奔問之。尼云：劇時昏不知人，但聞范奉議坐守灸八百餘壯方甦，約艾一篩。予亟歸，以炷如銀杏大灸十數，殊不覺，乃灸四旁赤處皆痛。每一壯燼則赤隨縮入，三十餘壯赤暈收退。蓋灸遲則初發處肉已壞，故不痛，直待灸到好肉方痛也。至夜則火焮滿背，瘡高阜而熱，夜得安寢矣。至曉如覆一甌，高三四寸，上有百數小竅，色正黑，調理而安。蓋高阜者毒外出也，小竅多毒不聚也，色正黑皮肉壞也。非艾火出其毒於壞肉之裏，則內逼五臟而危矣。庸醫傳貼涼冷消散之說，何可信哉。

附方背瘡灸法 凡覺背上腫硬疼痛，用溼紙貼尋瘡頭，用大蒜十顆、淡豉半合、乳香一錢細研，隨瘡頭大小，用竹片作圈圍定，填藥於內二分厚，著艾灸之。痛灸至痒，痒灸至痛，以百壯為率。與蒜錢灸法同功。

疔腫惡毒 用門臼灰一撮羅細，以獨蒜或新蒜薹染灰擦瘡口，候瘡自然出少汗，再擦少頃即消散也。雖發背癰腫，亦可擦之。

五色丹毒 無常色，及發足踝者。擣蒜厚傅，乾即易之。

關格脹滿 大小便不通，獨頭蒜燒熟去皮，綿裹納下部，氣立通也。

乾溼霍亂 轉筋，用大蒜擣塗足心，立愈。

水氣腫滿 大蒜、田螺、車前子等分，熬膏攤貼臍中，水從便漩而下，數日即愈。象山民人患水腫，一卜者傳此，用之有效。

山嵐瘴氣 生熟大蒜各七片，共食之，少頃腹鳴，或吐血，或大便泄，即愈。

瘧疾寒熱 肘后用獨頭蒜炭上燒之，酒服方寸匕。簡便用桃仁半片放內關穴上，將獨蒜擣爛罨之，縛住。男左女右，即止。隣嫗用此治人屢効。普濟方端午日取獨頭蒜煨熟，入礬紅等分，擣丸芡子大，每白湯嚼下一丸。

寒瘧冷痢 端午日以獨頭蒜十箇，黃丹二錢，擣丸梧子大，每服九丸，長流水下，甚妙。

泄瀉暴痢 大蒜擣貼兩足心，亦可貼臍中。

下痢噤口 及小兒泄痢。方並同上。

腸毒下血 蒜連丸，用獨蒜煨擣和黃連末為丸，日日米湯服之。

暴下血病 用葫蒜五七枚，去皮研膏，入豆豉擣丸梧子大，每米飲下五六十丸。無不愈者。

鼻血不止 服藥不應，用蒜一枚，去皮研如泥，作錢大餅子。厚一豆許。左鼻血出貼左足心。右鼻血出貼右足心。兩鼻俱出。俱貼之。立瘥。**血逆心痛**生蒜擣汁。服二升即愈。**鬼疰腹痛**不可忍者。獨頭蒜一枚。香墨如棗大。擣和醬汁一合。頓服。**心腹疼痛**法醋淺至二三年蒜。食至數顆。其効如神。**夜啼腹痛**面青。冷證也。用大蒜一枚。煨研日乾。乳香五分。擣丸芥子大。每服七丸。乳汁下。**寒濕氣痛**端午日。取獨蒜同辰紛擣塗之。**鬼毒風氣**獨頭蒜一枚。和雄黃杏仁研爲丸。空腹飲下三丸。靜坐少時。當下毛出即安。**狗咽氣塞**喘息不通。須臾欲絶。用獨頭蒜二枚。削去兩頭。塞鼻中。左患塞右。右患塞左。候口中膿血出。立効。**喉痺腫痛**大蒜塞耳鼻中。日二易之。**魚骨硬咽**獨頭蒜塞鼻中自出。**牙齒疼痛**獨頭蒜煨熱。切熨痛處。轉易之。亦主蟲痛。**眉毛動搖**目不能交睫。喚之不應。但能飲食。用蒜三兩。杵汁調酒飲即愈。**腦瀉鼻淵**大蒜切片。貼足心。取効止。**頭風苦痛**易簡方。用大蒜研汁嗃鼻中。聖濟錄。用大蒜七箇。去皮。先燒紅地。以蒜逐箇于地上。磨成膏子。却以僵蠶一兩。去頭足。安蒜上。碗覆一夜。勿令透氣。只取蠶研末。搐入鼻內。口中含水，甚効。**小兒驚風**總錄方同上。**小兒臍風**獨頭蒜切片安臍上，以艾灸之。口中有蒜氣即止。**小兒氣淋**宋寧宗為郡王時病淋，日夜凡三百起。國醫罔措。或舉孫琳治之。琳用大蒜、淡豆豉、蒸餅三物擣丸，令以溫水下三十丸。曰：今日進三服，病當減三之一，明日亦然，三日病除。已而果然。賜以千緡。或問其說。琳曰：小兒何緣有淋，只是水道不利，三物皆能通利故也。**產後中風**角弓反張，不語。用大蒜三十瓣，以水三升，煑一升，灌之即甦。**金瘡中風**角弓反張。取蒜一升，去心，無灰酒四升，煑極爛，幷滓服之。須臾得汗即瘥。**婦人陰腫**作痒。蒜湯洗之，効乃止。**陰汗作痒**大蒜、淡豉擣丸梧子大，硃砂為衣。每空腹燈心湯下三十丸。**小便淋瀝**或有或無。用大蒜一個，紙包煨熟，露一夜，空心新水送下。**小兒白禿**團團然。切蒜日日揩之。**閉口椒毒**氣閉欲絕者，煑蒜食之。**射工溪毒**獨頭蒜切三分厚，貼上灸之，令蒜氣射入即瘥。**蜈蝎螫傷**磨之即止。**蛇虺螫傷**孟詵曰：即時嚼蒜封之，六七易。仍以蒜一升，去皮，以

山居本草卷三　菜部

乳二升煑熟。空心頓服。明日又進。外以去皮蒜一升。擣細。小便一升。煑三四沸。浸損處。梅師用獨頭蒜、酸草。擣絞傅咬處。**脚肚轉筋** 大蒜擦足心令熱。即安。仍以冷水食一瓣。**食蟹中毒** 乾蒜煑汁飲之。**蛇瘕面光** 發熱如火炙。人飲蒜汁一盃。吐出如蛇狀。即安。

五辛菜 乃元旦立春。以葱蒜韭蓼蒿芥辛嫩之菜。雜和食之。取迎新之義。謂之五辛盤。杜工部詩。所謂春日春盤細生菜是也。**性溫。味辛。** 熱病後勿食之。多損目。**主治歲朝食之。助發五臟氣。溫中去惡。消食下氣。**

油菜 綱目作芸薹。以其易起薹也。須采薹食。則分枝必多。故名。九十月下種。生葉形色微似白菜。冬春採薹心為茹。三月則老不堪食。開小黃花。四瓣如芥花。結莢收子。亦如芥子。灰赤色。炒過榨油用。亦可燃燈。**莖葉 性溫。味辛。** 多食發膝病疾。先患腰脚者不可多食。食之加重。又損陽氣。發瘡及口齒痛。胡臭人不可食。又能生腹中諸蟲。道家特忌。以為五葷之一。**主治產後血風瘀血。乳癰。破癥**

瘕結血風遊丹腫。孫眞人云：予偶飲至夜，覺四肢骨肉夜。至曉頭痛，額角有丹如彈丸，腫痛至午通腫。目不能開，經日幾斃。予思本草芸薹治風遊丹腫。遂取葉擣傅，隨手即消。甚效。亦可擣汁服之。煑食治腰脚痺。擣葉傅女人吹奶。治瘭疽豌豆瘡。散血消腫。伏蓬砂。

【附方】赤火丹毒 方見上。

天火熱瘡 初起似痱，漸如水泡，似火燒瘡，赤色，急速能殺人。芸薹葉擣汁，調大黃、芒硝、生鐵衣等分，塗之。

風熱中毒 芸薹苗葉根、蔓菁根各三兩。爲末，以雞子青和貼之。即消。無蔓菁，即以商陸根代之，甚效也。

手足瘭疽 此疽喜着手足肩背，累累如赤豆，剝之汁出。用芸薹葉煑汁，服一升。幷食乾熟菜數頓。少與鹽醬。冬月用水研水服。

異疽似癰 而小有異。膿如小豆汁。今日去，明日滿。用芸薹擣熟。布袋盛，於熱灰中煨熟。更互熨之。不過三二度。無葉用乾者。

豌豆斑瘡 芸薹葉煎湯洗之。

血痢腹痛 日夜不止，以芸薹葉擣汁二合。入蜜一合，溫服。

腸

風下血。同上。

（子）性溫。味辛。主治行血滯。破結氣。消腫散瘀。治產難。有詩云黃金花結粟米實。細研酒下十五粒。靈丹功効妙如神。難產之時能救急。產後一切心腹氣血諸痛。祛夢遺。赤丹熱腫。金瘡血滯。能斷產。經水行後加入四物湯中服之。治小兒驚風。貼其項顖則引氣上出也。

（附方）蕓薹散　治產後惡露不下。血結衝心刺痛。將來纔過冒寒踏冷。其血必往來心腹間刺痛不可忍。謂之血母。并治產後心腹諸疾。產後三日。不可無此。用蕓薹子炒。當歸。桂心。赤芍藥等分。每酒服二錢。趂下惡物。

產後血運　蕓薹子。生地黃。等分為末。每服三錢。薑七片。酒水各半盞。童便半盞。煎七分。溫服。即甦。

補血破氣　追氣丸。治婦人血刺小腹痛不可忍。亦可常服。補血血虛。破氣氣塊甚效。用蕓薹子微炒。桂心各一兩。高良薑半兩。為末。醋糊為丸梧子大。每淡醋湯下五丸。

腸風臟毒下血　蕓薹子生

用甘草炙爲末，每服二錢，水煎服之。**頭風作痛**蕓薹子一分，大黃三分，爲末，以嗃鼻。**風熱牙痛**蕓薹子、白芥子、角茴香等分，爲末，嗃鼻，左嗃右，右嗃左。**小兒天釣**蕓薹子、生烏頭去皮尖各二錢，爲末，每用一錢，水調塗頂上，名塗頂散。**風瘡不愈**陳菜子油同穿山甲末熬成膏，塗之即愈。**熱癤腫毒**蕓薹子、狗頭骨等分，爲末，醋和傅之。**傷損接骨**蕓薹子一兩，小黃米炒二合，龍骨少許，爲末，醋調成膏，攤紙上貼之。**湯火傷灼**菜子油調蚯蚓屎搽之。**蜈蚣螫傷**菜子油傾地上，擦地上油摻之即好，勿令四眼人見。

白菜綱目作菘，有二種：一種莖圓厚微青，一種莖扁薄而白。其葉皆淡青白色。遼陽、燕、趙、安肅、揚州、鎮江所種者最肥大而厚，一本有重十餘觔者。南方之菘，畦內過冬。北方者多入窖內。燕京安肅園人又以馬糞入窖壅培，不見風日，長出苗葉皆嫩黃色，名曰黃芽菜，脆美無滓，真佳品也。子如油菜子而色灰黑。八月間下種，二月開黃花，如芥花，四瓣。三月結角，亦如芥。其菜作菹食尤良。**性涼，味甘。**宜與薑同食，不宜與甘草同食。

夏至前食發氣動疾有足疾者忌之氣虛胃冷亦宜少食主治和中通利腸胃消食下氣除胸中煩解酒渴利二便治瘴氣止熱氣嗽冬汁尤佳。

附方　小兒赤遊行於上下至心即死菘菜擣傅之即止。漆毒生瘡白菘菜擣爛塗之。飛絲入目白菜揉爛帕包滴汁三二點入目即出。

子　主治作油塗頭長髮塗刀劍不鏥。

附方　酒醉不醒菘菜子二合細研井華水一盞調為二服。

芥菜　有數種青芥似白菜有柔毛有大芥亦名皺葉芥大葉皺紋色尤深綠味更辛辣二芥宜入藥用有馬芥葉如青芥有花芥葉多缺刻如蘿蔔英有紫芥莖葉皆紫如蘇有石芥低小皆以八九月下種冬月食者俗呼臘菜春月食者俗呼春菜四月食者謂之夏芥芥心嫩薹謂之芥藍瀹食脆美三月開黃花四出結莢一二寸

子大如蘇子而色紫味辛。研末泡過。爲芥醬以佈肉食。辛香可愛。性溫味辛大葉者良、細葉有毛者不佳。煮食動風氣。生食發丹石毒。有瘡瘍痔疾便血者忌之。同兔肉食成邪病。同鯽魚食發水腫。主治

通肺豁痰。利膈開胃。除腎經邪氣。利九竅。明耳目。溫中

止咳逆下氣。除冷氣及頭面風。素問云。辛走氣。氣病人無多食辛。多則肉胝而唇褰。此類是矣。陸佃云。望梅生津。食芥墮淚。五液之自外至也。慕而垂涎。愧而汗出。五液之自內生也。

【附方】牙齦腫爛出臭水者。芥菜稈燒存性。研末頻傳之。即愈。飛絲入目青菜汁點之如神。漆瘡搔癢芥菜煎湯洗之。痔瘡腫痛芥葉搗餅。頻坐之。

【子】性熱味辛。多食昏目動火。泄氣傷神。主治溫中散寒。豁痰利竅。治

胃寒吐食。肺寒咳嗽。風冷氣痛。口噤唇緊。消散癰腫瘀

血。去一切邪寒瘧氣。喉痹。治風毒腫及麻痹。射工毒。擣

末醋和塗之。撲損瘀血腰痛腎冷。和生薑研塗貼之。又治心痛。酒調服之。研末作醬食香美。通利五臟。研末水調塗頂顖。止衄血。

附方　**感寒無汗**　水調芥子末。塡臍內。以熱物隔衣熨之。取汗出妙。　**身體麻木**　芥菜子末。醋調塗之。　**中風口噤**　舌本縮者。用芥菜子一升研。入醋二升煎一升。傅頷頰下効。　**小兒唇緊**　用馬芥子擣汁曝濃。揩破頻塗之。　**喉痺腫痛**　芥子末。水和傅喉下。乾則易之。　又用辣芥子研末。醋調取汁。點入喉內。待喉內鳴。却用陳麻骨燒烟吸入立愈。　**耳卒聾閉**　芥子末。人乳汁和。以綿裹塞之。　**雀目不見**　眞紫芥菜子。炒黑爲末。用羊肝一具分作八服。每用芥末三錢。捻肝上。笋箨裹定。煑熟。冷食。以汁送下。　**目中翳膜**　芥子一粒。輕手挼入眼中。少頃。以井華水雞子清洗之。　**眉毛不生**　芥菜子半夏等分爲末。生薑自然汁調搽。數次即生。　**鬼疰勞氣**　芥子三升研末絹袋盛入三斗酒中。七日溫服。一日三次。**熱痰煩運**方見白茶。**霍亂吐瀉**芥子擣細水和傅臍上。**反胃吐食**芥子末酒服方寸匕。日三服。**上氣嘔吐**芥子末蜜丸梧子大。井華水。寅時下七丸。申時再服。**臍下絞痛**方同上。**腰脊脹痛**芥子末調酒貼之立効。**走疰風毒**作痛用小芥子末和鷄子白塗之。**一切癰腫**猪膽汁和芥子末貼之。日三上。猪脂亦可。**癰腫熱毒**家芥子末同柏葉擣塗。無不愈者。大驗。得山芥更妙。**熱毒瘰癧**小芥子末醋和貼之。看消即止。恐損肉。**五種瘻疾**芥子末以水蜜和傅。乾即易之。**射工中人**有瘡。用芥子末和酒厚塗之。半日痛即止。**婦人經閉**不行至一年者。臍腹痛。腰腿沉重。寒熱往來。用芥子二兩為末。每服二錢。熱酒食前服。**陰證傷寒**腹痛厥逆。芥菜子研末。水調貼臍上。

白芥菜以八九月下種。冬生可食。至春深莖高二三尺。其葉花而有丫。如花芥葉。青白色。莖易起而中空。性脆。最畏狂風大雪。須謹護之。乃免折損。三月開黃花。香郁。結角如芥角。子大如粱米。黃白色。又有一種莖大而中實者尤高，其子亦大，此萊雖是芥類，迥然別種也，然入藥勝于芥子。性溫，味辛。熱病人不可食。

主治冷氣，安五臟，功與芥同。

子 性溫，味辛。痰在皮裏膜外及脇下，非白芥子莫能達。古方控延丹用之，正此義也。醫通云：凡老人若于痰氣喘嗽，胸滿懶食，不可妄投燥利之藥，反耗眞氣，宜三子養親湯治之。蓋白芥子白色主痰，下氣寬中；蘇子紫色主氣，定喘止嗽；蘿蔔子白種者主食，開痞降氣。各微炒研破，看所主爲君。每劑不過三四錢，用生絹袋盛入，煮湯飲之，勿煎太過，則味苦辣。若大便素實者，入蜜一匙；冬月加薑一片，尤良。主治利氣豁痰，除寒煖中，散腫止痛，治喘嗽反胃，痹木脚氣，筋骨腰節諸痛，發汗。面目黃赤，胸膈支滿，上氣多唾者，每用溫酒吞下七粒。又醋研傅射工毒，殺惡氣，遁尸飛尸，及暴風毒腫流四肢疼痛，燒烟及服，辟邪魅。入鎮宅方用。

【附方】反胃上氣：白芥子末，酒服一二錢。熱痰煩運：白芥子、黑芥子、大戟、甘遂、芒硝、硃砂等分爲末，糊丸梧子大，每服二十丸，薑湯下。名白薑丸。冷痰痞滿：黑芥子、白芥子、大戟、甘遂、胡椒、桂心等分爲末，糊丸梧子大，每服十丸，薑湯下。名黑芥丸。腹冷氣起：白芥子一升，微炒研末，湯浸蒸餅丸，小豆大，白薑湯吞十丸，甚妙。脚氣作痛：方見白芷。小兒乳癖：白芥子研末，水調攤膏貼之，以平爲期。防痘入目：白芥子末，水調塗足心，引毒歸下，令瘡疹不入目。腫毒初起：白芥子末，醋調塗之。胸脇痰飲：白芥子五錢，白朮一兩，爲末，棗肉和搗丸，梧子大，每白湯服五十丸。

諸葛菜 綱目作蕪菁，又名蔓菁，又名九英菘。武侯出師所止，令兵士種此者，取其初出甲可生啖，一也；葉舒可煮食，二也；久居則隨以滋長，三也；棄之不令惜，四也；回則易尋而采，五也；冬有根可食，六也。比諸蔬其利甚溥，至今蜀人呼爲諸葛菜。六月種者根大而葉蠹，八月種者葉美而根小，惟七月初種者根葉俱良。根長而白味辛微苦。莖粗葉大而厚，潤夏初抽莖，開黃花，四出如芥，結角亦如芥子，均圓似芥子而紫赤色，可長食。

性溫味辛微苦，主治利五臟，輕身益氣，常食通中，令人肥健，消食下氣，治嗽，止消渴，去心腹冷痛，及熱毒風腫，乳癰，妒乳寒熱。根同功。

【附方】預禳時疾 立春後遇庚子日，溫蔓菁汁，合家大小並服之，不限多少。一年可免時疾。

鼻中衄血 諸葛菜，生擣汁飲。

大醉不堪 連日病困者，蔓菁菜入少米煮熟，去滓，冷飲之良。

飲酒辟氣 乾蔓菁根二七枚，蒸三遍，碾末。酒後水服二錢，即無酒氣也。

一切腫毒 生蔓菁根一握，入鹽花少許，同擣封之，日三易之。肘后方：用蔓菁葉不中水者，燒灰，和蠟豬脂封之。

丁腫有根 用大鍼刺作孔，削蔓菁根如鍼大，染鐵生衣刺入孔中，再以蔓菁根、鐵生衣等分，擣塗于上，有膿出即易，須臾根出，立瘥。忌油膩、生冷、五辛、粘滑、陳臭。

乳癰寒熱 蔓菁根并葉，去土，不用水洗，以鹽和擣塗之。熱即換，不過三五炙即瘥。冬月只用根。此方已救十數人，須避風。女子妬乳生蔓菁根擣，和鹽醋漿水煑汁洗之，五六度。良文方：和鷄子白封之，亦妙。陰腫如斗生蔓菁根擣封之，治人所不能治者。豌豆斑瘡蕪菁根擣汁，挑瘡破塗之，三食頃根出矣。犬咬傷瘡重發者，用蔓菁根擣汁服之隹。小兒頭禿蕪菁葉燒灰，和脂傅之。飛絲入眼蔓菁菜揉爛，帕包滴汁三兩點即出也。

子性平。味苦辛。仙經云，九蒸九曬，擣末長服，可斷穀長生。蜘蛛咬者，恐毒入肉，擣末酒服，亦以油和傅之。園中無蜘蛛，是其相畏也。李蘋湖曰：其性可升可降，能汗能吐能下，能利小便，又能明目解毒，其功甚大，而世罕用之，何哉。夏初采之，炒過榨油，同麻油鍊熟，一色無異。西人多食之，點燈甚明，但烟亦損目耳。

主治明目。療黃疸，利小便。煑汁服，主癥瘕積聚。少少飲汁，治霍亂心腹脹。末服之，主目明。為油入面膏，去黑䵟皺紋。入丸藥服，令人肥健，尤宜婦人。壓油塗頭，能變蒜髮。

附方

明目益氣　蕪菁子一升，水九升，煮汁盡，日乾，如此三度，研細，水服方寸匕，日三。亦可研水和米煮粥食。

常服目明　使人洞視腸腑。用蕪菁子三升，以苦酒三升煮熟，日乾，研篩末，以井華水服方寸匕，日三。無所忌。抱朴子云：服盡一斗，能夜視有所見物。

青盲眼障　但瞳子不壞者，十得九愈。用蔓菁子六升，蒸之氣遍，合甑取下，以釜中熱湯淋之，乃曝乾。還淋，如是三遍，即收杵為末。食上清酒服方寸匕，日再服。

虛勞目暗　方同上法。

補肝明目　蕪菁子淘過一斤，黃精二斤，同和，九蒸九晒，為末，每空心米飲服二錢，日再服。又方：蔓菁子二升，決明子一升，和勻，以酒五升煮乾，曝為末，每服二錢，溫水調下，日二。

風邪攻目　視物不明，肝氣虛者。用蔓菁子四兩，入瓷瓶中，燒黑無聲，取出，入蛇蛻二兩，又燒成灰，為末。每服半錢，食後酒下，日三服。

服食辟穀　蕪菁子熟時采之，水煮三過，令苦味盡，曝，搗為末，每服二錢，溫水下。日三次。久可辟穀。

黃汗染衣 涕唾皆黃。用蔓菁子擣末，平旦以井華水服一匙，日再服，加至兩匙，以知為度。每夜以帛浸小便，逐日看之，漸白則瘥。不過服五升已來也。

小黃疸如金 睛黃，小便赤。用生蔓菁子末，熟水服方寸匕，日三服。

急黃黃疸 及內黃腹結不通，用蔓菁子擣末，水絞汁服，當得嚏，鼻中出黃水及下利則愈。以子壓油，每服一盞，更佳。

熱黃便結 用蕪菁子擣末，水和，絞汁服，少頃當瀉一切惡物，沙石草髮並出。

二便關格 脹悶欲絕，蔓菁子油一合，空腹服之即通，通後汗出勿怪。

心腹作脹 蔓菁子一大合，揀淨擣爛，水一升和研，濾汁一盞，頓服，少頃自利，或自吐，或得汗即愈。

霍亂脹痛 蕪菁子水煑汁飲之。

妊娠溺澀 蕪菁子末，水服方寸匕，日二服。

風疹入腹 身體強，舌乾硬，用蔓菁子三兩為末，每溫酒服一錢。

瘭疽發熱 疽着手足肩背，累累如米起，色白，刮之汁出，復發熱。用蕪菁子熟擣，帛裹展轉其上，日夜勿止。

骨疽不愈 愈而復發，骨從孔中出者，蕪菁子擣傅之，用帛裹定，日一易之。

小兒頭禿 蔓菁子末，和酢傅之，一日三上。

眉毛脫落 蔓菁子四兩，炒研，醋和塗之。
面黶痣點 蔓菁子研末，入面脂中，夜夜塗之，亦去面
皺。

蘿蔔 音羅北。綱目作萊菔，又名紫花菘，又名溫菘。六月下
種，秋采苗，冬掘根。春末抽高薹，開小花，紫碧色。初夏
結角，子大如大麻子，圓長不等，黃赤色。五月亦可再種。
其葉有大者如蕪菁，細者如花芥，皆有細柔毛。其根
有紅白二色，其狀有長圓二類。大抵生沙壤者脆而甘，
生瘠土者堅而辣。根葉皆可生可熟，可菹可醬，可豉可
醋，可糖可腊，可飯。乃蔬中之最有利益者。生食升氣，熟
食下氣。入脾肺腸胃三焦。久食滲血，令人髭髮白。能制
麪毒，搗爛作餺飥食之最佳。飽食亦不發。熟酥煎食之
下氣。凡人飲食過度，生嚼咽之便消。惟服地黃、何首烏
人不宜食，食之令人髭髮白。洞微志云：有人病狂，云夢
中見女子引入宮中令歌。有道士云：此犯大麥毒也。遂
以藥同蘿蔔治之果止。又鼻衄危甚，以自然汁和無灰
酒飲之即止。蓋血隨氣運，氣逆故血妄行，性能下氣而
酒導之故也。有中豆腐毒，百治不效，後飲蘿蔔湯而瘳。
又有逃難入石窟中，賊以烟熏之垂死，摸得其菜一束，

嚼汁嚥下卽安。此性溫。根味辛甘。葉味辛苦。不可與地黃何首烏同食。動氣。惟生薑可制之。法備急。不可不知。

主治利五臟。調關節。溫中寬胃。治肺痿吐血。止欬。利膈。及二便。生食止渴寬中。煮食化痰消導。下氣消穀。去痰癖。制麪毒。行風氣。及邪熱氣。同羊肉銀魚煮食。治勞瘦欬嗽。同猪肉食益人。生擣服治噤口痢。并衂血。主吞酸。化積滯。解酒毒。散瘀血。末服治五淋。丸服治白濁。煎湯洗脚氣。飲汁治下痢及失音。并烟熏欲死生擣塗打撲湯火傷。殺魚腥毒。治豆腐積。

附方

食物作酸 蘿蔔生嚼數片。或生菜嚼之亦佳。絕妙。乾者熟者鹽醃者及人胃冷者。皆不効。

反胃噎疾 蘿蔔蜜煎浸。細細嚼嚥良。

消渴飲水 獨勝散。用出了子蘿蔔三枚。淨洗切片。日乾爲末。每服二錢。煎豬肉湯澄清調下。日三服。漸增至三錢。生者擣汁亦可。或以汁煑粥食之。肺痿咳血蘿蔔和羊肉或鯽魚煑熟頻食。鼻衂不止蘿蔔擣汁半盞入酒少許熱服。并以汁注鼻中皆良。或以酒煎沸入蘿蔔再煎飲之。下痢噤口蘿蔔擣汁一小盞蜜一盞水一盞同煎早一服。午一服。日晡米飲吞阿膠丸百粒。如無蘿蔔。以子擂汁亦可。一方加枯礬七分同煎。一方只用蘿蔔菜煎湯。日日飲之。普濟方。用蘿蔔片不拘新舊染蜜噙之嚥汁味淡再換。覺思食以肉煑粥與食。不可過多。痢後腸痛方同上。大腸便血大蘿蔔皮燒存性。荷葉燒存性。蒲黃生用。等分爲末。每服一錢。米飲下。神效。腸風下血蜜炙蘿蔔。任意食之。昔一婦人服此有效。酒疾下血連旬不止。用大蘿蔔二十枚。留青葉寸餘。以井水入罐中煑十分爛入淡醋空心任食。大腸脫肛生蘿蔔擣實臍中束之覺有瘡即除。小便白濁生蘿蔔剜空留蓋入吳茱萸塡滿蓋定簽住糯米飯上蒸熟取去茱萸以蘿蔔焙研末糊丸梧子大。每服五十丸鹽湯下。日三服。沙石諸淋疼不可忍。用蘿蔔切片。蜜浸少時炙乾數次。不可過焦。細嚼鹽湯下。日三服。名瞑眩脊。遍身浮腫出了子蘿蔔。浮麥等分。浸湯飲之。脚氣走痛蘿蔔煎湯洗之。仍以蘿蔔晒乾爲末。鋪襪內。偏正頭風生蘿蔔汁一蜆殼。仰臥。隨左右注鼻中。神効。王荆公病頭痛。有道人傳此方。移時遂愈也。以此治人。不可勝數。失音不語蘿蔔生擣汁、入薑汁同服。喉痺腫痛蘿蔔汁。和皂莢漿服。取吐。同上。滿口爛瘡蘿蔔自然汁。頻漱去涎妙。烟熏欲死方見前、湯火傷灼生蘿蔔擣塗之。子亦可。花火傷肌方同上、打撲血聚皮不破者用蘿蔔莖葉擣封之。

〔子〕性平。味辛。主治長于利氣。生能升。熟能降。升則吐風痰。散風寒。發瘡疹。降則定痰喘欬嗽。調下痢後重。止內痛。逐痰有推墻倒壁之功。消食除脹。利大小便。研汁服吐風痰。同醋研消腫毒。

附方上氣痰嗽 喘促唾膿血。以萊菔子一合。研細。煎湯食上服之。 肺痰欬嗽 萊菔子半升。淘淨。焙乾炒黃爲末。以糖和丸芡子大。綿裹含之。嚥汁甚妙。 齁喘痰促 遇厚味即發者。蘿蔔子淘淨。蒸熟晒研。薑汁浸蒸餅丸菉豆大。每服三十丸。以口津嚥下。日三服。名清金丸。 久嗽痰喘 蘿蔔子炒。杏仁去皮尖炒。等分。蒸餅丸麻子大。每服三五丸。時時津嚥。 高年氣喘 蘿蔔子炒研末。蜜丸梧子大。每服五十丸。白湯下。 宣吐風痰 勝金方。用蘿蔔子末。溫水調服三錢。良久吐出涎沫。如是攤緩風者。以此吐後。用緊疎藥。疎後服和氣散。即瘥。 丹溪吐方。用蘿蔔子半升。擂細。以水一椀。濾取汁。入香油及蜜些須。溫服。後以桐油浸過晒乾鵞翎探吐。 中風口噤 蘿蔔子、牙皂莢各二錢。以水煎服。取吐。 小兒風寒 蘿蔔子生研末一錢。溫葱酒服之。取微汗大效。 風祕氣祕 蘿蔔子炒一合。擂水。和皁莢末二錢服。立通。 氣脹氣蠱 萊菔子研。以水濾汁。浸縮砂一兩。一夜炒乾。又浸又炒。凡七次。爲末。每米飲服一錢。如神。 小兒盤腸 氣通。用蘿蔔子炒黃。研末。乳香湯服半錢。 年久頭風萊菔子生薑等分擣取汁入麝香少許搐人鼻中即止。痰氣喘息蘿蔔子炒皂莢燒存性等分為末薑汁和煉蜜丸梧子大每服五七十丸白湯下。牙齒疼痛蘿蔔子十四粒生研以人乳和之左疼點右鼻右疼點左鼻。瘡疹不出蘿蔔子生研末米飲服二錢良。

胡蘿蔔八月下種苗如邪蒿肥莖有白毛辛臭如蒿不可食冬月掘根生熟皆可啖兼果蔬之用有黃赤二種開碎白花攢簇如傘與子俱似蛇床子花。性微溫味甘辛主治補中下氣利胸膈腸胃安五臟令人健食有益無損。

子主治久痢。

胡荽一名蒝荽俗作芫荽并也八月下種晦日尤良初生柔莖圓葉葉有花歧根軟而白冬春采之香美可食亦可作菹道家五葷之一故忌之立夏後開細花淡紫色成簇如芹花五月收子子如大麻子亦辛香六七月下種可竟冬食子葉皆可用生熟俱可宜肥地種之。性溫味辛微毒可和生菜食本是葷菜損人精神。胡臭、口臭、䘌齒，及脚氣、金瘡人，及服一切補藥，藥中有白术、丹皮者，皆不可食。又不可同斜蒿食。久食令人多忘，發痼疾。主治辛溫香竄，內通心脾，外達四肢，能辟一切不正之氣，痧疹瘡痍出不爽快者，作酒噴之立出。消穀進食，利大小腸，止頭痛，治腸風。用熱餅裹食甚良。合諸菜食，氣香，令人口爽，辟飛尸、鬼疰、蠱毒、魚肉毒。

【附方】痧瘡不快：用胡荽二兩，切，以酒二大盞煎沸沃之，以物蓋定，勿令洩氣，候冷去滓，微微含噴，從項背至足，令遍，勿噀頭面。熱氣結滯：經年數發者，胡荽半斤，五月五日采，陰乾，水七升，煮取一升半，去滓，分服，未瘥更服。春夏葉，秋冬根莖，並可用。孩子赤丹：胡荽汁塗之。面上黑子：蒝荽煎湯，日日洗之。產後無乳：乾蒝荽煎湯飲之，效。小便不通：胡荽二兩，葵根一握，水二升，煎一升，入滑石末一兩，分三四服。肛門脫出：胡荽切一升，燒烟熏之，即入。解中蠱毒胡荽根擣汁半升。和酒服立下。神效。**蛇虺螫傷**胡荽苗。合口椒等分。擣塗之。

子 性平。味辛酸。炒用。主治消穀能食。蠱毒。五痔及食肉中毒。吐下血。煮汁冷服。又以油煎。治小兒秃瘡發痘瘡疹殺魚腥。

附方 **食諸肉毒** 吐下血不止。痿黃者。胡荽子一升。煮令發裂。取汁冷服半升。日夜各一服。即止。

腸風下血 胡荽子和生菜。以熱餅裹食之。**痢及瀉血** 胡荽子一合。炒擣末。每服二錢。赤痢砂糖水下。白痢薑湯下。瀉血白湯下。日二。**五痔作痛** 胡荽子炒爲末。每服二錢。空心溫酒下。數服見効。**痔漏脫肛** 胡荽子一升。粟糠一升。乳香少許。以小口瓶燒烟熏之。**腸頭挺出** 秋冬擣胡荽子。醋煮熨之。甚効。**牙齒疼痛** 胡菜子即胡荽子。五升。以水五升。煮取一升。含漱。

芹菜 綱目作苦斳。有水旱二種。水芹生江湖陂澤之涯。旱芹生平地。亦有種之田園中者。二月生苗。其葉對節而生。似川芎。其莖有節稜而中空。其氣芬芳。五月開細白花。如蛇床花。楚人采以濟饑。其利不小。詩云觱沸檻泉。言采其芹。可生可熟。可醃可葅。食之俱宜。性平。味甘。和醋食損齒。有鱉瘕。不可食。赤芹害人。不可食。主治煩渴。崩中帶下。止血。去伏熱。殺石藥毒。擣汁服。去小兒暴熱。大人酒後熱。鼻塞身熱。去頭中風熱。利口齒。大小腸。五種黃病。

附方 小兒吐瀉。芹菜切細煑汁飲之。不拘多少。小便淋痛。水芹菜白根者。去葉擣汁。井水和服。小便出血。水芹擣汁。日服六七合。

旱芹 綱目作堇。黃花。有毛者不可用。性寒。味甘。主治除心下煩熱。主寒熱鼠瘻瘰癧。生瘡結核聚氣。下瘀血。止霍亂。與香薷同功。生擣汁半升服。能殺鬼毒。即吐出。洗馬毒瘡。并服之。又

塗蛇蝎毒及癰腫

附方 結核氣 堇菜日乾爲末，油煎成膏摩之，日三五度便瘥。 濕熱氣 旱芹菜日乾爲末，糊丸梧子大，每服四十丸，空心溫酒下。大殺百蟲毒。 蛇咬瘡 生杵堇汁塗之。

紫芹 又名赤芹，生水濱，葉似赤芍，青色，長三寸許，葉上黃斑，其汁可以制汞伏硃砂，擒三黃，號爲起貧草。花 性溫，味酸，主治大人小兒脫肛。收花二觔，曝乾爲散，加磁毛末七兩，同研細，塗肛上納入，即使人噀冷水於面上，即吸入腹中。每日一塗藥噀面，不過六七度即安矣。又以熱酒半升和散一方寸匕，空腹服之，日再服，加至二方寸匕爲度。五歲以下，即以半匙子汁和酒服，忌生冷。

馬芹 與芹同類而異種，處處卑濕地有之。三四月生苗，一本叢生如蒿，白毛蒙茸，嫩時可茹，葉似水芹。五六月開碎花，攢簇如小茴香花，青白色。結子亦如小茴子，故又名野茴香。性溫，味甘辛，主治益脾胃，利胸膈，去冷氣，作茹食。

子。性溫。味辛。主治溫中煖脾。治反胃。心腹脹滿。開胃下氣。消食。調味用之。炒研醋服。治卒心痛。令人得睡。

附方　慢脾驚風　馬芹子丁香白僵蠶等分爲末每服一錢炙橘皮煎湯下名醒脾散

香菜　綱目作羅勒處處有之須三月棗葉生時種之乃生否則不生常以魚腥水米泔水溝水澆之則香而茂不宜糞水園邊水側宜廣種之儉年可以濟用子大如蚤灰色而不光七月收之　性溫。味辛。又名蘭香　李東垣神功丸用之以治牙疼口臭云無則以藿香代之與諸菜同食味辛香能辟腥氣　主治調中消食。去惡氣。消水氣。宜生食。療齒根爛瘡。爲使用之甚良。患啘嘔者。取汁服半合。冬月用乾者煑汁。其根燒灰傅小兒黃爛瘡。辟飛尸鬼疰蠱毒。

附方　鼻疳赤爛　蘭香葉生灰二錢銅青五分輕粉二字爲末日傅三次　反胃欬噎

生薑四兩，搗爛，入蘭香葉一兩，椒末一錢，鹽和麪四兩，裹作燒餅，煨熟，空心喫。不過兩三度效。反胃，入甘蔗汁和之。

子 主治目翳及塵物入目，以三五顆安目中，少頃當濕脹，與物同出。爲末點之亦可。又主風赤眵淚。

附方 **目昏浮翳** 蘭香子，每用七箇，睡時水煎服之，久久有効也。**走馬牙疳** 小兒食肥甘，腎受虛熱，口作臭息，次第齒黑，名曰崩砂；漸至齦爛，名曰潰槽；又或血出，名曰宣露；重則齒落，名曰腐根。用蘭香子末、輕粉各一錢，蜜陀僧醋淬研末半兩，和勻，每以少許傅齒及齦上，立效。內服甘露飲。

白花菜 三月種之，柔莖延蔓，一枝五葉，葉大如拇指。秋開小白花，長蕊，結小角，長二三寸，其子黑色而細。性宜鹽葅食之。又一種黃花者，名爲黃花菜，形相同而性味亦同也。 **性** 微寒，味苦辛。主治下氣，煎湯洗痔，搗爛敷風濕痺痛，擂酒飲止瘧。

辣米菜綱目作焊菜音罕。生田園間小草也。冬月布地叢生。長二三寸。柔梗細葉。二月開細花。黃色。細結角長三分。角內有細子。可連根葉拔而食之。味極辛辣。朱文公飲後。輒以供蔬品。性溫。味辛。細切。以生蜜洗拌。或略汋食之。爽口消食。多食發久病。生熱。主治去冷氣。腹內久寒。飲食不消。食之令人能食。利胸膈。豁冷痰。止心腹痛。

莕菜與蓴一類二種也。並根連水底。葉浮水上。其葉似馬蹄而圓者蓴也。似蓴而微尖長者莕也。夏月俱開黃花。亦有白花者。結實大如棠梨。中有細子。江南人多食之。鳧喜食之。又名鳧葵。詩經作荇。性冷。味甘。主治消渴。去熱。利小便。擣汁服。療寒熱。擣傅諸腫毒。火丹遊腫。

附方 一切癰疽及痔瘡。用莕絲菜。或根。馬蹄草莖。或子。即蓴也。各取半碗。同苧蔴根五寸去皮以石器搗爛。傅毒四圍。春夏秋日換四五次。冬換二三次。換時以薺水洗之。甚效。 穀道生瘡。莕葉搗爛綿裹納之下部日三次。毒蛇螫傷牙入肉中痛不可堪者勿令人知私以荇葉覆其上穿以物包之一時折牙自出也。點眼去瞖荇絲菜根一錢半搗爛即葉加馬蹄開黃花者川練子十五箇膽礬七分石决明五錢皂莢一兩海螵蛸二錢各爲末同菜根以水一鍾煎一宿去滓一日點數次七日見効也。

蓴音純菜生湖澤中葉如荇菜而差圓形似馬蹄其莖紫色大如筯柔滑可羹同鱸魚煑羹更美雞湯同煑亦佳晉張翰臨秋風思鱸蓴味極滑美也性寒味甘滑多食性滑發痔擁氣不下損胃及齒和醋食令人骨痿。主治消渴熱痺熱疸厚腸胃安下焦逐水解百藥毒并蠱氣和鯽魚作羹食下氣止嘔多食壓丹石補大小腸虛氣不宜過多。

〔附方〕一切癰疽馬蹄草即蓴菜春夏用莖冬月用子就於根側尋取擣爛傅之未成即消已成

即毒散。用菜亦可。

頭上惡瘡以黃泥包豆豉煨熟取出爲末。以蓴菜油調傅之。

敷腫疔瘡馬蹄草又名缺盆草。大青葉臭紫草。各等分。搗爛。以酒一椀浸之。去滓溫服。三服立愈。

石蓴菜生南海附石而生。似紫菜。色青。性平。味甘。主治下水。利小便。風秘不通。五膈氣。并臍下結氣。煮汁飲之。

蔛菜所在有之。生水旁。葉似牛舌。獨莖而長。花青白色。亦堪蒸啖。同魚蒸食更美。性寒。味甘。主治暴熱喘息。小兒丹腫。

牛舌菜綱目作羊蹄。又名敗毒菜。又名禿菜。以治禿瘡名也。近水及濕地極多。葉長尺餘。似牛舌之形。入夏起薹開花結子。葉花一色。夏至即枯。秋深又生。凌冬不死。根長近尺。赤黃色。如大黃及葫蘿蔔形。爲茹滑美。根性寒。味苦。須先煮去苦水二三次。再作羹食。主治頭禿疥癬。除熱。女子陰蝕。浸淫疽痔。殺蟲。療蠱毒。治癬。新采者。磨醋塗。速効。殺一切蟲。醋磨貼腫毒。擣汁二三匙。入水半盞煎之。空腹溫服。治產後風秘殊効。

【附方】大便卒結羊蹄根一兩。水一大盞煎六分溫服。腸風下血敗毒菜根洗切。用連皮老薑各半盞。同炒赤。以無灰酒淬之。盌蓋少頃。去滓任意飲。喉痹不語羊蹄獨根者勿見風日及婦人雞犬。以三年醋研如泥。生布拭喉外令赤塗之。面上紫塊如錢大。或滿面俱有。野大黃四兩取汁。穿山甲十片燒存性。川椒末五錢。生薑四兩取汁和研。生絹包擦。如乾入醋潤濕。數次如初。累効。癧瘍風駮羊蹄草根。于生鐵上磨好醋。旋旋刮塗。硫黃少許更妙。日日用之。汗斑癜風羊蹄根二兩。獨科掃帚頭一兩。枯礬五錢。輕粉一錢。生薑半兩。同杵如泥。以湯澡浴。用手抓患處起粗皮。以布包藥著力擦之。暖臥取汗即愈也。乃鹽山劉氏方。北用硫黃者更妙。頭風白屑羊蹄草根杵。同羊膽汁塗之。永除。頭上白禿獨根羊蹄。勿見婦女雞犬風日。以陳醋研如泥。生布擦赤傅之。日一次。癬久不瘥簡要濟衆方用羊蹄根杵絞汁入輕粉少許和如膏塗之三五次即愈 永類方治癬經年者敗毒菜根獨生者即羊蹄根擣三錢入川百藥煎二錢白梅肉擂勻以井華水一盞濾汁澄清天明空心服之不宜食熱物其滓抓破擦之三次即愈 千金方治細癬用羊蹄根五升桑柴灰煮四五沸取汁洗之仍以羊蹄汁和礬末塗之

漏瘡濕癬浸淫日廣痒不可忍愈後復發出黃水羊蹄根擣和大醋洗淨塗上一時以冷水洗之日一次

疥瘡有蟲羊蹄根擣和豬脂入鹽少許日塗之

葉 性寒味甘滑主治小兒疳瘡殺魚毒作菜多食滑大腑止痒不宜過多食令人下氣連根爛蒸一盌治腸痔瀉血甚効

附方 懸癰舌腫咽生息肉羊蹄草煑汁熱含冷即吐之

實 主治赤白雜痢婦人血氣

山羊蹄菜綱目作羖蹄又名山大黃形似牛舌菜而味酸莖葉俱細其葉酸美人亦採食其英性寒味酸微苦主治暴熱腹脹生擣汁服當下利殺皮膚小蟲治疥癬痢去汗斑同紫萍擣擦數日即愈

【附方】瘭疽毒瘡肉中忽生點子如粟豆大者如梅李或赤或黑或青或白其中有核核有深根應心腫泡紫黑色能爛筋骨毒人臟腑殺人宜灸點上百壯以酸模葉薄其四面防其長也內服葵根汁其毒自愈

蒲筍綱目作香蒲又名蒲蒻又名蒲兒根叢生水際似莞而褊有脊而柔二三月苗采其嫩根瀹過作鮓一宿可食亦可爆食蒸食及晒乾磨粉食詩云其蔌伊何維筍及蒲是矣八九月收葉以為席亦可作扇性平味甘主治補中氣和血脈去熱燥利小便心下邪氣口中臭爛堅齒明目聰耳久服輕身耐老生啖止消渴擣

汁服，治妊婦勞熱煩躁，胎動下血。

〔附方〕妬乳乳癰，蒲黃草根擣封之，并煎汁飲，及食之。熱毒下痢，蒲根二兩，粟米二合，生煎服。日二次。

〔蒲黃〕即蒲花上黃粉也。破血消腫者，生用之；補血止血者，須炒用。以三重紙包，焙令色黃，蒸半日，再焙乾用之，妙。性平，味甘，主治入足厥陰經血分藥也，故能治血治痛。生則能行，熱則能止，與五靈脂同用，能治一切心腹諸痛，利小便，通經絡，崩中帶下，月候不調，下乳汁，止洩精，顛撲血悶，排膿瘡癤，遊風腫毒。

〔附方〕舌脹滿口，以蒲黃頻摻，即愈。又方，同乾薑末等分，乾搽，亦即安。重舌生瘡，蒲黃末傳之。不過三上瘥。肺熱衄血，蒲黃、青黛各一錢，新汲水服之。或去青黛，入油髮灰等分，生地黃汁調下。**吐血唾血**蒲黃末二兩，每日溫酒，或冷水服三錢，效。**老幼吐血**蒲黃末，每服半錢，生地黃汁調下。量人加減，或入髮灰等分。**小便出血**方同上。**小便轉胞**以布包蒲黃裹腰腎，令頭致地數次，即通。**金瘡出血**悶絕，蒲黃半兩，熱酒灌下。**瘀血內漏**蒲黃末二兩，每服方寸匕，水調下，服盡止。**腸痔出血**蒲黃末方寸匕，水服之，日三服。**小兒奶痔**蒲黃，空心溫酒服方寸匕，日三。**脫肛不收**蒲黃和豬脂傅，日三五度。**胎動欲產**日月未足者，蒲黃二錢，井華水服。**產婦催生**蒲黃、地龍洗焙、陳橘皮等分爲末，另收，臨時各炒一錢，新汲水調服，立產。此常親用，甚妙。**胞衣不下**蒲黃二錢，井水服之。**產後下血**羸瘦迨死，蒲黃二兩，水二升，煎八合，頓服。**產後血瘀**蒲黃三兩，水三升，煎一升，頓服。**兒枕血瘕**蒲黃三錢，米飲服。**產後煩悶**蒲黃方寸匕，東流水服，極良。**墜傷撲損**瘀血在內煩悶者，蒲黃末，空心溫酒服三錢。**關節疼痛**蒲黃八兩，熟附子一兩，爲末，每服一錢，涼水下，日一。**陰下濕癢**蒲黃末傅三四度瘥。聤耳出膿蒲黃末摻之。口耳大衄蒲黃阿膠炙各半兩每用二錢水一盞生地黃汁一合煎至六分溫服。急以帛繫兩乳止乃已。耳中出血蒲黃炒黑研末摻入。

〔滓〕蒲黃中篩出赤滓。名曰蒲萼也。主治。炒用澁腸。止瀉血之痢。

茭筍卽茭白。一名菰筍。又名菰菜。江湖陂澤中皆有之。生水中。葉如蒲葦輩。春末生白芽如筍。卽菰菜也。又謂之茭白。生熟皆可啖。甜美。其中心如小兒臂者。名菰手。晉張翰思吳中蓴菰。卽此也。性冷滑味甘。不可過食。惟服金石人相宜耳。主治利五臟邪氣酒皶面赤。白癩癧瘍。目赤熱毒風氣。卒心痛可鹽醋煮食之去煩熱。止渴除目黃利二便。止熱痢同鯽魚爲羹食開胃口。解酒毒壓丹石毒發。

〔菰手〕筍之大如小兒臂者性冷滑味甘。發冷氣。令人下焦寒。禁同蜜食。動痼疾。服巴豆人忌食。主治心胸中浮熱風氣。滋人齒。煮食止渴及小兒水痢。

根 性大寒。味甘。亦如蘆根。冷利更甚。主治腸胃痼熱。消渴。止小便利。擣汁飲之。燒灰和雞子白塗火燒瘡。

蘆筍 又名虇音拳。按毛萇詩疏云葦之初生曰葭未秀曰蘆。長成曰葦。葦偉大也。蘆色盧黑也。葭嘉美也。逆水嫩根如筍。可作蔬菜。雷公炮炙論序云益食加觴須煎朴蘆。註云用逆水蘆根并厚朴。二味等分。煎湯服。蓋甘能益胃寒能降火故也。蘆有數種性味皆同。故不多載。性寒。味甘。忌巴豆。主治膈間客熱。止渴。利小便。解河豚魚及諸魚蟹諸肉毒。

根 性味同。主治開胃清熱。止消渴。客熱噎噦。反胃嘔逆不下食。傷寒內熱。寒熱時疾。煩悶瀉痢。利小便。孕婦心熱。

附方 骨蒸肺痿不能食者。蘇遊蘆根飲主之。蘆根。麥門冬。地骨皮。生薑各十兩。橘皮。茯苓。各五兩。水二斗。煑八升。去滓。分五服。取汗乃瘥。勞復食復欲死。並以蘆根煑濃汁飲。嘔噦不止厥逆者。蘆根三觔。切。水煑濃汁。頻飲二升必効。若以童子小便煑服。不過三升愈。五噎吐逆心膈氣滯煩悶不下食。蘆根五兩。剉。以水三大盞。煑取二盞。去滓溫服。反胃上氣蘆根。茅根各二兩。水四升。煑二升。分服。霍亂煩悶蘆根三錢。麥門冬一錢。水煎服。霍亂脹痛蘆根一升。生薑一升。橘皮五兩。水八升。煎三升。分服。食狗肉毒心下堅或腹脹。口乾忽發熱妄語。蘆根煑汁服。中馬肉毒方同上。鯸鮧魚毒方同上。食蟹中毒方同上。中藥箭毒方同上。

莖葉 性味同。主治霍亂嘔逆。肺癰煩熱。癰疽。燒灰淋汁煎膏。餌惡肉。去黑子。并治金瘡。生肉滅瘢痕。

附方 霍亂煩渴 腹脹。蘆葉一握。水煎服。又方。蘆葉五錢。糯米二錢半。竹茹一錢。水煎。入薑汁蜜各半合。煎兩沸。時時呷之。 吐血不止 蘆荻外皮燒灰。勿令白。為末。入蚌粉少許。研勻。麥門冬湯服一二錢。三服可救一人。 肺癰欬嗽 煩悶發熱。心胸甲錯。葦莖湯用葦莖切二升。水二斗。煑汁五升。入桃仁五十枚。薏苡仁。瓜瓣各半升。煑取二升。服。當吐出膿血而愈。 發背潰爛 陳蘆葉為末。以葱椒湯洗淨。傅之神效。 癰疽惡肉 白炭灰。白荻灰等分。煎膏塗之。餌盡惡肉。以生肉膏貼之。亦去黑子。此藥只可留十日。久則不效。 小兒禿瘡 以鹽湯洗淨。蘆葦灰傅之

花 又名蓬蕽。性味同。主治霍亂。解中魚蟹毒。俱煑汁服。燒灰吹鼻止衄血。亦入崩中藥。

附方 乾霍亂病 心腹脹痛。蘆蓬茸一把。水煑濃汁。頓服一升。 諸般血病 水蘆花。紅

花、槐花、白鷄冠花、茅花、等分。水二鍾，煎一鍾服。

澤蘭 又名水香、都梁香、虎蘭、孩兒菊，根名地笋。可作蔬菜。生下地水旁。葉如蘭，二月生苗，赤節，四葉相植支節間。葉可作浴湯。

〔葉〕凡用細剉，以絹袋盛懸于屋南畔角上，令乾用。性溫，味苦辛。主治胎前產後百病，通九竅，利關節，生新血，破宿血，消癥瘕，通小腸，長肌肉，消撲損瘀血，衄血，吐血，頭風目痛，婦人勞瘦，男子面黃。治金瘡癰腫膿瘡。

〔地笋〕即根，如笋。性溫，味甘辛。主治利九竅，通血脈，排膿，理血，止鼻紅，吐血，產後心腹痛，產後可作蔬菜食之，甚佳。

〔子〕主治婦人三十六疾。

附方　產後水腫　血虛浮腫。澤蘭防已等分爲末，每服二錢，醋酒下。　小兒蓐瘡　嚼澤蘭心封之良。　瘡腫初起　澤蘭擣封之良。　損傷瘀腫　方同上。　產後陰翻　產後陰戶燥熱，遂成翻花。澤蘭四兩煎湯熏洗二三次，再入枯礬煎洗之即安。

海帶菜　同肉煑食甚佳。　性寒味醎　宜多浸去醎味煑爛。　主治催生，治婦人病，療風，下水，散結氣，消癭瘤，頸下硬核痛。

木耳　一名木檽，而軟二音。又名木菌，窘捲二音。又名樹鷄，又名木蛾。生于朽木之上，無枝葉，乃濕熱餘氣所生。曰耳曰蛾，象形也。曰檽，以濕軟者佳也。曰鷄，因味似也。各木皆生，其良毒亦必隨木性，不可不審。然今貨者亦多雜木，惟桑柳楮榆之耳爲多云。　性平味甘有小毒　單耳古槐桑樹上者良，柘木次之。其餘樹上多動風氣，發痼疾。惡蛇蟲過者有毒。楓樹上者令人笑不止。色變者、夜視有光者、欲爛不生蟲者皆有毒，並擣冬瓜蔓汁解之。又赤色者及仰生者皆不可食。　主治益氣不饑，輕身强志，治痔諸藥不効者，用煑羹常食自愈。

附方　眼流冷淚木耳一兩燒存性，木賊一兩，爲末，每服二錢，以清米泔煎服。　血疰脚瘡桑耳、楮耳、牛屎菰各五錢，胎髮灰男用女，女用男三錢，研末，油和塗之，或乾塗之。　崩中漏下木耳半觔，炒見烟爲末，每服二錢一分，頭髮灰三分，共二錢四分，以應二十四氣，好酒調服出汗。　新久洩痢乾木耳一兩炒，鹿角膠二錢半炒，爲末，每服三錢，溫酒調下，日二。　血痢下血木耳炒研五錢，酒服，亦用井華水服，或以水煑鹽醋食之，以汁送下。　一切牙痛木耳、荊芥等分，煎湯頻漱。

桑耳　主治黑者，治女人漏下赤白血病，癥瘕積聚，陰痛陰陽寒熱，月水不調。其黃熟陳白者，止久洩。其金色者，治癖飲，腹痛，金瘡，產後血凝，男子痃癖，止血衄，腸風瀉白，心腹痛，利五臟，宣腸胃氣，排毒氣，壓丹石人發熱，和葱豉作羹食。

【附方】少小鼻衄。小勞輒出。桑耳熬焦擣末。每發時以杏仁大塞鼻中。數度即可斷。五痔下血。桑耳作羹。空心飽食。三日一作。待孔卒痛如鳥啄狀。取大小豆各一升合擣。作兩囊蒸之。及熱更互坐之。即瘥。脫肛瀉血不止。用桑黃一兩。熟附子一兩。爲末。煉蜜丸梧子大。每米飲下二十丸。血淋疼痛。桑黃、槲白皮各二錢。水煎服。日一次。月水不斷。肉色黃瘦。血竭暫止。數日復發。小勞輒劇。久疾失治者。皆可服之。桑黃焙研。每服二錢。食前熱酒下。日二服。崩中帶下。桑耳炒黑。爲末。酒服方寸匕。日三服。取效。赤白帶下。桑耳切碎。酒煎服。遺尿且澀。桑耳爲末。每酒下方寸匕。日三服。留飲宿食。桑耳二兩。巴豆一兩。去皮。五升米下蒸過。和棗膏擣丸麻子大。每服一二丸。取利止。心下急痛。桑耳燒存性。熱酒服二錢。瘰癧潰爛。桑黃菰五錢。水紅豆一兩。百草霜三錢。青苔二錢。片腦一分。爲末。鷄子白調傅。以車前、艾葉、桑皮煎湯洗之。甚妙。咽喉痺痛。五月五日收桑上木耳，白如魚鱗者，臨時焙擣碎，綿包彈子大，蜜湯浸含之，立效。**面上黑斑**，桑耳研，每食後熱湯服一錢，二月愈。**足趾肉刺**，先以湯浸，刮去一層，用黑木耳貼之，自消爛不痛。

槐耳 主治五痔，脫肛，下血，心痛，婦人陰中瘡痛，治風破血。

附方 **腸痔下血** 槐樹上木耳為末，飲服方寸匕，日三服。**崩中下血** 不問年月遠近，用槐耳燒存性，為末，每服方寸匕，溫酒下。**產後血疼** 欲死者，槐鷄半兩為末，酒濃煎，飲服之，立愈。**蚘蟲心痛** 槐木耳燒存性，為末，水服棗許，若不止，飲熱水一升，蚘蟲立出。**月水不調** 勞損黃瘦，暫止復發，小勞輒劇者，槐蛾炒黃、赤石脂各一兩，為末，食前熱酒服二錢，桑黃亦可。**臟毒下血** 槐耳燒一兩，乾漆燒一兩，為末，每服一錢，溫酒下。

榆耳 八月采之 主治令人不饑。

附方服食方淮南萬畢術云八月榆檽以美酒漬曝同青粱米紫莧實蒸熟爲末每服三指撮酒下令人辟穀不饑。

柳耳主治。補脾理氣。

附方反胃吐痰柳樹簟五七箇煎湯服即愈。

柘耳又名柘黃主治肺癰咳唾膿血腥臭不問膿成不成用一兩研末同百藥霜二錢糊丸梧子大米飲下三十丸效。

楊櫨耳出南山主治老血結塊破血止血煑服之。

石耳生山石崖上遠望如烟天台四明黃山廬山河南宣州巴西俱多狀如地耳有沙洗去泥土作茹勝于木耳佳品也性平。味甘。主治。久食益色。至老不改。令人不饑。大小便少。明目益精。

（附方）瀉血脫肛石耳五兩炒。白枯礬一兩。蜜陀僧五錢爲末。蒸餅丸。梧子大。每服米飲下二十丸。

地耳一名地踏菰。亦石耳之屬。生于濕地者也。狀如木耳。春夏雨中便生。雨後即急採之。作茹甚佳。見日便乾化矣。性寒。味甘。主治明目益氣。令人有子。

杉菌積年杉木上生。狀若菌。采無時。性微溫。味甘辛。主治。心脾氣痛及暴心痛。

皂莢菌生皂莢樹上。木耳也。不堪食。采得焙乾備用。性溫。味辛。有毒。主治積垢作痛。泡湯飲之。微泄效。未已再服。又治腫毒初起。磨醋塗之良。

附方 腸風瀉血 皂莢樹上蕈。瓦焙爲末。每服一錢。溫酒下。

香蕈 品類不一。陳仁玉著菌譜甚詳。以浙江台溫處州爲佳。味香美可茹。性溫。味甘。微毒。主治益氣不饑。治風破血。松蕈治溲濁不禁。食之有效。

天花蕈 又名天花蕈。出山西五臺山。形如松花而大。香味如蕈。白色。茹食甚美。有損無益。性溫。味甘。有毒。以所出之處多蛇故也。主治益氣殺蟲。

蘑菰蕈 出山東淮北諸處。埋桑楮諸木于土中。澆以米泔。待菰生采之。長二三寸。本小末大。白色柔軟中空。狀如未開玉簪花。俗名雞腿蘑菰。一種狀如羊肚。有蜂窠眼者。名羊肚菜。五臺關東皆産。性溫。味甘。有毒。動氣發病。不可多食。主治益腸胃。化痰理氣。

竹蕈 一名竹肉。生朽竹根節上。狀如木耳。紅色。性寒。味甘鹹。生苦竹上者有大毒。不用。主治一切赤白痢。和薑醬食之。苦竹肉。灰汁煉過。三次食殺三蟲毒邪氣破老血。

鷄從蕈 出雲南。生沙地。高脚繖頭。土人采烘寄遠。以充方物。點茶烹肉皆宜。氣味皆似香蕈。**主治益胃清神。治痔。**

土菌 一名杜蕈。凡從地中出者。皆主瘡疥。牛糞上黑菌尤佳。若燒地上經秋雨生重臺者。名仙人帽。大主血病。

性寒味甘有毒 惟生桑槐樹上者良。生田野中者有毒。殺人。又多發冷氣。令人腹中微微痛動痔疾。令人昏昏多睡無力。凡蕈冬春無毒。夏秋有毒。因蛇蟲從下過也。夜中有光者。欲爛無蟲者。煑之不熟者。煑乾照人無影者。上有毛下無紋者。仰卷赤色者。並有毒殺人。中其毒者。地漿及屎汁解之。菌譜云。杜菌生土中。與山中鵞膏蕈相亂。凡中其毒者。必笑不止。解之以苦茗白礬。**主治燒灰傅瘡疥。**

附方　疔腫 黑牯牛拋糞石上。待生菌子焙乾。豨薟草等分爲末。以竹筒去兩頭。緊縛合住疔上。用水和末一錢入筒內。少頃沸起則根拔出。未出再作二三次。

甜菜 綱目作菾菜。又名莙薘菜。正二月下種。宿根亦自生。葉青白色。似白菜葉而短。莖亦相類。但小耳。生熟皆可食。作鮓蒸亦香美。夏盛冬枯。其莖燒灰淋汁洗衣甚白。四月開細白花。細子狀如茱萸梂。而輕虛土黃色。內有細子。根白。 性寒滑。味甘苦。多食動氣。先有腹冷病食必破腹。 主治補中下氣。理脾氣。去頭風。和五臟。擣汁服。主冷熱痢。時行壯熱。解風熱毒。夏月以菜作粥食。解熱止熱毒痢。煎湯飲。開胃通心膈。宜婦人。擣爛傅灸瘡。止痛。又止血生肌。及諸禽獸傷。傅之立愈。

根 性平。味甘。主治通經脈。下氣開胸膈。

子 主治煮半生擣汁服。治小兒熱。醋浸揩面。去粉滓。

附方 痔瘻下血 莙薘子。蕓薹子。荊芥子。芫荽子。萵苣子。蔓菁子。蘿蔔子。葱子等分。以大鯽魚一

個去鱗腸裝藥在內縫合入銀石器內上下用火煉熟放冷爲末每服二錢米飲下日二服

東風菜 先春而生故有此號又名冬風言得冬氣也生平澤莖高二三尺而紫葉似杏葉而長極厚軟上有細毛同肥肉作羹食香如馬蘭味如酪美 性寒味甘主治風毒壅熱頭痛目眩肝熱眼赤堪入羹臛食

薺菜 有大小數種小薺葉花莖扁味美其最小者名沙薺也大薺科葉皆大而味不及其根有毛者名菥蓂味不甚佳並以冬至後生苗二三月起莖五六寸開細白花整整如一結莢如小萍而有三角莢內細子如葶藶子四月收之 性溫味甘主治利肝和中利五臟根治目痛明目益胃根葉燒灰治白痢極效

附方 暴赤眼 痛脹磣澀薺菜根杵汁滴之 眼生瞖膜 薺菜和根莖葉洗淨焙乾爲細末每夜臥時先洗眼挑末米許安兩大眥頭澀痛忍之久久膜自落也 腫滿腹大 四肢枯瘦尿澀

一用甜葶藶炒。薺菜根等分爲末，煉蜜丸，丸彈子大，每服一丸，陳米湯下。只二三丸，小便清，十餘丸腹如故。

子 患氣人食動冷氣，不可與麪同食。服丹石人不可食。羹粥作餅皆可食。主治明目，目痛青盲不見物，補五臟不足，祛腹脹風毒邪氣，治壅去瞖。解熱毒。久服視物鮮明。

花 主治布席下辟蟲。又辟蚊蛾。陰乾研末，棗湯日服二錢，治久痢。

大薺菜 綱目作菥蓂，音錫覓。與薺同一物，但分大小耳。有毛，其子功用相同，味甘，花白。即甜葶藶也。性平。味甘。主治和中益氣，利肝明目。

子 性微溫。味辛甘。得蔓荊子、細辛良。惡乾薑，使苦參。主治明目，目痛淚出。除痺，補五臟，療心腹腰痛，治肝家積聚，眼目赤腫。

附方眼目熱痛淚出不止。菥蓂子擣篩爲末。臥時銅箸點少許入目。當有熱淚及惡物出甚佳。

眼中努肉方同上。夜夜點之。

鷺腸菜綱目作繁縷。下溼地極多。正月生苗葉大如指頭。細莖引蔓。斷之中空有一縷如絲。作蔬甘脆。三月以後漸老。開細瓣白花。結子大如稗粒。中有細子。如葶藶子。五月五日采用。性平。味甘酸。不可合䱹鮓食。發消渴。令人多忘。主治積年惡瘡痔不愈。破血下乳汁。產婦宜食之。亦不可久食。產後腹有塊痛。以酒炒絞汁溫服。又曝乾爲末。醋糊和丸。空心服五十丸。取下惡血。擣汁塗惡瘡有效。

附方食治烏髭繁縷爲虀。久久食之。能烏髭髮。小便卒淋繁縷草滿兩手。水煑常常飲之。產婦有塊作痛繁縷方見上。丈夫陰瘡莖及頭潰爛。痛不可忍。久不瘥者。以五月五日，繫縷燒焦五分，入新出蚯蚓屎二分，入少水和研作餅貼之，乾即易。禁酒麵五辛及熱食等物，甚效。

雞腸菜 生下濕地，三月生苗，葉似鵞腸而色微深，莖帶紫，中不空無縷，四月有小莖開五出小紫花，結小子。其苗作蔬，不如鵞腸。生嚼涎滑，可以掇蟬。性平，味辛微苦。主治毒腫，止小便利，療蠼螋溺瘡。主遺溺，洗手足傷水爛，五月五日作灰和鹽，療一切瘡及風丹遍身癢痛，亦可搗封，日五六易之。作菜食，益人，去脂膏毒氣。又燒傅疳䘌，取汁和蜜服，治小兒赤白痢，研末或燒灰揩齒，去宣露。

【附方】止小便利：雞腸草一斤，於豆豉汁中煑，和米作羹及粥，頻食之。小兒下痢赤白：雞腸草搗汁一合，和蜜服，甚良。氣淋脹痛：雞腸草三兩，石葦去毛一兩，每用三錢，水一盞煎服。風熱牙痛：浮腫發歇，元臟氣虛，小兒疳蝕。雞腸草、旱蓮草、細辛等分，為末，每日擦三次，名祛痛散。發背欲死鷄腸草擣傅之。反花惡瘡鷄腸草研汁拂之，或爲末猪脂調搽極效。一切頭瘡鷄腸草燒灰和鹽傅之。漆瘡瘙痒鷄腸草擣塗之。射工中人成瘡者，以鷄腸草擣塗之，經日即愈。

苜蓿處處田野有之，陝隴人亦有種者，年年自生，刈苗作蔬，一年可三刈。二月生苗，一科數十莖，莖似灰藋。一枝三葉，葉似决明葉而小，如指頂，綠色碧艶。入夏及秋，開細黃花，結小莢，圓扁旋轉有刺，數莢累累，老則黑色。內有米如穄米，可爲飯，亦可釀酒。京中有苜蓿園，北人甚重之，可飼牧牛馬。性平，味苦濇。少食好，多食令冷氣入筋中，同蜜食令人下利。主治安中，利五臟，輕身健旺，洗去脾胃間邪熱氣，通小腸諸惡熱毒，煑和醬食，亦可作羹，利大小腸，乾食益人。

根主治熱病煩滿，目黃赤，小便黃，酒疸，擣服一升，令人吐利即愈。擣汁煎飲，治沙石淋痛。

苦藏菜 綱目作敗醬，俗作苦舌菜。處處原野有之。春初生苗，深冬始凋。初時葉布地，似白菜而狹長，有鋸齒，綠色，面深背淺。夏秋莖高二三尺而柔弱，數寸一節，節間生葉，四散如繖，頂開白花成簇，如芹花。采嫩者水汋一二次，曬乾再蒸，苦味既去，轉覺清香，同肉作羹甚美。性平，味苦甘。主治血氣心腹痛，破癥結，血運，吐血，鼻衄，赤眼障膜，努肉，聤耳，毒風頑痺，破多年凝血，能化膿為水，除癰腫浮腫，暴熱火瘡，赤氣疥瘙疽痔。久治不愈，用同豬大腸煮，空心食即安。馬鞍熱氣，瘡癬疥癬，丹毒，排膿補瘦，催生落胞，產後諸病，止腹痛餘滲煩渴。本脾胃肝經之藥，善排膿破血，故仲景治癰及古方女科皆用之。乃易得之物，後人多輕忽而不用，惜哉。

〔附方〕腹癰有膿。薏苡仁附子敗醬湯：用薏苡仁十分，附子二分，敗醬五分，搗為末，每以方寸匕水二升煎一升頓服。小便當下即愈。**產後惡露**七八日不止。敗醬當歸各六分。續斷芍藥各八分。芎藭竹茹各四分。生地黃炒十二分。水二升煑取八合。空心服。**產後腰痛**乃血氣流入腰腿痛不可轉者。敗醬當歸各八分。芎藭芍藥桂心各六分。水二升煑八合。分二服。忌葱。**產後腹痛**如錐刺者。敗醬草五兩。水四升。煑二升。每服二合。日三服良。**蠼螋尿瘡**遶腰者。敗醬煎汁塗之良。

同蒿又名蓬蒿。八九月下種。冬春採食肥莖。花葉微似白蒿。四月起薹。高二尺餘。開深黃色花。狀如單瓣菊花。一花結子近百成毬。如苦蕒子。最易繁茂。孫真人載在千金菜類。可生可熟可醃可葅。香美。**性平。味甘辛。**多食動風氣。**主治安心氣養脾胃。消痰飲利腸胃。**

邪蒿根葉似青蒿細軟色淺。三四月生苗。根葉皆可茹。**性溫。味辛。**生食微動風作。藥食良。不與胡荽同食。令人汗臭。**主治胸膈中臭爛惡邪氣。利腸胃。通血脈。續不足氣。煑熟和醬醋食。治五臟惡邪氣厭穀者。治脾胃**

腸澼。大渴熱中。暴疾惡瘡。

青蒿 一名香蒿。處處有之。二月生苗。莖粗如指而肥軟。莖葉色並深青。微似茵陳。其根白硬。七八月開細黃花頗香。結實大如麻子。中有細子。嫩時醋淹爲菹雜香菜食之。詩曰呦呦鹿鳴。食野之蒿。卽此也。性寒。味甘微苦。童便浸曬乾用。主治補中益氣。輕身駐顏。黑髮明目。治骨蒸熱勞。羸服最效。留熱在骨節間。及瘧疾寒熱。婦人血氣腹內滿。及冷熱久痢。秋冬用子。春夏用苗。並擣汁服。亦曬乾爲末。小便入酒和服。治鬼氣尸疰。疥瘙痂痒。惡瘡殺蝨。生擣傅金瘡。止血止痛。燒灰隔紙淋汁。和石灰煎。治惡瘡瘜肉黶瘢。

附方 男婦勞瘦 青蒿細剉。水三升。童子小便五升。同煎取一升半。去滓入器中煎成膏。丸如梧子大每空心及臥時溫酒呑下二十丸。

虛勞寒熱肢體倦疼不拘男婦八九月青蒿成實時採之去枝梗以童子小便浸三日晒乾爲末每服二錢烏梅一箇煎湯服

骨蒸鬼氣童子小便五大斗澄清青蒿五斗八九月採帶子者最好細剉相和納大釜中以猛火煎取三大斗去滓溉釜令淨再以微火煎可二大斗入術膽一枚同煎一大斗半去火待冷以甕器盛之每欲服時取甘草二三兩炙熟爲末以煎和擣千杵爲丸空腹粥飲下二十丸漸加至三十丸止

骨蒸煩熱青蒿一握猪膽汁一枚杏仁四十箇去皮尖炒以童子小便一大盞煎五分空心溫服

虛勞盜汗煩熱口乾用青蒿一斤取汁熬膏入人參末麥門冬末各一兩熬至可丸丸如梧子大每食後米飲服二十丸名青蒿煎

瘧疾寒熱肘后方用青蒿一握水二升擣汁服之。存仁方用五月五日天未明時採青蒿陰乾四兩桂心一兩爲末未發前酒服二錢經驗方用端午日採青蒿葉陰乾桂心等分爲末每服一錢先寒用熱酒先熱用冷酒發日五更服之切忌發物

溫瘧痰甚但熱不寒用青蒿二兩童子小便浸焙黃丹半兩爲末每服二錢白湯調下。

赤白痢下五月五日。採青蒿艾葉等分。同豆豉擣作餅。日乾。名蒿豉丹。每用一餅。以水一盞半煎服。

鼻中衂血青蒿擣汁服之。并塞鼻中。極驗。酒痔便血青蒿用葉不用莖。用莖不用葉。爲末。糞前冷水。糞後水酒調服。金瘡撲損肘后方用青蒿擣封之。血止則愈。一方用青蒿麻葉石灰等分。五月五日擣和晒乾。臨時爲末搽之。牙齒腫痛青蒿一握。煎水漱之。毒蜂螫人嚼青蒿封之。即安。耳出濃汁青蒿末綿裹納耳中。鼻中息肉青蒿灰。石灰。等分。淋汁熬膏點之。

子性凉。味甘。主治明目開胃。炒用。治勞瘦。壯健人小便浸用。煎水洗惡瘡疥癬風瘮。功同葉。

附方積熱眼澁三月三日。或五月五日。採青蒿花。或子。陰乾爲末。每井華水空心服二錢。久服明目。可夜看書。名青金散。

白蒿一名蘩。又名蔞蒿，蔞蒿白色者。發生香美可食。生蒸皆宜。詩云：呦呦鹿鳴，食野之苹。苹即白蒿也。詩云：于以采蘩，于沼于沚。性平。味甘。主治補中益氣，利膈開胃。五臟邪氣，風寒濕痺。黑髮耐饑。殺河豚魚毒。生挼醋醃爲葅食甚益人。擣汁服去熱黃及心痛。晒爲末，米飲空心服一匙。治夏月暴水痢，燒灰淋汁煎，治淋瀝疾。

附方　惡瘡癩疾　但是惡疾遍體面目有瘡者皆可服之。用白艾蒿十束如升大，煮取汁，以麴及米一如釀酒法。候熟稍服之。

黃花菜綱目作萱草。又名忘憂。又名鹿葱。又名宜男。下濕地冬月叢生。葉如蒲蒜而柔弱。新舊相代。四時青翠。五月抽莖開花。六出四垂。朝開暮蔫。至深秋乃盡。其花有紅黃紫三色。肥土所生則花厚色深，有斑文，起重臺。開有數月。瘠土所生則花薄而色淡，開亦不久。採花晒乾可以薦葅。詩云：焉得諼草，言樹之背。可以忘憂。故名忘憂鹿食九種解毒之草此乃其一故名鹿葱懷妊婦人佩之生男故又名宜男性凉味甘主治消食利濕熱煮食治小便赤澀身體煩熱除酒疸作菹利胸膈安五臟令人好歡樂無憂輕身明目根主治沙淋下水氣酒疸黃色遍身者擣汁服大熱衄血研汁一大盞和生薑汁半盞細呷之吹乳乳癰腫痛擂酒服以滓封之

【附方】通身水腫鹿葱根葉曬乾爲末每服二錢食前米飲服小便不通萱草根煎水頻飲大便後血萱草根和生薑油炒酒衝服食丹藥毒萱草根研汁服之

竹葉菜【綱目】作鴨跖草又名淡竹葉又名竹雞草又名藍姑草處處平地有之三四月生苗紫莖竹葉嫩時

可食。四五月開花如蛾形，兩翼如翅，碧色可愛。巧匠採其花取汁作畫色及彩羊皮燈，青碧如黛也。性大寒。味苦。主治寒熱瘴瘧，痰飲喉痺，丁腫肉癥，澀滯，小兒丹毒發熱狂癇，大腹痞滿，氣腫熱痢，蛇犬咬，癰疽等毒。和小赤豆煮食，下水氣濕痺，利小便。

附方 小便不通：竹雞草一兩，車前草一兩，搗汁入蜜少許，空心服之。下痢赤白：藍姑草即淡竹葉菜，煎湯日服之。喉痺腫痛：鴨跖草汁點之。五痔腫痛：耳環草，碧蟬兒花，挼軟納患處，即効。

滑菜 綱目作葵，又名露葵。古人種為常食，今之種者頗少。有紫莖、白莖二種，以白為勝。大葉小花，花紫黃色。其最小者名鴨脚葵。其實大如指頂，皮薄不拘，實內子輕虛如榆莢仁。四五月種者可留子，六七月種為秋葵，至八九月種者為冬葵，經年收採。正月復生者為春葵。然宿根至春亦生。按王禎農書云：葵，陽草也。其菜易生，郊野甚多。不拘肥瘠地皆有之。爲百菜之主。備四時之饌。本豐而耐旱。味甘而無毒。可防荒儉。可爲菹腊。其枯枿可以榜簇。根子又能療疾。咸無遺棄。誠蔬茹之要品。民生之資益者也。而今人不復食之。亦無種者。何哉。性寒滑。味甘。爲百菜主。其心傷人。宜去之。作菜茹甚甘美。但性滑。不可多食。其性雖寒。若熱食之。令人熱悶。宜同蒜煮。溫溫食之爲美。四月及天行病後勿食露葵。勿生食。黃背紫莖者勿食。不可合鯉魚鮓黍米同食。凡被狂犬咬者。永不可食。主治。脾之菜也。宜脾利胃氣。滑大腸。宜道積滯。妊婦食之。胎滑易生。除客熱。治惡瘡。散膿血。女人帶下。小兒熱毒下痢丹毒。並宜食之。煮汁服。利小腸。治時行黃病。乾葉爲末。及燒灰服。治金瘡出血。服丹石人宜食。潤燥利竅。功與子同。

〔附方〕肉錐怪疾。有人手足忽長倒生肉刺如錐。痛不可忍者。但食葵菜即愈。諸瘻不合先以泔清溫洗拭淨。取葵葉微火烘暖貼之。不過二三百葉。引膿盡。即肉生也。忌諸魚蒜房事。湯火傷瘡葵葉爲末傅之。蛇蝎螫傷葵葉擣汁服之。誤吞銅錢葵葉擣汁冷飲。丹石發動口乾欬嗽者。每食後飲冬月葵虀汁一盞。便臥少時。

〔根〕性寒。味甘。主治利竅滑胎。止消渴。散惡毒氣。療惡瘡熱淋。利小便。解蜀椒毒。治疳瘡出黃汁。

〔附方〕二便不通脹急者。生冬葵根二斤。擣汁三合。生薑四兩。取汁一合。和勻分二服。連用即通也。消渴引飲小便不利。葵根五兩。水三大盞。煑汁平旦服。日一服。消中尿多日夜尿七八升。冬葵根五斤。水五斗。煑三斗。每日平旦服二升。漏胎下血血盡子死。葵根莖燒灰。酒服方寸匕。日三。瘭疽惡毒肉中忽生一黯子。大如豆粟。或如梅李。或赤或黑或白或青。其黶有核。核有深根。應心能爛筋骨。毒入臟腑。即殺人。但飲葵根汁。可折其熱毒。妬乳乳癰葵根及子爲末。酒服方寸匕。日二服。身面疳瘡出黃汁者。葵根燒灰。和猪脂塗之。小兒蓐瘡葵根燒末傅之。小兒緊唇葵根燒灰。酥調塗之。口吻生瘡用經年葵根燒灰傅之。蛇虺螫傷葵根擣塗之。解防葵毒葵根擣汁飲之。

附冬葵子冬月採者。與根葉同功。氣味俱薄。淡滑爲陽。故能利竅通乳。消腫滑胎也。按陳自明婦人良方云。乳婦氣脉壅塞。乳汁不行。及經絡凝滯。奶房脹痛。留蓄作壅毒者。用葵菜子炒香。砂仁等分爲末。熱酒服二錢。此藥滋氣脉。通營衛。行津液。極驗。乃上蔡張不愚方也。性寒滑。味甘。黃芩爲使。主治臟腑寒熱羸瘦。五癃。利小便。久服堅骨長肌肉。輕身延年。通大便。消水氣。滑胎。治痢。婦人乳內閉腫痛。出癰疽頭。下丹石毒。

附方大便不通十日至一月者。肘后方。冬葵子三升。水四升。煑取一升服。不瘥更服。聖惠用葵子末、人乳汁等分，和服立通。

關格脹滿 大小便不通欲死者。肘后方。用葵子二升，水四升，煑取一升，納猪脂一鷄子，頓服。千金用葵子爲末，猪脂和丸梧子大，每服五十丸，效止。

小便血淋 葵子一升，水三升，煑汁，日三服。

妊娠患淋 冬葵子一升，水三升，煑二升，分服。

妊娠下血 方同上。

產後淋瀝 不通，用葵子一合，朴硝八分，水二升，煎八合，下消服之。

妊娠水腫 身重，小便不利，洒淅惡寒，起即頭眩，用葵子、茯苓各三兩，爲糝，飲服方寸七，日三服，小便利則愈。若轉胞者，加髮灰，神效。

生產困悶 冬葵子一合，搗破，水二升，煑汁半升，頓服，少時便產。昔有人如此服之，登厠立撲兒于厠中也。

倒生口噤 冬葵子炒黃爲末，酒服二錢七，效。

胎死腹中 葵子爲末，酒服方寸七。若口噤不開者，灌之，藥下即甦。

胞衣不下 冬葵子一合，牛膝一兩，水二升，煎一升服。

血痢產痢 冬葵子爲末，每服二錢，入臘茶一錢，沸湯調服，日三。

痎瘧邪熱 冬葵子陰乾爲末，酒服二錢。午日取花挼手，亦去瘧。

癰腫無頭 孟詵曰：三日後，取葵子二百粒，水吞之，當日即開也。經驗方云只吞一粒卽破。如吞二粒。則有兩頭也。**便毒初起**冬葵子末。酒服二錢。**面上皰瘡**冬葵子。柏子仁。茯苓。瓜瓣。各一兩。爲末。食後酒服方寸匕。日三服。**解蜀椒毒**冬葵子煑汁飲之**傷寒勞復**葵子二升。粱米一升。煑粥食。取汗立安。

蜀葵處處人家植之。春初種子。冬月宿根亦生。苗嫩時可以茹食。葉如葵而大。花似木槿而大。有深紅淺紅紫黑白色。單葉千葉之異。昔人謂其疎莖密葉。翠萼艶花金粉檀心。頗善狀之。惟紅白二色入藥。其實大如指頭皮薄而扁。仁似蕪荑仁。輕虛易種。其楷剝皮。可緝布作繩。一種小者。名錦葵。花大如錢。粉紅色。有紫縷文。**性微寒。味甘滑。**久食令人鈍。犬咬人忌食。不宜合猪肉食。宜同蒜作葵妙**主治除客熱利腸胃。煑食治丹石發熱。熱毒下痢。作蔬食滑竅治淋潤燥易產。擣爛塗火瘡。燒研傅金瘡。**

〔根莖〕主治客熱。利小便。散膿血惡汁。四時紅色單葉者根。陰乾治帶下。排膿血極效。

【附方】小便淋痛葵花根洗剉，水煎五七沸，服之如神。小便血淋葵花根二錢，車前子一錢，水煮日服之。小便尿血葵莖無灰酒服方寸匕，日三。腸胃生癰懷忠丹治內癰有敗血腥穢殊甚，臍腹冷痛，用此排膿下血。單葉紅蜀葵、白芷各一兩，白枯礬、白芍藥各五錢，爲末，黃蠟溶化，和丸梧子大。每空心米飲下二十丸，待膿血出盡，服十宣散補之。諸瘡腫痛不可忍者。葵花根去黑皮搗爛，入井華水調稠貼之。小兒吻瘡經年欲腐，葵根燒研傅之。小兒口瘡赤葵莖炙乾爲末，蜜和含之。

【花】陰中之陽也。赤者治赤帶，白者治白帶。赤者治血燥，白者治氣燥。皆取其寒滑潤利之功也。又紫葵花入染鬚方用。性冷，味甘鹹。主治理心氣不足，治帶下，目中溜火，和血潤燥，通竅，利大小便，小兒風疹。

附方 二便關格 脹悶欲死，二三日則殺人。蜀葵花一兩擣爛，麝香半錢，水一大盞煎服。根亦可用。

痎瘧邪熱 蜀葵花白者陰乾為末服之。午日取花挼手，亦能去瘧。

婦人帶下 臍腹冷痛。面色痿黃，日漸虛困。用葵花一兩，陰乾為末。每空心溫酒服二錢匕。赤帶用赤葵，白帶用白葵。

横生倒產 葵花為末。酒服方寸匕。

酒皶赤鼻 蜀葵花研末，臘猪脂和勻，夜傅旦洗。

誤吞鍼錢 葵花煮汁服之。

蜂蝎螫毒 五月五日午時收蜀葵花、石榴花、艾心等分，陰乾為末，水調塗之。

子 炒入宣毒藥中最驗。性冷，味甘。主治淋澀，通小腸，催生落胎。用二錢，滑石三錢，為末，順流水服五錢即下。療水腫，治一切瘡疥并瘢疵赤靨。

附方 大小便閉 不通者，用白花胡葵子為末，煮濃汁服之。

石淋破血 五月五日收葵子炒研，食前溫酒下一錢，當下石出。

癰腫無頭 蜀葵子為末，水調傅之。

黃蜀葵 雖別是一種，而氣味主治皆同。二月下種，或宿子在土自生。至夏始長，葉大如蓖麻葉，深綠色，開岐

山居本草卷三　菜部

丫有五尖如人爪形旁有小尖六月開花大如椀鵞黃色紫心六瓣面側旦開午收暮落人亦呼側金盞花隨結角大如拇指長二寸許其莖長者六七尺剝皮可作繩索

花性寒滑味甘主治消癰腫浸油塗湯火傷小便淋及催生藥諸惡瘡膿水久不瘥者作末傅之即愈爲瘡家要藥

附方　沙石淋痛黃蜀葵花一兩炒爲末每米飲服一錢名獨聖散　難產催生如聖散治胎臟乾澀難產劑者幷進三服良久腹中氣寬胎滑即下也用黃葵花焙研末熟湯調服二錢無花用子半合研末酒淘去滓服之　胎衣不下即上方用紅花酒下　癰疽腫毒黃蜀葵花用鹽摻收甕器中密封經年不壞每用傅之自平自潰無花用根葉亦可　小兒口瘡黃葵花燒末傅之　小兒木舌黃蜀葵花爲末一錢黃丹五分傅之　湯火灼傷用甁盛麻油以筯就樹夾取黃葵花

收入罐內。勿犯人手。密封收之。遇有傷者。以油塗之甚妙。**小兒禿瘡** 黄蜀葵花、大黄、黄芩等分為末。米泔淨洗。香油調搽。

子及根 **性寒滑** **味甘** 葵類雖殊。其性則同。古方少用。今為催生及利小便要藥。無花用子或根。功皆同。

附方 **臨產催生** 宗奭曰。臨產時以四十九粒。研爛溫水服之。良久即產。經驗方。用子焙研三錢。井華水服。無子用根。煎汁服。**便難初起** 淮人用黄蜀葵子七七粒。皂角半挺為末。以石膏同醋調塗之。**癰腫不破** 黄葵子研酒服一粒則一頭神效。**打撲傷損** 黄葵子研酒服二錢。

地葵 因其苗味似葵也。綱目作地膚。又有地麥、落帚、獨帚、王篲、王帚、掃帚、益明、涎衣草、白地草、鴨舌草、千心妓女。諸名。嫩苗可作蔬茹。一科數十枝。攢簇團圓直上。性最柔弱。故將老時可為帚。耐用。**苗葉** **性寒** **味甘微苦濇** **主治**大腸泄瀉。和氣脉。濇腸胃。解惡瘡毒。

利小便諸疾。有人年七十。秋間患淋。二十餘日。百治不效。偶得一方。取地膚草擣自然汁服之。遂愈。至賤之物。有回生之功。如此。又聖惠方治小便不通。用一大把。水煎服。即通。古方亦常用之。擣汁服主赤白痢。燒灰亦善。煎水日服。治手足煩疼。洗目去熱暗雀盲澀痛。

附方　物傷睛陷弩肉突出。地膚洗去土二兩。擣絞汁。每點少許。冬月以乾者煮濃汁。

子　性寒。味苦。主治膀胱熱。利小便。客熱丹腫作癢。去皮膚中熱氣。散惡瘡疝瘕。陰卵㿗疾。去熱風。可作湯沐浴。與陽起石同服。主丈夫陰痿不起。補氣益力。

附方　風熱赤目地膚子焙一升。生地黃半斤。取汁和作餅。曬乾研末。每服三錢。空心酒服。目痛眯目凡目痛及眯目。中傷有熱瞑者。取地膚子白汁。頻注目中。雷頭風腫不省人事。落帚子同生薑研爛。熱酒沖服。取汗即愈。**脅下疼痛**地膚子為末。酒服方寸匕。**疝氣危急**地膚子即落帚子。炒香研末。每服一錢。酒下。**狐疝陰㿗**超越舉重。卒得陰㿗。及小兒狐疝。傷損生㿗。並用地膚子五錢。白朮二錢半。桂心五分。為末。飲或酒服三錢。忌生葱桃李。**久疹腰痛**積年。有時發動。六月七月。取地膚子乾末。酒服方寸匕。日五六服。**血痢不止**地膚子五兩。地榆黃芩各一兩。為末。每服方寸匕。溫水調下。**妊娠患淋**熱痛酸楚。手足煩疼。地膚子十二兩。水四升。煎二升半。分服。**肢體疣目**地膚子。白礬等分。煎湯頻洗。

車輪菜綱目作車前。又有當道、芣苡、音浮以。馬舄、牛遺、牛舌、地衣、蝦蟆衣諸名。處處有之。好生路上牛馬跡中。春初長苗葉布地如匙面。中抽數莖作長穗如鼠尾、花甚細密。青色微赤。結子如葶藶。赤黑色。采嫩苗作蔬甘滑可食。王旻山居錄有種車前剪苗食法。則昔人常以為蔬矣。**苗及根**。性寒味甘。主治金瘡。止血。鼻衄瘀血。血瘕下血。小便赤。除煩下氣。殺小蟲。主陰癀。葉治尿血。明目。利小便。通五淋。

附方 小便不通 車前草一觔。水三升。煎取一升半。分三服。一方入冬瓜汁。一方入桑葉汁。初生尿澀不通 車前搗汁。入蜜少許灌之。小便尿血 車前搗汁五合。空心服。鼻衄不止 生車前葉搗汁。飲之甚善。金瘡血出 車前葉。搗傅之。熱痢不止 車前葉搗汁。入蜜一合。煎溫服。產後血滲 入大小腸。車前草汁一升。入蜜一合。和煎一沸。分二服。濕氣腰痛 鼠蓋草連根七科。葱白連鬚七科。棗七枚。煑酒一瓶。常服。終身不發。喉痺乳蛾 鼠蓋示。鳳尾草。擂爛。入霜梅肉煑酒各少許。再研絞汁。以鵝翎刷患處。隨手吐痰即消也。目赤作痛 車前草自然汁。調朴硝末。臥時塗眼胞上。次早洗去。小兒目痛。車前草汁。和竹瀝點之。目中微翳 車前葉、杞葉等分。手中揉汁出。以桑葉兩重裹之。懸陰處一夜。破桑葉取點。不過三五度。

子 凡用須以水淘洗去泥沙。曬乾。入湯液炒過用。如入丸散。則以酒浸一夜。蒸熟。研爛作餅。曬乾焙研。性平。味甘微鹹。主治養肝明目。去風毒。肝中風熱毒風衝眼。赤痛障翳。腦痛淚出。導小腸熱。止暑溼瀉痢氣癃溼痺。男子傷中。女人難産淋瀝。心胸煩熱。壓丹石毒。

附方　小便血淋作痛車前子曬乾爲末。每服二錢。車前葉煎湯下。石淋作痛車前子二升。以絹袋盛水八升。煑取三升服之。須臾石下。老人淋病身體熱甚。車前子五合。綿裹煑汁入青粱米四合。煑粥食。常服目明。孕婦熱淋車前子五兩。葵根切一升。以水五升。煎取一升半。分三服。滑胎易産車前子爲末。酒服方寸匕。不飲酒者水調服。詩云采采芣苡。能令婦人樂有子也。陸機注云。治婦人産難故也。橫生不出車前子末。酒服二錢。陰冷悶痛漸入囊內腫滿殺人。車前子末。飲服方寸匕。日二服。癮疹入腹體腫舌強。車前子末粉之良。陰下痒痛車前子煑汁頻洗。久患內障車前子。乾地黃。麥門冬。等分爲末。蜜丸如梧子大。服之。累試有效。

補虛明目 駐景丸。治肝腎俱虛。眼昏黑花。或生障翳。迎風有淚。久服補肝腎。增目力。車前子。熟地黃。酒蒸焙三兩。兎絲子酒浸五兩。爲末。煉蜜丸梧子大。每溫酒下三十丸。日二服。**風熱目暗** 車前子。宣州黃連各一兩。爲末。食後溫酒服一錢。日二服。

蒡翁菜 綱目作惡實。即牛蒡子。又名鼠粘子。大力子。便牽牛。蝙蝠刺。李時珍曰。牛蒡古人種子。以肥壤栽之。剪苗汋淘爲蔬。取根煑曝爲脯。云甚益人。今罕食之。三月生苗。起莖高者三四尺。四月開花成叢。淡紫色。結實如楓梂而小。蕚上細刺百十攢簇之。一梂有子數十顆。其根大者如臂。長者近尺。其色灰黲。七月採子。十月採根。

（子）凡用揀淨。以酒拌蒸。待有白霜重出。以布拭去。焙乾擣粉用。**性平。味辛。主治有四** 風溼癮疹。咽喉風熱。散諸腫瘡瘍之毒。利凝滯腰膝之氣。研末浸酒。每日服三錢。除諸風。去丹石毒。利腰脚。又食前熱挼三枚吞之散諸結節筋骨煩熱毒吞一枚出瘡疽頭炒研煎飲利小便去皮膚風通十二經消斑疹毒。

附方風水身腫欲裂鼠粘子二兩炒研爲末每溫水服二錢日三服。風熱浮腫咽喉閉塞牛蒡子一合半生半熟爲末熱酒服一寸七。痰厥頭痛牛蒡子炒旋覆花等分爲末臘茶清服一錢日二服。頭痛連睛鼠粘子石膏等分爲末茶清調服。咽膈不利疏風壅涎唾牛蒡子微炒荊芥穗一兩炙甘草半兩爲末食後湯服二錢當緩緩取效。懸癰喉痛風熱上搏惡實炒甘草生等分水煎含嚥名啓關散。喉痺腫痛牛蒡子六分馬藺子六分爲散每空心溫酒服方寸七日再服仍以牛蒡子三兩鹽二兩研勻炒熱包熨喉外。咽喉痘疹牛蒡子二錢桔梗一錢半粉甘草節七分水煎服。風熱癮疹牛蒡子炒浮萍等分以薄荷湯服二錢日二服。風齲牙痛鼠粘子炒。煎水含嗽吐之。**小兒頭瘡**時出不快。壯熱狂躁。咽膈壅塞。大便秘澁。小兒咽喉腫不利。若大便利者勿服。牛蒡子炒一錢二分。荊芥穗二分。甘草節四分。水一盞同煎至七分。溫服。已出亦可服。名必勝散。**婦人吹乳**鼠粘一錢。麝香少許。溫酒細吞下。**便癰腫痛**鼠粘子二錢炒。研末入蜜一匙。朴硝一匙。空心溫酒服。**蛇蝎蠱毒**大力子煑汁服。**水蠱腹大**惡實微炒一兩。爲末。麪糊丸梧子大。每米飲下十丸。**歷節腫痛**風熱攻手指。赤腫麻木。甚則攻肩背兩膝。遇暑熱則大便秘。牛蒡子三兩。新豆豉炒。羌活各一兩。爲末。每服二錢。白湯下。

根須蒸熟焙乾用。不爾恐作吐。**莖性平味甘**根作脯食甚良。冬月採蒸熟用。莖葉宜煑汁釀酒。劉禹錫傳信方。療暴中風。用緊細牛蒡根。取時避風。以竹刀刮去土。生布拭了。搗絞取汁一升。和好蜜四合。溫分二服。得汗出便瘥。鄭中丞食熱肉中風。服此而安。**主治傷寒寒熱汗出。中風面腫。消渴熱中。逐水。久服輕身。根主牙齒疼。勞瘧諸風**

脚緩弱。風毒癰疽欬嗽傷肺肺壅。疝瘕。冷氣積血。根浸酒服。去風及惡瘡。和葉搗碎。傅杖瘡金瘡。永不畏風。主面目煩悶。四肢不健。通十二經脈。洗五臟惡氣。可常作菜煑食。令人身輕。切根拌豆麪作飯食。治脹壅。莖葉煎汁作浴湯。去皮習習如蟲行。又入鹽花生擣。搨一切腫毒。

〔附方〕時氣餘熱不退。煩燥發渴。四肢無力。不能飲食。用牛蒡根搗汁。服一小盞效。

天行時疾生牛蒡根搗汁五合。空腹分爲二服。服訖。取桑葉一把炙黃。以水一升。煑取五合。頓服。取汗。無葉用枝。

熱攻心煩恍惚。以牛蒡根搗汁一升。食後分爲二服。

傷寒搐搦汗後覆蓋不密。致腰背手足搐搦者。牛蒡根散主之。牛蒡根十條。麻黃、牛膝、天南星各六錢。剉。於盆內研細。好酒一升同研。以新布絞取汁。以炭火半秤燒一地坑令赤。燒淨。傾藥汁入坑內再燒。令黑色。取出於乳鉢內細研。每服一錢。溫酒下。日三服。

一切風疾　十年二十年者。牛蒡根一升。生地黃徇杞子牛膝各三升。用袋盛藥。浸無灰酒三升內每任意飲之。

老人中風　日目掉動煩悶不安、牛蒡根切一升、去皮曬乾。杵為麪。白米四合淘淨。和作餺飥。或汁中煑。加葱、椒五味。空心食之。恒服極效。

老人風溼　久痺筋攣骨痛服此壯腎潤皮毛益氣力。牛蒡根一升。切。生地黃一升。切。大豆二升炒。以絹袋盛浸一斗酒中。五六日。任性空心溫服二三盞日二服。

頭面忽腫　熱毒風氣內攻。或連手足赤腫觸着痛者。牛蒡子根。一名蝙蝠刺。洗淨研爛。酒煎成膏。絹攤貼腫處。仍以熱酒服一二匙。腫消痛減。

頭風掣痛　不可禁者。摩膏主之。取牛蒡莖葉。搗取濃汁二升。無灰酒一升。鹽花一匙。頭爍火煎稠成膏以摩痛處。風毒自散。摩時須極力令熱。乃効。冬月用根

頭風白屑　牛蒡葉搗汁。熬稠塗之。至明。皂莢水洗去。

喉中熱腫　鼠粘根一升。水五升。煎一升。分三服。

小兒咽腫　牛蒡根搗汁。細嚥之。

熱毒牙痛　熱毒風攻頭面齒齦腫痛不可忍。牛

蒡根一觔，搗汁，入鹽花一錢，銀器中熬成膏，每用塗齒齦上，重者不過三度瘥。**項下瘻疾**鼠粘子根一升，水三升，煮取一升半，分爲三服，或爲末，蜜丸常服之。**耳卒腫痛**牛蒡根切，絞汁二升，銀鍋内熬膏塗之。**小便不通**臍腹急痛，牛蒡葉汁、生地黄汁二合，和匀，入蜜二合，每服一合，入水半盞，煎三五沸，調滑石末一錢服。**瘤子腫毒**鼠粘子葉貼之。**石瘻出膿**堅實寒熱，鼠粘子葉爲末，和雞子白封之。**諸瘡腫毒**牛蒡根三莖，洗，煮爛搗汁，入米煮粥，食一椀，甚良。**積年惡瘡**反花瘡、漏瘡不瘥者，牛蒡根搗，和臘月猪脂，日日封之。**月水不通**結成癥塊，腹筋脹大欲死，牛蒡根二觔，剉，蒸三遍，以生絹袋盛之，以酒二斗浸五日，每食前溫服一盞。

進賢菜綱目作葈耳，即蒼耳也。又名胡葈、常思、卷耳、爵耳、猪耳、耳璫、地葵、羊負來、施、道人頭、喝起草、野茄、縑絲草。周憲王救荒本草云：蒼耳葉青白，類粘糊菜葉，秋間結實，比桑椹短小而多刺。嫩葉煠熟，水浸淘拌食，可救饑。其子炒去皮，研爲麪，可作燒餅食，亦可熬油點燈。

實炒熟擣去刺用或酒拌蒸過用性溫味甘。主治頭風寒痛周濕周痺
四肢拘攣痛惡肉死肌。膝痛。一切風氣。填髓暖腰脚治
肝熱明目。瘰癧瘡疥。及瘙癢。久服益氣。炒香浸酒服。去
風補益。忌猪馬肉。米泔同食。

附方 久瘧不瘥蒼耳子。或根莖亦可。焙研末。酒糊丸梧子大。每酒服三十丸。日二服。生者擣汁服亦可。
大腹水腫小便不利。蒼耳子灰、葶藶末等分。每服二錢。水下。日二服。
風濕攣痺一切風氣。蒼耳子三兩。炒爲末。又以水一升半。煎取七合。去滓呷之。
牙齒痛腫蒼耳子五升。水一斗。煑取五升。熱含之。冷即吐去。吐後復含。不過一劑差。莖葉亦可。或入鹽少許。
鼻淵流涕蒼耳子即縑絲草子。炒研爲末。每白湯點服一二錢。
眼目昏暗葈耳實一升爲末。白米半升作粥。日食之。
嗜酒不已氊中蒼耳子七枚燒灰投酒中飲之即不嗜。

莖葉 凡採得去心取黃精切竹刀細切拌蒸五箇時辰出。去精陰乾用。 性涼味苦辛。忌猪馬肉米泔，伏硇砂。主治中風傷寒頭痛。大風癲癇。頭風濕痺。毒在骨髓腰膝風毒。夏月取晒爲末。水服一二錢。冬月酒服。或爲丸。每服二三十丸。日三服。滿百日。病出如瘡疥成汁出。或斑駁駁甲錯皮起。皮落則肌如凝脂。令人省睡。除諸毒。溪毒。螫殺蟲瘡。濕鬁。久服益耳目聰明。輕身强志。接葉安舌下出涎。去目黃好睡。燒灰和臘猪脂封丁腫出根。煮酒服。主狂犬咬毒。斗門方云一婦血風攻腦頭旋悶絕。忽死倒地。不知人事。用嫩心陰乾爲末。酒服一錢五分甚效。此藥善通頂門故也。

附方 萬應膏 治一切癰疽發背。無頭惡瘡。腫毒疔癤。一切風痒臁瘡杖瘡。牙疼喉痺。五月五日。採蒼耳根葉數擔，洗淨，晒萎，細剉，以大鍋五口，入水煮爛，以篩濾去粗滓，布絹再濾，復入淨鍋，武火煎濃，文火熬稠，攪成膏，以新罐貯封。每以敷貼，即愈。牙疼，即敷牙上。喉痺，敷舌上，或噙化，二三次即效。每日用酒服一匙，極有效。

一切風毒 并殺三蟲，腸痔，能進食。若病胃脹滿，心悶發熱，即宜服之。五月五日午時，附地刈取菜耳葉，洗，曝，搗，下篩。每服方寸匕，酒或漿水下，日二夜三。若覺吐逆，則以蜜丸服，準計方寸匕數也。風輕者日二服。若身體作粟或麻豆出，此爲風毒出也，可以針刺，潰去黄汁乃止。七月七、九月九亦可採用。

一切風氣 蒼耳嫩葉一石，切，和麥芽五升，作塊，于蒿艾中罯二十日成麴。取米一斗，炊作飯，看冷暖，入麴三升釀之，封二十日成熟。每空心暖服，神驗。封此酒可兩重布，不得令密，密則溢出。忌馬肉、猪肉。

諸風頭運 蒼耳葉晒乾爲末，每服一錢，酒調下，日三服。若吐，則以蜜丸梧子大，每服二十丸，十日全好矣。

血風腦運 方見前。

毒攻手足 腫痛欲斷，蒼耳搗汁漬之，并以滓傅之，立效。春用心，冬用子。

卒中水毒 初覺頭目微痛，惡寒，骨節強急，日晡暮劇，手足逆冷，三日則蟲蝕下部，六七日膿潰，食至五臟殺人也。擣常思草絞汁服一二升，并以綿染導其下部。**蛇毒溪毒**沙虱射工等所傷，口噤眼黑，手足強直，毒攻腹內成塊，逡巡不救。蒼耳嫩苗一握，取汁和酒溫灌之，以滓厚傅傷處。**疫病不染**五月五日午時多採蒼耳嫩葉，陰乾收之。臨時爲末，冷水服二錢，或水煎，舉家皆服，能辟邪惡。**風瘙癮疹**身癢不止。用蒼耳莖葉子等分爲末，每服二錢，豆淋酒調下。**面上黑斑**蒼耳葉焙爲末，食後米飲調服一錢，一月愈。**赤白汗斑**蒼耳嫩葉尖，和青鹽擂爛，五六月間擦之，五七次效。**大風癘疾**袖珍方。用嫩蒼耳、荷葉等分爲末，每服二錢，溫酒下，日二服。乾坤生意：用蒼耳葉爲末，以大楓子油和丸梧子大，每服三四十丸，以茶湯下，日二服。又方：五月五日或六月六日五更帶露採蒼耳草，搗取汁，熬作錠子。取半觔鱧魚一尾，剖開，不去肚腸，入藥一錠，線縫，以酒二盞慢火煑熟，令喫，不過三五箇魚即愈也。忌鹽一百日。**卒得惡瘡**蒼耳桃皮作屑納瘡中。**反花惡瘡**有肉如飯粒，破之血出，隨生反出。用蒼耳葉搗汁服三合，并塗之，日二上。**一切丁腫**詵曰：危困者，用蒼耳根葉搗和小兒尿，絞汁冷服一升。日三服。拔根甚驗。養生方。用蒼耳根苗燒灰。和醋淀塗之。乾再上。不十次。即拔根出。邵真人方。蒼耳根三兩半。烏梅肉五箇。連鬚葱三根。酒二鍾。煎一鍾。熱服取汗。

齒風動痛 蒼耳一握。以漿水煮入鹽含漱。

纏喉風病 蒼耳根一把。老薑一塊。研汁。入酒服。

赤目生瘡 作痛。道人頭末二兩。乳香一錢。鐵銹用一錢。燒烟嗅鼻。

鼻衄不止 蒼耳葉搗汁一小盞服。

五痔下血 五月五日採蒼耳莖葉爲末。水服方寸匕。甚效。

赤白下痢 蒼耳草不拘多少洗淨。用水煮爛。去滓。入蜜。用武火熬成膏。每服一二匙。白湯下。

產後諸痢 蒼耳葉搗。絞汁溫服半盞。日三四服。愈。

誤吞銅錢 蒼耳頭一把。以水一升。浸水中十餘度。飲水愈。

花蜘蛛毒 咬人與毒蛇無異。用野縑絲。即道人頭。搗汁一盞服。仍以渣傅之。

藍菜 綱月作甘藍。大葉冬藍之類也。河東。隴西。羌胡。多種食之。漢地少有。其葉長大而厚。煮食甘美。經冬不死。春亦有英。其花黃。生角結子。其功與藍相近。

性平。味甘。主治。久食益腎。塡髓

利臟腑，通經絡，散結氣，明耳目，益心力，壯筋骨，令人少睡。作葅，經宿色黃，和鹽食，治黃毒。

蓼葉 其類甚多，有青蓼、香蓼、水蓼、馬蓼、紫蓼、赤蓼、木蓼，七種。紫、赤二蓼，葉小狹而厚；青、香二蓼，葉亦相似而俱薄；馬、水二蓼，葉俱闊大，上有黑點；木蓼一名天蓼，蔓生，葉似柘葉。六蓼花皆紅白，子皆大如胡麻，赤黑而尖扁，惟木蓼花黃白，子皮青滑。諸蓼並冬死，惟香蓼宿根重生，可爲生菜。古人種蓼爲蔬，其子入藥，故禮記烹雞豚魚鼈，皆實蓼于其腹中，而和羹膾亦須切蓼也。後世飲食不用，人亦少栽，惟造酒麴者用其汁耳。今以平澤所生香青紫蓼爲良。**性溫，味辛。**多食吐水，損陽。**主治明目溫中，耐風，治下水氣面浮腫癰瘍，除腎氣，去癧瘍，止霍亂，治小兒頭瘡。**

附方 **傷寒勞復** 因交後卵腫，或縮入腹痛：蓼子一把，水挼汁，飲一升。**霍亂煩渴** 蓼子一兩，香薷二兩，每服二錢，水煎服。**小兒頭瘡** 蓼子爲末，蜜和雞子白同塗之，蟲出不作痕。

蝸

牛咬毒毒行遍身者。蓼子煎水浸之立愈。不可近陰。令弱也。

苗葉性溫味辛食蓼過多。發心痛。和生魚食。令人脫氣。二月食蓼傷人。婦女月事來時食蓼蒜變爲淋。與大麥麪相宜。主治除大小腸邪氣利中益志作生菜食能入腰脚。煑湯洗脚。治霍亂轉筋。煑汁日飲。治痃癖。擣爛傅狐尿瘡。脚暴軟。赤蓼燒灰淋汁浸之。以桑葉蒸署立愈。殺蟲伏砒。

附方蓼汁酒治胃脘冷。不能飲食。耳目不聰明。四肢有氣。冬卧足冷。八月三日。取蓼日乾。如五升大六十把。水六石。煑取一石。去滓。拌米飯。如造酒法。待熟。日飲之。十日後。目明氣壯也。肝虛轉筋吐瀉。赤蓼莖葉切三合。水一盞。酒三合。煎至四合。分二服。霍亂轉筋蓼葉一升。水三升。煑取汁二升。人香豉一升。更煑一升半。分三服。夏月渴死濃煑蓼汁一盞服血氣攻心痛不可忍蓼根洗剉浸酒飲。小兒冷痢蓼葉擣汁服。惡犬咬傷蓼葉擣泥傅。

御菜 綱目作落葵。又名燕脂菜。三月種之。嫩苗可食。五月蔓延。其葉似杏葉而肥厚軟滑。作蔬和肉皆宜。八九月開細紫花。累累結實。大如五味子。熟則紫黑色。揉取汁。紅如臙脂。女人飾面點唇及染布物。謂之胡臙脂。亦曰染絳子。但久則色變耳。性寒滑。味甘酸。脾冷弱人及犬咬過者皆不可食。主治滑中散熱。利大小腸。

子 悅澤人面。可作面脂。蒸過曬乾去皮取仁細研和白蜜塗。鮮華立見。

菹菜 綱目作蕺。又名魚腥草。生濕地山谷陰處。亦能蔓生。葉似蕎麥而肥。莖紫赤色。山南江左人好生食之。關中謂之菹菜。亦可養豬。性微溫。味辛。多食令人氣喘。凡有脚氣者及小兒皆不可食。主治。蛷螋尿瘡。淡竹筒內煨熟擣傅惡瘡。白禿。散熱毒癰腫。痔瘡脫肛。斷痁疾。解砒毒。

附方 **背瘡熱腫** 蕺菜搗汁塗之。留孔以洩熱毒。冷即易之。**痔瘡腫痛** 魚腥草一握。煎湯熏洗。仍以草挹痔即愈。一方 洗後以枯礬入片腦少許傅之。**疔瘡作痛** 魚腥草搗爛傅之。痛一二時。不可去草。痛後一二日即愈。徽人所傳方也。**小兒脫肛** 魚腥草擂如泥。先以朴硝水洗過。用芭蕉葉托住。藥坐之。自入也。**蟲牙作痛** 魚腥草。花椒。菜子油。等分搗勻。入泥少許。和作小丸。如豆大。隨牙左右塞耳內。兩邊輪換。不可一齊用。恐閉耳氣。塞一日夜。取看有細蟲爲效。**斷截瘧疾** 紫蕺一握。擣爛絹包。遍身摩擦。得睡有汗即愈。臨發前一時作之。**惡蛇蟲傷** 魚腥草。皺面草。槐樹葉。草決明。一處搗爛。傅之甚效。

小巢菜 綱目作翹搖。又名野蠶豆。處處皆有。蔓似野菉豆而細。葉似初生槐芽。色青黃。欲花未萼之際。採而蒸食。點酒下鹽。芼羹作餡。味如小豆藿。以油煠之。綴以米糝。名草花。食之佳。作羹尤佳。**性平。味辛。** 煑食佳。生食令人吐水。**主治破血。止血生肌。擣汁服之。療五腫黃**

病以瘥為度利五臟明耳目去熱風令人輕健益身止熱瘧活血平胃

附方 活血明目 漂搖豆為末甘草湯服二錢日二服 熱瘧不止 翹搖杵汁服之

灰滌菜 綱目作灰藋處處原野有之四月生苗莖有紫紅線稜葉尖有刻面青背白莖心嫩葉背面皆有白灰為蔬頗佳五月漸老高者數尺七八月開細白花結實簇簇如毬中有細子蒸暴取仁可炊飯及磨粉食子成穗者味甘散穗者味苦生牆下樹下者不可用 性平味甘主治惡瘡蟲蠶蜘蛛等咬擣爛和油敷之亦可煮食作湯浴疥癬風瘙燒灰納齒中殺蟲䘌含漱去疳瘡以灰淋汁蝕瘜肉除白癜風黑子面䵟着肉作瘡

附方 疔瘡惡腫 野灰藋菜葉燒灰撥破瘡皮唾調少許點之血出為度

子仁炊飯磨麪食。殺三蟲。

臙脂菜 綱目作藜。又名萊。又名鶴頂草。處處有之。即灰藋之紅心者。莖葉稍大。河朔人名落藜。南人名臙脂菜。亦曰鶴頂草。皆因形色名也。嫩時可食。故昔人謂藜藋與膏粱不同。老則莖可爲杖。詩云。南山有臺。北山有萊。陸機註云。萊即藜也。入外丹用。 性平。味甘。陰草也。搗汁煑粉霜。 主治殺蟲。煎湯洗蟲瘡。漱齒䘌。搗爛塗諸蟲傷。去癜風。

附方 白癜風 紅灰藋五觔。茄子根莖三觔。蒼耳根莖五觔。並晒乾。燒灰。以水一斗。煎湯淋汁。熬成膏。別以好乳香半兩。鉛霜一分。膩粉一分。鍊成牛脂二兩。和勻。每日塗三次。

莖 燒灰和荻灰蒿灰等分。水和蒸取汁。煎膏點疣贅黑子。蝕惡肉。

醍醐菜 形似牛皮蔓。掐之有乳汁出。香甜可口。採得以竹刀細切。入砂盆中研如膏。用生絹捘汁出。煖飲之性溫味甘。主治月水不利。擣葉絞汁。和酒煎服一盞。出千金方。

附方 傷中崩赤 醍醐杵汁。拌酒煎沸。空心服一盞。

粘糊菜 綱目作豨薟。音喜杴。又名希仙。火杴草。猪膏母。虎膏。狗膏。處處有之。似地菘而稍薄。對節而生。莖葉皆有細毛。一株分枝數十。八九月開小黃花。子如同蒿子。外萼有細刺。其嫩苗煠熟。浸去苦味。油鹽調食。可去風疾。長大則味若。不中食矣。 性寒。製透則溫。味甘苦辛。凡用須以蜜酒拌。九蒸九曬。生用無益。 主治肝腎風氣。四肢麻痺。骨痛膝弱。風濕諸瘡熱䘌煩滿不能食。生擣汁三合服。多則令人吐。久瘧痰瘧。擣汁服取吐。主金瘡。止痛斷血生肉。除諸惡瘡浮腫。擣封之。湯漬散傅並良。又擣傅虎傷。狗咬。蜘蛛咬。蠶咬。

蠼螋溺瘡。按節度使成訥與知益州張詠，俱有進豨薟丸表，言其有治中風偏風，口眼喎邪等症，詳見綱目。

附方 **風寒泄瀉**火杴丸，治風氣行于腸胃泄瀉。火杴草為末，醋糊丸梧子大，每服三十丸，白湯下。**癰疽腫毒**一切惡瘡，豨薟草端午採者一兩，乳香一兩，白礬燒半兩，為末，每服二錢，熱酒調下。毒重者連進三服，得汗妙。**發背丁瘡**豨薟草、五葉草即五爪龍、野紅花即小薊、大蒜等分，擂爛，入熱酒一盌，絞汁服，得汗立效。**丁瘡腫毒**端午採豨薟草，日乾為末，每服半兩，熱酒調下，汗出即愈，極有效驗。**反胃吐食**火杴草焙為末，蜜丸梧子大，每沸湯下五十丸。

珊瑚菜即防風嫩苗，江東淮浙州郡皆有之，莖葉俱青綠色，莖深而葉淡，似青蒿而短小，春初時嫩紫紅色，採作菜茹，極爽口，辛甘而香，呼為珊瑚菜，江東宋亳人多食之。五月開細白花，似小茴香花，子似胡荽子，根土黃色，與蜀葵根相類，即防風也。**性**溫，**味**辛甘，**主治**中風熱汗出。

附**防風**（即珊瑚菜根也有銅芸茴芸茴草屏風蕳根百枝百蜚諸名防者禦也其功療風最要故名屏風者防風隱語也曰芸曰茴曰蕳者其花如茴香其氣如芸蒿蕳蘭也）

性溫味甘辛（性能制黃芪黃芪得防風其功愈大乃相畏而相使者也得葱白能行過身得澤瀉藁本療風得當歸芍藥陽起石禹餘糧療婦人子臟風畏萆薢殺附子毒）

氣味俱薄善升浮走表卑賤之品隨所引而至為風藥之使若多用主散治在表陽分風邪清頭目滯氣療脊痛項強解肌表風熱以其辛甘發散之力也若少用主利竅治周身骨節疼痛四肢攣急經絡鬱熱及中風半身不遂血脈壅滯以其透利關節之功又取其風能勝濕如頭重目眩骨痛腰痠腿膝發腫及脾溼泄瀉溼熱生瘡一切風濕症為風中之燥劑也同

白芷入活命飲治諸毒熱癰。亦能散邪逐毒。用蜜煮。防風同黃芪。去痘瘡發痒。同酒洗防風合白芍。又發痘瘡不起。因善疏肝氣之故也。取山東粗大堅實。金井玉欄潤澤者佳。南產色白者不中用。

花主治四肢拘急。行步不得。經脉虛弱。心腹痛。骨節間痛。

子主治癱風更優。調服之。

附方自汗不止防風去蘆爲末。每服二錢。浮麥煎湯服朱氏集驗方。防風用麩炒。猪皮煎湯下。

睡中盜汗防風二兩。芎藭一兩。人參半兩爲末。每服三錢。臨臥飲下。

消風順氣老人大腸秘濇防風枳殼麩炒一兩。甘草半兩爲末。每食前白湯服二錢。

偏正頭風防風白芷等分爲末。煉蜜

丸。彈子大。每嚼一丸。茶淸下。**破傷中風**牙關緊急。天南星防風。等分爲末。每服二三匙。童子小便五升。煎至四升。分二服。卽止也。**小兒解顱**防風白芨栢子仁等分爲末。以乳汁調塗。一日一換。**婦人崩中**獨聖散。用防風去蘆頭。炙赤爲細末。每服一錢。以麪糊酒調下。更以麪糊酒塗之。此藥累經效驗。一方加炒黑蒲黃等分。**解烏頭毒**附子天雄毒。並用防風煎汁飲之。**解芫花毒**同上。**解野菌毒**同上。**解諸藥毒**已死。只要心間溫暖者。乃是熱物犯之。只用防風一味擂。冷水灌之。

珍珠菜産徽州黃山石崖間。春仲生苗。靑翠如蒲。夏初抽莖。開花纍纍如珠。采茹甘美。乾作虀。煨肉尤佳。但不可多得。**性平。味甘。主治明目聰耳。淸頭風。利胸膈。生津液。除煩熱。**

黃瓜菜二月生苗。田野徧有。小科如薺。三四月開黃花。性形似油菜。但味少苦。取羹茹甚香美。亦可飼鵞微寒。味甘苦。主治通結氣。利腸胃。

生瓜菜生平田陰畦間。春生苗。長三四寸。作叢生。葉青而圓。似白莧菜。夏開紫白花。味作生瓜氣。故以爲名。性微寒。味甘。主治走注攻頭面四肢。及陽毒傷寒。壯熱頭痛。心神煩燥。利胸膈。擣汁飲之。又生擣貼腫。

苦芙音襖。一名苦板。大如拇指。中空。莖頭有薹似薊。初生可食。浙東人清明節採其嫩苗食之。云一年不生瘡疥。擣汁和米爲食。其色青。久留不壞。醃作虀。蒸曬可茹。性凉。味苦。主治下氣解熱。生食或燒灰。治漆瘡金瘡丹毒。煎湯洗痔甚驗。

秦荻藜生下溼地。所在有之。子生菜中最香美。性溫。味辛。主治心腹冷脹。下氣消食。和醬醋食之。破滯氣甚良。爲末冲酒服。療心痛悒悒塞滿氣。

子主治腫毒擣末和醋封之日三易

芋 一名土芝又名蹲鴟其屬雖多有水旱二種旱芋山地可種水芋水田蒔之葉皆相似但水芋味勝莖亦可食芋不開花或七八月間有開者抽莖生花黃色有一長蕚護之如半邊蓮花之狀也性平滑味甘微辛多食難尅化滯氣困脾動宿冷主治寬腸胃充肌膚滑中令人肥白通腸閉破宿血去死肌產婦食之破血飲汁止血渴和魚煮食甚下氣調中補虛和鯽魚鱧魚作臛良久食治人虛勞又煮汁洗衣極白同薑煮食爲良曬乾冬月食爲佳

附方腹中癖氣生芋子一觔壓破酒五觔漬二七日空腹每飲一升神良身上浮風芋煮汁浴之慎風半日瘡冒風邪腫痛用白芋燒灰傅之乾即易頭上軟癤用大芋擣傅之即乾

葉莖 性冷滑。味辛。主治。除煩止瀉。療妊婦心煩迷悶。胎動不安。又鹽研傅蛇蟲咬。并瘡腫毒痛。及罯毒箭梗擦蜂螫尤良。汁塗蜘蛛傷。

附方 黃水瘡 芋苗晒乾。燒存性。研摻。

附錄 野芋 弘景曰。野芋形葉與芋相似。芋種三年不採成梠芋。音呂。並能殺人。誤食之煩悶垂死者。惟以土漿及糞汁大豆汁飲之則活矣。藏器曰。野芋生溪澗側。非人所種者。根葉相似。又有天荷。亦相似而大。時珍曰。小者為野芋。大者為天荷。俗名海芋。詳見草部毒草類。野芋根辛冷。有大毒。醋摩傅蟲瘡惡癬。其葉搗塗毒腫。初起無名者。卽消。亦治蜂蠆螫。塗之良。

土芋 蔓生如芋。葉如豆。其根圓如卵。以灰汁煮方可食。或蒸亦可食。性寒。味甘辛。主治解諸藥毒。生研水服。當吐出惡物便止。煮熟食之。甘美不饑。厚人腸胃。去熱嗽。

薺薴處處平地有之。葉似野薺。而稍長有毛。可爲生菜。味不甚佳。山野人常茹之。莖葉。性溫。味辛。主治冷氣泄痢。生食除胸間酸水。接碎傅蟻瘻。

蘿藦一名雚。音貫。又名芄蘭。白環藤。實名雀瓢。斫合子。羊婆奶。婆婆針線包。三月生苗。蔓延籬垣。極易繁衍。其根白軟。其葉長而後大前尖。根莖葉斷之皆有白乳汁。人家多種之。葉厚而大。可生啖。亦蒸煮食之。六七月開小長花如鈴狀。其殼青軟。中有白絨。及漿。霜後枯裂。則子飛。其子輕薄。如兜鈴子。名斫合子。能治金瘡。以斫破傅之即合也。商人取其絨作坐褥。代綿。云甚輕煖。詩云芄蘭之支。童子佩觿。芄蘭之葉。童子佩韘。以其葉有相似。故用爲比興也。葉及子。性溫。味甘辛。主治虛勞。補益精氣。强陰道。葉煑食。功同子。擣子傅金瘡。生膚止血。擣葉傅腫毒。取汁傅丹毒赤腫。及蛇蟲毒。即消。蜘蛛傷。頻治不愈。

搗封二三度。能爛絲毒。即化爲膿。

附方補益虛損極益房勞。用蘿藦四兩。枸杞根皮。五味子。栢子仁。酸棗仁。乾地黃各三兩。爲末。每服方寸匕。酒下。日三服。損傷血出痛不可忍。用籬上婆婆鍼袋兒。擂水服。渣罨瘡口。立效。

野綠豆綱目作鹿藿。生麥地田野中。苗葉似綠豆而小。引蔓生。生熟皆可食。三月開淡粉紫花。結小莢。其子大如椒子。黑色。可煮食。或磨麪作蒸餅。性平。味苦。主治止頭痛。蠱毒。腰腹痛。不樂。腸癰。瘰癧。瘍氣。

鷄冠莧綱目作青葙。一名草蒿。又名萋蒿。野鷄冠子名草決明。生田野間。嫩苗似莧可食。長則高三四尺。苗葉花子俱似鷄冠。但花穗尖長如兔尾。水紅色。亦有黃白色者。子在穗中。與鷄冠子莧子一樣難辨。治眼功用亦同。性凉。味苦。莖葉同。主治邪氣。皮膚中熱。風瘙身癢。殺三蟲。惡瘡疥蝨。痔蝕下部䘌瘡。擣汁服。大療溫癘。止金瘡血。

子性平。味苦。主治鎮肝明目。肝臟熱毒衝眼赤瘴。青盲翳腫。治目多効。堅筋骨益腦髓。治唇口青。去風寒溼痹。惡瘡疥瘡。

附方 鼻衄不止 眩昏欲死。青葙子汁三合。灌入鼻中。

附錄 桃朱術 炳曰。青葙一種花黃者名桃朱術。苗相似。藏器曰。桃朱術生園中。細如芹。花紫。子作角。以鏡向旁敲之。則子自發。五月五日乃收子。帶之。令婦人為夫所愛。 鴈來紅 時珍曰。莖與雞冠同。其葉九月鮮紅。望之如花。故名。吳人呼為老少年。一種六月葉紅者名十樣錦。 天靈草 時珍曰。按土宿眞君本草云。狀如雞冠花。葉亦如之。折之有液如乳。生江湖荊南陂池間。五月取汁。可制雄硫。煑雌煉砂。 思蓂子 斅曰。思蓂子鼠細子二件。眞似青葙子。只是味不同。思蓂子味苦。煎之有涎。

鷄腿根 綱目作翻白草。以葉之形名。又名天藕。以根之味名也。生近澤田地。高不盈尺。春生弱莖。一莖三葉。尖長而厚。有皺文鋸齒。面青背白。四月開小黄花。結子如胡荽子。中有細子。其根狀如小白朮頭。剝去赤皮。內有白色。如鷄肉。食之有粉。生熟皆宜。小兒生食之。荒年人掘以爲飯食。**性平。味甘微苦。主治吐血下血崩中。瘧疾癰瘡。**

附方

崩中下血 用湖鷄腿根一兩。擣碎。酒二琖煎一琖服。

吐血不止 翻白草每用五七科。㕮咀。水二鍾。煎一鍾。空心服。

瘧疾寒熱 翻白草根五六個。煎酒服之。

無名腫毒 方同上。

疔毒初起 不拘已成未成。用翻白草十科。酒煎服。出汗即愈。

渾身疥癩 端午日午時採翻白草。每用一握。煎水洗之。

臁瘡潰爛 端午日午時採翻白草洗。收。每用一握。煎湯盆盛。圍住熏洗。效。

地菘 綱目作天名精。又名天蔓菁。以其似芥菜白菜也。又名活鹿草。皺面草。母猪芥。蟼蟇藍。子名鶴虱。根名土牛膝。嫩苗淘淨。煠之可食。長則起莖開小黃花。如小野菊花。結子如茼蒿子。最粘人衣。作狐臭。故俗呼爲狐狸臊。炒熟則香可茹。

【根】名土牛膝。葉同性。寒。味甘辛。主治吐痰止血。殺蟲解毒。凡男婦乳蛾。喉嚨腫痛。及小兒驚風。牙關緊急。不醒人事。取根洗淨。搗爛入好酒。絞汁灌之。良久即醒。仍以渣傅項下。或醋調搽亦妙。治牙痛。湯泡少時。以手蘸湯揩。痛處即定。或同醋煎漱口。仍以葉塞痛處。止瘧煩渴。胸中結熱。逐水。大吐下。瘀血。血瘕欲死。下血。利小便。主眩痺。破血生肌。止鼻衄。除諸毒腫丁瘡。瘻痔金瘡。內射身癢。癮疹不止者。揩之立已。解惡蟲蛇螫毒。挼以傅之。

【附方】男女吐血：皺面草，即地菘，晒乾爲末，每服一二錢，以茅花泡湯調服，日二次。

咽喉腫塞：傷寒蘊要：治痰涎壅滯，喉腫水不可下者。地菘一名鶴虱草，連根葉擣汁，鵝翎掃入，去痰最妙。聖濟總錄：用土牛膝、皷槌草同擣汁灌之，不得下者灌鼻，得吐爲妙。又方：土牛膝春夏用莖，秋冬用根，一把，青礬半兩，同研，點患處，令吐膿血痰沫即愈。

纏喉風腫：蚵蚾草即皺面草，細研，以生蜜和丸彈子大，每噙一二丸即愈。乾者爲末，蜜丸亦可。

諸骨硬咽：地菘、馬鞭草各一握，去根，白梅肉一箇，白礬一錢，擣作彈丸，綿裹含嚥，其骨自軟而下也。

風毒瘰癧：赤腫，地菘擣傳，乾即易之。

疔瘡腫毒：鶴虱草葉、浮酒糟同擣傳之，立效。

發背初起：地菘杵汁一升，日再服，瘥乃止。

惡瘡腫毒：地菘擣汁，日服三四次。

惡蛇咬傷：地菘擣傳之。

【鶴虱】即地菘子也。性凉，味苦辛，主治殺五臟蟲，驗方云：爲殺蟲要藥。蚘咬心痛，以十兩擣篩，蜜丸梧子大，空心蜜湯送五十丸，忌酒肉即愈。小兒蚘蟲咬心腹疼，單用研末，肥猪肉湯下。

之五歲一服二分蟲出即止。止瘧傳惡瘡蟲心痛以淡醋和半七服立瘥。

附方 大腸蟲出不斷。斷之復生。行坐不得。鶴虱末水調半兩服自愈。

海藻 一名藫音覃。又名海蘿。出近海諸地。採取作海菜。洗去鹹味。同肉煑食。性寒。味鹹苦。宜多浸。去鹹味。焙乾用。主治瘿瘤結氣。散頸下硬核痛。癰腫癥瘕堅氣。腹中上下雷鳴。下十二種水腫。療皮間積聚暴㿉瘤氣結熱。利小便。辟百邪鬼魅。治氣急心下滿。疝氣下墜痛。卵腫奔豚氣。脚氣浮痛。宿食不消。五膈痰壅。

附方 海藻酒 治瘿氣。用海藻一觔。絹袋盛之。以清酒二升浸之。春夏二日。秋冬三日。每服兩合。日三。酒盡再作。其滓曝乾為末。每服方寸匕。日三服。不過兩劑即瘥。

瘿氣初起 海藻一兩 黃連二兩

爲末。時時舐嚥。先斷一切厚味。

項下瘰癧 如梅李狀。宜連服前方海藻酒消之。

蛇盤瘰癧 頭項交椄者。海藻菜以蕎麪炒過。白殭蠶炒。等分爲末。以白梅泡湯和丸梧子大。每服六十丸。米飲下。必泄出毒氣。

仙人杖 生平澤。葉似苦苣。叢生。陳子昂觀玉篇序云。予從補闕喬公北征。四月次于張掖河。見生甚多。予家世代服食者。因爲喬公言其功。甘心食之。或謂公曰。此白棘也。公乃譏予。因作觀玉篇焉。事詳篇中。性溫。味甘。主治作茹食。去痰癖。除風冷。久服堅筋骨。令人不老。

山居本草卷三下目録

菜部 下

甘草

豆藿　豆芽　豆莢　豆腐　罌粟苗俱見穀部

芡莖　菱莖　砂仁　胡桃俱見果部

山居本草卷三下

新安程履新德基甫述
男 光緒梅馨甫
光經通五甫 校

菜部下

椿芽 綱目作椿樗。香者為椿，臭者為樗。二樹相似，南北皆有。但椿木實而葉香，可茹，作素菜甚佳。樗木疎而氣臭，最為無用。但能同椿多壽耳。嫩芽瀹食，消風祛毒。俗名香椿芽，嫩辛香。葉大便苦。多食動風，不宜與豬肉熱麵頻食。同豆腐炒茹極佳。葉煮水洗瘡疥風疽。樗根葉尤良。白禿無髮，取桃楸葉心同擣塗之。白皮及根皮刮去粗皮，陰乾，臨時切焙用。性溫，味苦澀。主治赤白濁、赤白帶、赤白久痢、精滑夢遺、燥下濕，去肺胃陳積之痰，去口鼻疳蟲，殺蚘蠱疥䘌。鬼疰傳尸。蠱毒下血。止女子血崩。産後血不止。腸血瀉血不住。腸滑瀉。縮小便。蜜炙用。

【附方】去鬼氣 樗根一握。細切。以童兒小便二升。豉一合浸一宿。絞汁煎一沸。三五日一度服之。

小兒疳疾 椿白皮日乾二兩爲末。以粟米淘淨研濃汁和丸梧子大。十歲三四丸。米飲下。量大加減。仍以一丸納竹筒中。吹入鼻內。三度良。

小兒疳痢 困重者。用樗白皮擣粉。以水和棗作大餛飩子。日曬少時。又擣如此三遍。以水煮熟。空肚吞七枚。重者不過七服。忌油膩熱麪毒物。又方。用樗根濃汁一蜆殼。和粟米泔等分。灌下部。再度即瘥。其驗如神。大人亦宜。

休息痢疾 日夜無度。腥臭不可近。臍腹撮痛。東垣脾胃論。用椿根白皮。訶黎勒各半兩。母丁香三十箇。爲末。醋糊丸梧子大。每服五十丸。米飲下。唐瑤經驗方。用椿根白皮。東南行者。長流水內漂三日。去黃皮。焙爲末。每一兩加木香二錢。粳米飯爲丸。每服一錢二分。空腹米飲下。

水穀下利 及每至立秋前後即患痢兼腹痛。取樗根一大兩擣篩。以好麪捻作餛飩。加皂子大。水煮熟。每日空心服十枚。並無禁忌。神良。**下利清血**腹中刺痛。椿根白皮洗。刮。曬研醋糊丸。梧子大。每空心米飲下三四十丸。一加蒼术。枳殼減半。**臟毒下痢**赤白。用香椿洗。刮取皮。日乾爲末。米飲下一錢立效。**臟毒下血**濕氣。用椿根白皮。去粗皮。酒浸。曬研。棗肉和丸梧子大。每淡酒服五十丸。或酒糊丸亦可。**下血經年**樗根三錢。水一盞。煎七分。入酒半盞服。或作丸服。虛者加人參等分。即虎眼樹。**血痢下血**臘月日未出時。取背陰地北引樗根皮。東流水洗淨。掛風處陰乾。爲末。每二兩。入寒食麪一兩。新汲水丸梧子大。陰乾。每服三十丸。水煮滾。傾出。溫水送下。忌見日。則無效。名如神丸。**脾毒腸風**因營衞虛弱。風氣襲之。熱氣乘之。血滲腸間。故大便下血。用香椿根。刮去粗皮。焙乾四兩。蒼术米泔浸焙。枳殼麸炒。各一兩。爲末。醋糊丸如梧子大。每服五十丸。米飲下。日三服。**產後腸脫**不能收拾者。樗枝取皮。焙乾一握。水五升。連根葱五莖。漢椒一撮。同煎至三升。去滓。傾盆內。乘熱熏洗。冷則再熱。一服可作五次用。洗後睡少時。忌鹽酢醬麪。發風毒物。及用心勞力等事。年深者亦治之。**女人**

白帶。椿根白皮、滑石等分爲末，粥丸梧子大，每空腹白湯下一百丸。又方，椿根白皮一兩半，乾薑炒黑、白芍藥炒黑、黃蘗炒黑各二錢，爲末，如上法丸服。男子白濁方同上。

莢一名鳳眼草。主治大便下血。

槐芽苗葉性平。味甘微苦。嫩時採葯，治諸風邪氣，產難絕傷及癮疹牙齒諸病。煎湯，治驚癇壯熱，疥癬及丁腫。皮

莖同功。一名櫰，音懷，處處有之。木高大，初生嫩芽可煠熟，水淘過食，亦可作飲代茶。或採槐子種畦中，採苗食亦佳。

子可染皂。

附方　霍亂煩悶。槐葉、桑葉各一錢，炙甘草三分，水煎服之。腸風痔疾。用槐葉一觔，蒸熟，曬乾，研末，煎飲代茶。久服明目。鼻氣窒塞。以水五升，煮槐葉，取三升，下蔥豉，調和，再煎飲。

枝煎水洗瘡及陰囊下濕痒。八月斷大枝，候生嫩芽，煮

汁釀酒療大風痿痺甚效。治赤白崩漏。炮熱熨蝎毒。青枝燒瀝塗癬。煅黑揩牙去蟲。煎湯洗痔核。燒灰沐頭長髮。

〔附方〕風熱牙痛槐枝燒熱烙之。胎赤風眼槐木枝如馬鞭大長二尺作二段齊頭麻油一匙置銅鉢中晨使童子一人以其木研之至瞑乃止。令仰臥以塗目日三度瘥。九種心痛當大歲上取新生槐枝一握去兩頭用水三大升煎取一升頓服。崩中赤白不問遠近取槐枝燒灰食煎酒下方寸匕日二服。胎動欲產日月未足者取槐樹東引枝令孕婦手把之即易生。陰瘡溼痒槐樹北面不見日枝煎水洗三五遍冷再暖之

〔木皮〕根白皮主治爛瘡。喉痺寒熱。煮汁服。治下血。煮汁淋陰囊墜腫氣痛。煮漿水漱口。齒風疳䘌血。治中風皮

膚不仁浴男子陰疝卵腫浸洗五痔一切惡瘡婦人產門痒痛及湯火瘡煎膏止疼長肉消癰腫

〔附方〕中風身直不得屈伸反復者取槐皮黃白者切之以酒或水六升煑取二升稍稍服之　破傷中風避陰槐枝上皮旋刻一片安傷處用艾灸皮上百壯不痛者灸至痛痛者灸至不痛用手摩之　風蟲牙痛槐樹白皮一握切以酪一升煑去滓入鹽少許含漱　陰下溼痒槐白皮炒煎水日洗　痔瘡有蟲作痒或下膿血多取槐白皮濃煑汁先熏後洗良久欲大便當有蟲出不過三度即愈仍以皮爲末綿裹納下部中　螻蛝惡瘡槐白皮醋浸半日洗之

〔槐膠〕主治一切風化涎肝臟風筋脉抽掣及急風口噤或四肢不收頑痺或毒風周身如蟲行或破傷風口眼偏斜腰背強硬任作湯散丸煎雜諸藥用之亦可水煑

和藥爲丸煨熱綿裹塞耳。治風熱聾閉。

槐耳 已見菜部。

花 未開時採收陳久者良入藥炒用染物以水煮一沸出之其稠滓爲飾染色更鮮明。性凉味苦。

主治凉大腸濕五痔心痛眼赤殺腹臟蟲及皮膚風熱

腸風瀉血赤白痢並炒研服。炒香頻嚼治失音及喉痺

吐血衄血崩中漏下。

附方 衄血不止 槐花烏賊魚骨等分半生半炒爲末吹之。舌衄出血 槐花末傅之即止。吐血不止 槐花燒存性入麝香少許研勻糯米飲下三錢。咯血唾血 槐花炒研每服三錢糯米飲下仰臥一時服效。小便尿血 槐花炒鬱金煨各一兩爲末每服二錢淡豉湯下立效。大腸下血 經驗方用槐花荊芥穗等分爲末酒服一錢匕。集簡方用柏葉三錢槐花六錢煎湯日

服。袖珍方：用槐花、枳殼等分，炒存性為末，新汲水服二錢。**暴熱下血** 生猪臟一條，洗淨控乾，以炒槐花末塡滿，札定，米醋炒，鍋內煮爛，擂丸彈子大，日乾。每服一丸，空心當歸煎酒化下。**酒毒出血** 槐花半生半炒一兩，山梔子焙五錢，為末，新汲水服二服。**臟毒下血** 新槐花炒研，酒服三錢，日三服。或用槐白皮煎湯服。**婦人漏血** 不止。槐花燒存性，研，每服二三錢，食前溫酒下。**血崩不止** 槐花三兩，黃芩二兩，為末，每服半兩，酒一盞，銅秤錘一枚，桑柴火燒紅，浸入酒內，調服，忌口。**中風失音** 炒槐花，三更後臥嚼咽。**癰疽發背** 凡人中熱毒，眼花頭暈，口乾舌苦，心驚背熱，四肢麻木，覺有紅暈在背後者，即取槐花子一大抄，鐵杓炒褐色，以好酒一盞汗之，乘熱飲酒，一汗即愈。如未退，再炒一服，極效。縱成膿者，亦無不愈。彭幸菴云：此方三十年屢効者。**楊梅毒瘡** 乃陽明積熱所生。槐花四兩，略炒，入酒二盞，煎十餘沸，熱服。胃虛寒者勿用。**外痔長寸** 用槐花煎湯頻洗，并服之，數日自縮。**疔瘡腫毒** 一切癰疽發背，不問已成未成，但焮痛者皆治。槐花微炒，核桃仁二兩，無灰酒一鍾，煎十餘沸熱服未成者二三服已成者一二服見效。**發背散血**槐花綠豆粉各一升同炒象牙色研末用細茶一兩煎一盞露一夜調末三錢傅之留頭勿犯婦女手。**下血血崩**槐花一兩棕灰五錢鹽一錢水三鍾煎減半服。**白帶不止**槐花炒牡蠣煅等分為末每酒服三錢取效。

子按太清草木方云槐者虛星之精十月上巳日採子服之去百病長生又庾肩吾常服槐子年七十餘鬚髮皆黑目看細字亦其驗也古方以子冬月入牛胆中漬之陰乾百日每食後吞一枚云久服明目通神白髮還黑有痔及下血者尤宜服之雷公炮製云服兩子三子者搥碎牛乳浸一宿蒸過用。**性寒味苦**

主治疎導風熱口齒風涼大腸潤肝燥五內邪熱止涎垂補絶傷久服明目益氣頭不白延年治五痔瘡瘻以七月七日取之擣汁銅器盛之日煎令可爲丸如鼠屎狀納竅中日三易乃愈治大熱難產催生吞七粒幷墮

胎。殺蟲。去風。合房陰乾。煮飲明目除熱淚。頭腦心胸間熱風煩悶風眩欲倒心頭吐涎如醉治丈夫女人陰瘡溼痒。乳瘕。子臟急痛。

附方 **槐角丸** 治五種腸風瀉血。糞前有血。名外痔。糞後有血。名內痔。大腸不收。名脫肛。轂道四面弩肉如嬭。名舉痔。頭上有孔。名瘻瘡。內有蟲。名蟲痔。並皆治之。槐角去梗。炒一兩。地榆當歸酒焙。防風黃芩枳殼麩炒。各半兩。爲末。酒糊丸梧子大。每服五十丸。米飲下。**大腸脫肛** 槐角槐花各等分。炒爲末。用羊血蘸藥。炙熟食之。以酒送下。猪腰子去皮蘸藥炙亦可。**內痔外痔** 許仁則方用槐角子一斗。煑汁曬[illegible]取地膽爲末。同煎丸梧子大。每飲服十丸。兼作挺子。納下部。或以苦參末代地膽亦可。**目熱昏暗** 槐子黃連二兩爲末。蜜丸梧子大。每漿水下二十丸。日二服。**大熱心悶** 槐子燒末。酒服方寸匕。

榆芽 又名零榆。白者名枌。處處有之。有數十種。今人不能盡別。惟知莢榆白榆刺榆榔榆數者而已。莢榆白榆皆大榆也。枝條生莢如錢成串，俗呼榆錢，可作羹，亦可收至冬釀酒，瀹過晒乾，可爲醬，即榆仁醬也。山榆之莢，名蕪荑，與此相近，但味稍苦耳。荒歲人取皮爲粉，食之當糧。嫩葉作羹及煠食，消水腫，利小便，下石淋，壓丹石。時珍曰：晒乾爲末，淡鹽水拌，或炙或晒乾，拌菜食之，辛滑下水氣。煎汁洗酒皶鼻，同棗仁等分蜜丸，治膽熱勞不眠。

【白皮】性平。味甘滑利。主治利竅，滲溼熱，行津液，消癰腫，除邪氣，大小便不通，腸胃邪熱氣，通經脉，滑胎，利五淋，治齁喘不眠。擣涎傅癬瘡，小兒頭瘡痂疕，生皮擣和三年醋滓，封暴患赤腫，女人妒乳腫，日六七易效。

【附方】斷穀不饑：榆皮、檀皮爲末，日服數合。齁喘不止：榆白皮陰乾，焙爲末，每旦夜用水五合，末二錢，煎如膠服。久嗽欲死：許明則有効方，用厚榆皮削如指大，長尺餘，納喉中頻出入，當

山居本草卷三下　菜部下　六

吐膿血而愈。**虛勞白濁**榆白皮二升，水二斗，煑取五升，分五服。**小便氣淋**榆枝、石燕子煎水日服。**五淋澀痛**榆白皮陰乾焙研，每以二錢，水五合，煎如膠，日二服。**渴而尿多**非淋也，用榆皮二片，去黑皮，以水一斗，煑取五升，一服三合，日三服。**身體暴腫**榆皮擣末，同米作粥食之。小便良。**臨月易產**榆皮焙為末，臨月三日服方寸匕。令產極易。**墮胎下血**不止。榆白皮、當歸焙各半兩，入生薑，水煎服之。**胎死腹中**或母病欲下胎，榆白皮煑汁，服二升。**身首生瘡**榆白皮末，油和塗之，蟲當出。**火灼爛瘡**榆白皮嚼塗之。**五色丹毒**俗名遊腫。犯者多死。不可輕視，以榆白皮為末，雞子白和塗之。**小兒蟲瘡**榆皮末和豬脂塗綿上，覆之，蟲出立瘉。**癰疽發背**榆根白皮切，清水洗，擣極爛，和香油傅之，留頭出氣，燥則以苦茶頻潤，不粘更換新者，將愈以桑葉嚼爛，隨大小貼之，口合乃止，神效。**小兒瘰癧**榆白皮生擣如泥，封之，頻易。**小兒禿瘡**醋和榆白皮末塗之，蟲當出。

花治小兒癇。小便不利。傷熱。

莢仁。作糜羹食。令人多睡。和牛肉作羹食。治婦人帶下。

子醬似蕪荑。能助肺殺諸蟲。下氣。令人能食。消心腹間惡氣。卒心痛。塗諸瘡癬。以陳者良。

蕪荑 又名莁荑。木名楩。音偏。有大小兩種。小者即榆莢也。揉取仁。醞為醬。味尤辛美。人多以物和。宜擇去之。作醬香美。功勝榆仁。秋月食之尤宜。多食稍熱。性平。味辛。主治殺蟲。止痛。化食積。冷氣。心腹癥痛。除肌膚中淫淫如蟲行。五臟皮節邪氣。治腸風痔瘻。逐寸白。惡瘡疥癬。中惡蠱毒。婦人子宮風虛。小兒疳瀉冷痢。得訶子豆蔻良。和豬脂塗熱瘡。和蜜塗濕癬。和沙牛酪或馬酪。治一切瘡。

附方 **脾胃有蟲** 食即作痛，面黄無色，以石州蕪荑仁二兩，和麪炒黄色爲末。非時米飲服二錢七分。**制殺諸蟲** 生蕪荑、生檳榔，各四兩爲末，蒸餅丸梧子大，每服二十丸，白湯下。**疳熱有蟲** 瘦瘁，久服充肥。用榆仁一兩，黄連一兩，爲末，猪膽汁七枚，和入盌內，飯上蒸之。一日蒸一次，九蒸乃入麝香半錢，湯浸蒸餅和丸綠豆大，每服五七丸至一二十丸，米飲下。**小兒蟲痛** 胃寒蟲上，諸證危惡，與痛相似。用白蕪荑、乾漆燒存性，等分爲末，米飲調服一字至一錢。**結陰下血** 蕪荑一兩，搗爛紙壓去油爲末，以雄猪膽汁丸梧子大，每服九丸，甘草湯下，日五服，二日斷根。**脾胃氣泄** 久患不止，蕪荑五兩搗末，飯丸梧子大。每日空心午飯前陳米飲下三十丸。久服去三尸，益神駐顏。此方得之章鐐，嘗用得力。**膀胱氣急** 宜下氣，用蕪荑搗和食鹽末等分，以綿裹如棗大，納下部，或下惡汁，並下氣佳。**嬰孩驚疳** 風後失音不能言，肥兒丸。用蕪荑炒、神麯炒、麥蘖炒、黄連炒，各一錢，爲末，猪膽汁打糊丸黍米大，每服十丸，木通湯下。黃連能去心竅惡血。**蟲牙作痛** 以蕪荑仁安蚛孔中，及縫中甚效。**腹中鼈瘕** 平時嗜酒，血入於酒，則為酒鼈；平時多氣，血凝於氣，則為氣鼈；虛勞痼冷，敗血雜痰，則為血鼈。搖頭掉尾，如蟲之行，上侵人咽，下蝕人肛，或附脇背，或隱胸腹，大則如鼈，小或如錢。治法惟用蕪荑炒煎服之，兼用暖胃益血理中之類，乃可殺之。若徒事雷丸、錫灰之類，無益也。

木槿 一名蕣，音舜。詩云"顏如蕣華"，即此。又名藩籬草。可用作籬障也。又名花奴、玉蒸。言其美且多也。其木如李而小，可種可插。其花小而艷，或白或粉紅，有單葉千葉之分。五月始開。逸書月令云"仲夏之月，木槿榮"是也。嫩葉可茹，作飲代茶。**苗并及根性平。味甘滑。主治腸風瀉血，痢後熱渴。作飲服之，令人得睡。並炒食，治赤白帶下，腫痛疥癬，洗目令明，潤燥活血。**

附方 **赤白帶下** 槿根皮二兩，切，以白酒一碗半煎一碗，空心服之。白帶用紅酒甚妙。**頭面**

錢癬樺樹皮爲末，醋調，重湯頓如膠，內傳之。牛皮風癬川槿皮一兩，大楓子十五箇，半夏五錢，剉，河水井水各一盌，浸露七宿，入輕粉一錢，入水中，禿筆掃塗，覆以青衣，數日有臭涎出，妙。忌浴湯，夏月用尤妙。癬瘡有蟲川槿皮煎，入肥皂浸水，頻頻擦之，或以槿皮浸汁，磨雄黃尤妙。痔瘡腫痛藩籬草根煎湯，先熏後洗。大腸脫肛槐皮或葉煎湯熏洗，後以白礬五倍末傳之。

五加苗葉作蔬食。去皮膚風濕。又有五佳、五花、文章草、白刺、追風使、木骨、金鹽、豺漆、豺節等名。春月于舊枝上抽條，采爲蔬食。根皮性溫，味辛。主治明目下氣，治中風骨節攣急，補五勞七傷，補中益精，堅筋骨，強志意，久服輕身耐老，治心腹疝氣腹痛，男子陰痿囊下溼，小便餘瀝，女人陰癢及腰脊痛，兩脚疼痺，破逐惡血，四肢不遂，賊風傷人，軟脚臂腰，主多年瘀血在皮膚，痺蹙。小

兒三歲不能行。疽瘡陰蝕。釀酒最宜。治風痺四肢攣急

作末浸酒飲。治目僻眼𥇍

附方虛勞不足 五加皮、枸杞根白皮，各一斗，水一石五斗，煮汁七斗，分取四斗，浸麴一斗，以三斗拌飯。如常釀酒法，待熟任飲。男婦腳氣 骨節皮膚寒濕疼痛，服此進飲食，健氣力，不忘事，名五加皮丸。四兩酒浸，遠志去心四兩酒浸，通春秋三日，夏二日，冬四日，日乾為末，以酒浸為糊丸梧子大，每服四五十丸，空心溫酒下。藥酒壞，別用酒為糊。小兒行遲 三歲不能行者，用此便走。五加皮五錢，牛膝、木瓜二錢半，為末，每服五分，米飲入酒二三點調服。婦人血勞 憔悴困倦，喘滿虛煩，吸吸少氣，發熱多汗，口乾舌澀，不思飲食，名血風勞。油煎散：用五加皮、牡丹皮、赤芍藥、當歸各一兩，為末，每用一錢，水一盞，用青錢一文，蘸油入藥，煎七分，溫服。常服能肥婦人。五勞七傷 五月五日採五加莖，七月七日採葉，九月九日取根，制下篩，每酒服方寸匕，日三服，久服去風勞。目瞑息膚 五加皮不聞水聲者，搗末

一升和酒二升浸七日一日服二次禁醋二七日**服石**
徧身生瘡是毒出不出以生熟湯浴之取瘡愈

毒發或熱噤向冷地臥五加皮二兩水四升煮二升半發時便服**火竈丹毒**從兩脚起如火燒五加根葉燒灰五兩取煅鐵家槽中水和塗之

皂莢嫩芽作蔬茹除風痺痰熱最能益人樹高大葉如槐瘦長而尖枝間多刺夏開細黃花結實有三種一種小如猪牙一種長而肥厚多脂而粘一種長而瘦枯燥不粘以多脂者爲佳其木多刺難上采時以篾箍其樹一夜自落亦一異也有不結子者樹鑿一孔入生鐵三五斤泥封之即結莢若以鐵鎚鎚皂莢即自損鐵碓碓之久則成孔鐵鍋爨之多爆落蓋相犯也

〔莢〕凡使要赤肥并不蛀者以新汲水浸一宿用銅刀削去粗皮以酥反覆炙透搥去子弦用每一兩用酥五錢又有蜜炙醋炙絞汁燒灰之異各依方法

性溫味辛鹹主治通肺及大陽氣開咽喉痺塞痰氣喘欬風癘疥癬風痺死肌利九竅

殺精物。療腹脹滿消穀除嗽。明目益精。可爲沐藥。不入湯。搜肝風。瀉肝氣。通關節。頭風淚出。消痰殺蟲。治中風口噤。破堅癥。腹中痛。能墮胎。下胞衣。又將浸酒中。取盡其精。煎成膏。塗帛貼一切腫痛。濕者久雨時。合蒼术燒灰。辟瘟疫邪溼氣。燒烟熏久痢脱肛。附黑龍方。治九種喉痹。急喉痹。纏喉風。結喉。爛喉。遁蟲。蟲蝶。重舌。木舌。飛絲入口等症。用大皂莢四十挺。切。水三斗浸一夜。煎至斗半。入人參末五錢。甘草末一兩。煎至五升。去滓。入無灰酒一升。釜煤二七。煎如餳。入瓶封埋地中一夜。每温酒化下一匙。或掃入喉內。取惡涎盡爲度。後含甘草片。

附方 中風口噤不開。涎潮壅上。皂角一挺。去皮。豬脂塗炙黃色。爲末。每服一錢。温酒調下。氣壯者二錢。以吐出風涎爲度。中風口喎皂角五兩。去皮。爲末。三年米醋和之。左喎塗右。右喎塗左。乾更

上之**中暑不省**皂莢一兩燒存性甘草一兩微炒爲末溫水調一錢灌之**鬼壓不寤**皂莢

末刀圭吹之能起死人。**自縊將死**皂莢末吹鼻中**水溺卒死**一宿者尚可活。紙裹皂莢

末納下部須臾出水即活**急喉痺塞**逡巡不救皂莢生研末每以少許點患處外以醋調厚封項下。

須臾便破出血即愈或挼水灌之亦良。直指方用皂角肉半截。水醋半盞煎七分破出膿血即愈**咽喉**

腫痛牙皂一挺去皮米醋浸炙七次勿令大焦爲末每吹少許入咽吐涎即止**風痫諸痰**五痫

膏治諸風取痰如神大皂角半觔去皮子以蜜四兩塗上慢火炙透槌碎以熱水浸一時挼取汁慢火熬成膏

入麝香小許攤在夾綿紙上曬乾剪作紙花每用三四片。入淡漿水一小盞中洗淋下以筒吹汁入鼻內待痰

涎流盡吃脂麻餅一箇涎盡即愈立效**風邪癇痰**皂莢燒存性四兩蒼耳根莖葉日乾四兩蜜陀

僧一兩爲末成丸梧子大硃砂爲衣每服三四十丸棗湯下日二服備退只服二十丸名抵住丸。**一切**

痰氣皂莢燒存性蘿蔔子炒等分薑汁入煉蜜丸梧子大每服五七十丸白湯下。**胸中痰結**

皂莢三十挺，去皮切，水五升浸一夜，揉取汁，慢熬至可丸，丸如梧子大，每食後鹽漿水下十丸。又鈎痰膏：用半夏醋煑過，以皂角膏和勻，入明礬少許，以柿餅搗膏，丸如彈子，噙之。

欬逆上氣 唾濁不得臥，皂莢丸：用皂莢炙去皮子，研末，蜜丸梧子大，每服一丸，棗膏湯下，日三服，夜一服。

痰喘欬嗽 長皂莢三條，去皮子。一莢入巴豆十粒，一莢入半夏十粒，一莢入杏仁十粒，用薑汁製杏仁，麻油製巴豆，蜜製半夏，一處火炙黃色，為末。每用一字，安手心，臨臥以薑汁調之，嚥下，神效。

卒寒咳嗽 皂莢燒研，豉湯服二錢。

牙病喘息 喉中水雞鳴，用肥皂莢兩挺，酥炙，取肉為末，蜜丸豆大，每服一丸，取微利為度，不利更服，一日一服。

腫滿入腹 脹急，皂莢去皮子，炙黃為末，酒一斗，石器煮沸，服一升，日三服。

二便關格 千金方：用皂莢燒研，粥飲下三錢，立通。宣明方鐵腳丸：用皂莢炙去皮子，為末，酒麪糊丸，每服五十丸，酒下。聖惠方：用皂莢燒烟于桶內，坐上熏之，即通。

食氣黃腫 氣喘胸滿，用不蛀皂角去皮子，醋塗炙焦，為末一錢，巴豆七枚，去油膜，以淡醋研好墨和丸麻子大，每服三丸，食後陳橘皮湯下，日三服，隔一日增一丸。

以愈爲度。

胸腹脹滿欲令瘦者。猪牙皂角相續量長一尺，以火炙去皮子，搗篩，蜜丸大如梧子。服時先喫羊肉兩臠，汁三兩，後以肉汁吞藥十丸，以快利爲度。覺得力更服，以利清水即止。藥瘥後一月不得食肉及油膩。

諸身面卒腫洪滿。用皂莢去皮炙黃，剉三升，酒一斗漬透，煑沸，每服一升，一日三服。

卒熱勞疾。皂莢續成一尺，以土酥一大兩微塗緩炙，酥盡搗篩，蜜丸梧子大，每日空腹飲下十五丸，漸增至二十丸，重者不過兩劑愈。

急勞煩熱體瘦。三皂丸：用皂莢、皂莢樹皮、皂莢刺各一觔，同燒灰，以水三斗淋汁，再淋如此三五度，煎之，候少凝，入麝香末一分，以童子小便浸蒸餅丸小豆大，每空心溫水下七丸。

脚氣腫痛。皂角、赤小豆爲末，醋調貼腫處。

傷寒初得。不問陰陽，以皂角一挺肥者燒赤爲末，以水五升和，頓服之，陰病極妙。

時氣頭痛煩熱。用皂角燒研，新汲水一中盞，薑汁、蜜各少許，和二錢服之。先以煖水沐浴，後服藥，發汗而愈。

卒病頭痛。皂角末吹鼻取嚏。

腦宣不止。[illegible]汁皂角去皮子[illegible]炙隨碎，入水接取濃汁，熬成膏，塗鼻口內，嗅定良久，涎出爲度。

腦[illegible]

不通皂角末吹之。風熱牙痛皂角一挺去子入鹽滿殼仍加白礬少許黃泥固濟煅研日擦之。揩牙烏鬚大皂角二十挺以薑汁地黃汁蘸汁十遍為末日用揩牙甚妙。霍亂轉筋皂角末吹豆許入鼻取嚏即安。腸風下血用長尺皂角五挺去皮子酥炙三次研末精羊肉十兩細切擣爛和丸梧子大每溫水下二十丸。大腸脫肛不蛀皂角五挺搥碎水挼取汁二升浸之自收上收後以湯盪其腰肚上下令皂角氣行則不再作下仍以皂角去皮酥炙為末棗肉和丸米飲下三十丸部䘌瘡皂角燒研綿裹導之。外腎偏疼皂角和皮為末水調傅之良。風蟲牙痛外臺秘要方用皂莢末塗齒上有涎吐之。十全方用豬牙皂角食鹽等分為末日揩之便毒腫痛皂角炒焦水粉炒等分研末以熱醋調攤貼患處頻以水潤之即效。又方用豬牙皂角七片煨黃去皮弦出火毒為末空心溫酒服五錢。便毒癰疽皂角一條醋熬膏傅之屢效。婦人吹乳袖珍方用豬牙皂角去皮蜜炙為末。酒服一錢。又詩云婦人吹奶法如何皂角燒灰蛤粉和熱酒一盃調八字管

山居本草卷三下　菜部下　十二

敎時刻笑呵呵。**丁腫惡瘡**皂角去皮酥炙焦爲末入麝香少許人蕈少許和塗五日後根出。

兒頭瘡枯肥及白禿用皂角燒黑爲末去痂傅之不過三次即愈。**小兒惡瘡**皂角水洗拭乾以少麻油搗爛塗之。**足上風瘡**作痒甚者皂角炙熱烙之。**大風諸癩**長皂角二十條炙去皮子以酒煎稠濾過候冷入雪糕丸梧子大每酒下五十丸。**積年疥瘡**猪肚內放皂角煑熟去皂角食之。**射工水毒**生瘡皂角長尺二者苦酒一升煎汁熬如餳塗之。**咽喉骨硬**猪牙皂角二條切碎生絹袋盛縫滿線縛項中立消。**魚骨哽咽**皂角末吹鼻取嚏。**九里蜂毒**皂角鑽孔貼叮處艾炙孔上三五壯即安。**腎風陰痒**以稻草燒皂角烟熏十餘次即止。

子　揀取圓滿堅實不蛀者以洗蒸熟剝去硬皮一重取向裏白肉兩片去黃以銅刀切晒用其黃消腎勿用

性溫味辛。炒舂去赤皮以水浸軟煑熟糖漬食之疏導五臟風熱壅塞核中白肉入治肺藥核中黃心嚼食治膈痰吞酸。仁利潤腸，治風熱大腸虛秘，痔瘻腫毒疥癬。

附方 腰脚風痛，不能履地。皂角子一千二百個，洗淨，以少酥熬香，為末，蜜丸桐子大。每空心以蒺藜子酸棗仁湯下三十丸。**大腸虛秘** 風人、虛人、脚氣人，大腸或秘或利，用上方，服至百丸，以通為度。**下痢不止** 諸藥不效，服此三服，宿垢去盡，即變黃色。屢驗。皂角子瓦焙為末，米糊丸梧子大，每服四五十丸，陳茶下。**腸風下血** 皂莢子、槐實一兩，用占穀糠炒香，去糠為末，陳粟米飲下一錢，名神効散。**裏急後重** 不蛀皂角子，米糠炒過，枳殼炒，等分，為末，飯丸梧子大，每米飲下三十丸。**小兒流涎** 脾熱有痰。皂莢子仁半兩，半夏薑湯泡七次，一錢二分，為末，薑汁丸麻子大，每溫水下五丸。**惡水入口** 及皂莢水入，熱痛不止，以皂莢子燒存性一分，沙糖半兩，和膏含之。**婦人難產** 皂莢子二枚，吞之。**風蟲牙痛** 皂角子末，綿裹彈子大，兩顆，醋煮熱，更互熨之，日三五度。**粉滓面䵟** 皂角子、杏仁等分，研匀，夜以津和塗之。**預免瘡癬** 凡小兒每年六月六日，照年歲吞皂莢子

山居本草 卷三下 菓部 圭

可免瘰癧之患。大人亦可吞七枚，或二十一枚。林靜齋所傳方也。**便癰初起**皂角子七箇，研末，水服劑。一方照年歲吞之。**一切丁腫**皂角子仁作末，傳之，五日愈。**年久瘰癧**阮氏經驗方：用不蛀皂角子一百粒，米醋一升，硇砂二錢，同煮乾，炒令酥。看癧子多少，如一箇服一粒，十箇服十粒，細嚼，米湯下。酒浸煮服亦可。聖濟總錄言虛人不可用硇砂也。

【刺】一名天丁。**治癰腫妬乳風癘惡瘡胎衣不下。殺蟲**神仙傳云：左親騎將軍崔言得大風惡疾，雙目昏盲，眉髮自落，鼻梁崩拆，勢不可救。遇異人傳方：用皂角刺三斤，燒灰，蒸一時久，日乾為末，食後濃煎大黃湯調一七，飲之。一旬鬢髮再生，肌潤目明。後入山修道，不知所終。

【附方】**小兒重舌**皂角刺灰入朴硝或腦子少許，漱口，滲入舌下，涎出自消。**小便淋閉**皂角刺燒存性，破故紙等分，為末，無灰酒服。**腸風下血**便前近腎肝，便後近心肺。皂角刺灰二兩，胡桃仁、破故紙炒、槐花炒各一兩，為末，每服一錢，米飲下。**傷風下痢**風傷久不已，而下痢膿血，日數十枚，用皂角刺、枳實麩炒、槐花生用，各半兩，爲末，煉蜜丸梧子大，每服三十丸，米湯下，日二服。**胎衣不下**：皂角刺燒爲末，每服一錢，溫酒調下。**婦人乳癰**：皂角刺燒存性一兩，蚌粉一錢，和研，每服一錢，溫酒下。**乳汁結毒**：産後乳汁不泄結毒者，皂角刺、蔓荊子各燒存性，等分爲末，每溫酒服二錢。**腹內生瘡**：在腸臟不可藥治者，取皂角刺不拘多少，好酒一椀，煎至七分，溫服，其濃血悉從小便中出，極效。不飲酒者，水煎亦可。**瘡腫無頭**：皂角刺燒灰，酒服三錢，嚼葵子三五粒，其處如針刺爲效。**癘瘍惡瘡**：皂角刺燒存性，研白芨少許，爲末傳之。**大瘋癘瘡**：選奇方，用黃蘗末、皂角刺灰各三錢，研勻，空心酒服，取下蟲物，並不損人。食白粥兩三日，服補氣藥數劑，名神效散。如四肢腫，用針刺出水，再服。忌一切魚肉發風之物。取下蟲大小長短，其色不一，約一二升，其病乃愈也。**發背不潰**：皂角刺麥麩炒黃一兩，綿黃芪焙一兩，甘草半兩，爲末，每服一大錢，酒一盞，乳香一塊，煎七分，去滓溫服。

木皮根皮：主治風熱痰氣，殺蟲。

山居本草卷三下　藥部下　古

附方肺風惡瘡癩疥用木乳即皂角根皮。秋冬採如羅紋者陰乾炙黃。白蒺藜炒。黃芪人參枳殼炒甘草炙等分爲末沸湯每服一錢。産後腸脫不收用皂角樹皮半觔皂角核一合川楝樹皮半觔石蓮子炒去心一合爲粗末以水煎湯乘熱以物圍定坐熏洗之挹乾便喫補氣丸藥一服仰臥。

葉洗風瘡淋用。

附肥皂莢如皂莢而肥厚多肉內有黑子數枚大如指頭色黑而堅中有白仁如栗煨熟可食亦可種之十月採莢蒸熟擣爛和香作丸。澡身面去垢而膩潤勝于皂莢也主治去風濕下利便血瘡癬腫毒。

附方腸風下血獨子肥皂燒存性。一片爲末糊丸成米飲下。下痢噤口肥皂莢一枚以鹽實其內燒存性爲末以少許入白粥內食之即効。風虛牙腫老人腎虛或因涼藥擦牙致痛用獨子肥皂以青鹽實之燒存性研末擦之效入生樟腦十五文。頭耳諸瘡眉癬瘡瘑瘡並用肥皂煆存性一錢枯礬一分研勻香油調塗之。
小兒頭瘡因傷湯水成膿出水不止。用肥皂燒
存性。入膩粉不拘大人小兒用獨核肥皂去
麻油調搽。臘梨頭瘡核填入沙糖入巴豆二枚扎定
鹽泥包煆存性。入檳榔輕粉五七分研勻香油調搽先
以灰汁洗過。溫水再洗拭乾乃搽。一宿見效。不須再洗
癬瘡不愈以川槿皮煎湯用肥皂去便毒初起肥皂搗
核及內膜浸湯。時時搽之。爛傅之
甚效。玉莖溼癢肥皂一箇燒存性。
香油調搽即愈。
〔子〕主治除風氣。
椶櫚俗作棕。又名栟櫚。以其皮中毛縷如馬鬣也。筍及子
葉大如扇。上聳四垂。毛可爲繩。亦可爲衙闌。
花。性平。味甘濇蜀人蜜煮醋浸。以供佛齋主治澀腸止
遂蘇東坡有食棕筍詩。
瀉痢腸風崩中帶下。及養血。
〔附方〕大腸下血椶櫚筍煮熟切片。曬乾爲
末蜜湯或酒服一二錢。

〔皮〕主治鼻衄吐血。破癥治腸風。赤白痢崩中帶下。燒存性用。又主金瘡疥癬生肌止血。

〔附方〕鼻血不止 椶櫚灰隨左右吹之。血崩不止 椶櫚皮燒存性空心淡酒服三錢。一方加煆白礬等分。血淋不止 椶櫚皮。半燒半炒爲末。每服二錢甚效。下血不止 椶櫚皮半觔。栝樓一箇燒灰。每服二錢米飲調下。水穀痢下 椶櫚皮燒研水服方寸匕。小便不通 椶皮毛燒存性以水酒服二錢。即通累試甚驗。

馬蘭

湖澤卑濕處甚多。二月生苗。長葉狀如澤蘭。人多採汋曬乾爲蔬。及饅餡。入夏高一二尺開紫花如菊。故又名紫菊云。

〔根葉〕性平味微辛。主治破宿血。養新血。止鼻衄吐血。合金瘡斷血痢解酒疸。及諸菌毒。生擣塗蛇咬。主諸瘧及腹中急痛痔瘡。時珍曰。辛平能入陽明血分。故治血與澤蘭同功近人用治痔濕云有效。春夏取生，秋冬取乾者。不用鹽醋，白食，煮食并飲其汁。或以酒煮焙研，糊丸，米飲日日服。仍用煎水入鹽少許，日日熏洗即愈。又方，擣傅片時，看肉平即去之。稍遲恐肉反出也。

附方 **諸瘧寒熱** 赤脚馬蘭擣汁，入水少許，發日早服。或入少糖亦可。**絞腸沙痛** 馬蘭根葉細嚼，嚥汁立安。**打傷出血** 竹節草即馬蘭，同旱蓮草、松香、皂子葉即柘子葉，冬用皮，爲末，搽入刀口，血即止。**喉痺口緊** 用地白根即馬蘭根，或葉擣汁，入米醋少許，滴鼻孔中，或灌喉中，取痰自開。**水腫尿澀** 馬蘭菜一虎口，黑豆、小麥各一撮，酒水各一鍾，煎一鍾，食前溫服，以利小水，四五日愈。**纏蛇丹毒** 馬蘭丹草，擂醋搽之。

香薷 綱目作香茸。有野生，有家蒔。三月種之，呼名香菜，以充蔬品。可生可茹。洛多作圃種之。暑月作蔬菜甚宜。亦可生食。八九月開花着穗時，採，陰乾用。**性微溫，味辛。** 宜冷飲，不可熱服。**主治** 解暑，霍亂腹痛吐下，散水腫，利小便，去熱風，卒轉筋者，煮汁頓服半升即止。爲末水服。止鼻衂。下氣除煩熱。療嘔逆冷氣。調中溫胃。主脚氣寒熱。夏月煎湯冷飲代茶。可却暑疾。含汁嗽口。去臭氣。夏月乘凉飲冷。致陽氣爲陰邪所遏。遂病頭疼發熱惡寒煩躁口渴。或吐或瀉。或霍亂者。宜此服之。若飲食不節勞役作喪之人。傷暑大熱大渴。汗泄如雨。煩躁喘促。或瀉或吐者。乃勞倦內傷之症。必用清暑益氣湯之類。非此所宜也。最宜分別勿悞。有石香薷同功。

（附方）一切傷暑 和劑局方。香薷飲。治暑月臥濕當風。或生冷不節。眞邪相干。便致吐利。或發熱頭痛體痛。或心腹痛。或轉筋。或乾嘔。或四肢逆冷。或煩悶欲死。並主之。用香薷一觔。厚朴薑汁炙。白扁豆微炒各半觔。剉散。每服五錢。水二盞。酒半盞。煎一盞。水中沉冷。連進二服。立効。 活人書云。扁豆入黃連四兩。薑汁同炒黃色用。 水病洪腫 胡洽居士香薷煎。用乾香薷五十觔剉。入釜中。以水淹過三七寸。煮使氣力都盡。去滓澄之。微火煎至可丸。丸如梧子大。一服五丸。日三服。日漸增之。以小便利則愈。 通身水腫深師薷朮丸治暴水風水氣水遍身皆腫服至小便利爲効用香薷葉一斤水一斗熬爛去滓再熬成膏加白朮末七兩和丸梧子大每服十丸米飲下日五夜一服。四時傷寒不正之氣用水香薷為末熱酒調服一二錢。取汗。心煩脇痛連胸欲死者香薷搗汁一二升服。鼻衂不止香薷研末水服一錢。舌上出血如鑽孔者香薷煎汁服一升日三服。口中臭氣香薷一把煎汁含之。小兒髮遲陳香薷二兩水一盞煎汁三分入猪脂半兩和勻日日塗之。白禿慘痛即上方入胡粉和塗之

荊芥

綱目作假蘇又名薑芥原在菜部綱目移入草部今方藥萬貫原是野生今爲世用遂多栽蒔二月布子生苗形作生菜甚佳炒食辛香方莖細葉淡黃綠色八月開花作穗成房房如紫蘇房內有細子如葶藶子黃赤色連穗收用。莖可點茶。性溫味苦辛久食動渴疾又驢肉無鱗魚惟地漿可解與鱔同食動風

主治辛能疎風苦能涼血生用解散風邪清利頭目發

散癰滯療頭風眩暈目疼齒痛咽痛口瘡頭腫瘡瘍痛痒瘡疹不起皆取疎散之意也炒黑用須炒極黑存性治腸紅下血女科崩漏産後血暈取其涼血及血遇黑則止之義也肝喜疎散以此入血分善搜肝中結滯之氣丹溪用治産後良有深意治吐血衄血下血血痢崩中痔漏單用治惡風賊風口面喎斜遍身𤸷痺心虚忘事消食下氣醒酒作菜生熟皆可食并煎茶飲之以豉汁煎服治暴傷寒能發汗擣爛醋和傅丁腫之毒

附方　頭項風強八月後取荆芥穗作枕及鋪牀下立春日去之　風熱頭痛荆芥穗石膏等分爲末每服二錢茶調下　風熱牙痛荆芥根烏桕根葱根等分煎湯頻含漱之　小兒

癎一百二十種。用荆芥穗二兩。白礬半生半枯一兩。爲末。糊丸。黍米大。硃砂爲衣。每薑湯下二十丸。日二服。

一切偏風 口眼喎斜。用青荆芥一觔。青薄荷一觔。同入砂盆內研爛。生絹絞汁。於瓷器中煎成膏。漉去滓三分之一。將二分日乾爲末。以膏和丸梧子大。每服三十丸。白湯下。日蚤暮各一服。忌動風物。

中風口噤 荆芥穗爲末。酒服二錢立愈。名荆芥散。賈似道云。此方出曾公談錄。前後用之甚驗。其子名頓。肯病此已華。服之立定。眞再生丹也。

產後中風 華陀愈風散。治婦人產後中風。口噤。手足瘛瘲如角弓。或產後血運。不省人事。四肢強直。或心眼倒築。吐瀉欲死。用荆芥穗子。微焙爲末。每服三錢。豆淋酒調服。或童子小便服之。口噤則挑齒灌之。齗噤則灌入鼻中。其效如神。大抵產後太眩則汗出而腠理疏。故易於中風也。時珍曰。此方諸書盛稱其妙。姚僧坦集驗方。以酒服。名如聖散。云藥下可立待應效。陳氏方名舉卿古拜散。蕭存敬方。用古老錢煎湯服。名一捻金。王貺指迷方。加當歸等分。水煎服。許叔微本事方云。此藥委有奇效神聖之功。一婦人產後睡久。及醒則昏昏如醉。不省人事。醫用此藥。及交加散。云服後當睡。必以左手搔頭。用之果然。

昝殷產寶方云：此病多因怒氣傷肝，或憂氣內鬱，或坐草受風而成，急宜服此藥也。戴原禮證治要訣名獨行散。賈似道悅生隨抄，呼爲再生丹。

產後迷悶

因怒氣發熱迷悶者，獨行散用荊芥穗以新瓦半炒半生爲末，童子小便服一二錢。若角弓反張，以豆淋酒下，或剉散童尿煎服極妙。蓋荊芥乃產後要藥，而角弓反張乃婦人急候，得此證者十全一二而已。

產後血運

築心眼倒，風縮欲死者，取乾荊芥穗擣篩末，每用二錢七，童子小便一酒盞調勻熱服，立效。口噤者挑齒，門閉者灌鼻中，皆有效。近世名醫用之無不如神也。

產後血眩

風虛精神昏冒，荊芥穗一兩三錢，桃仁五錢去皮尖，炒爲末，水服三錢。若喘加杏仁去皮尖炒、甘草炒，各三錢。

產後下痢

大荊芥四五穗，於盞內燒存性，不得犯油火，入麝香少許，以沸湯些須調下。此藥雖微，能愈大病，不可忽之。

產後鼻衄

荊芥焙研末，童子小便服二錢，海上方也。

九竅出血

荊芥煎酒，通口服之。

口鼻出血

如湧泉，因酒色太過者，荊芥燒研，陳皮湯服二錢，不過二服也。

吐血不止

經驗方用荊芥連根洗，擣汁半盞服，乾穗爲末亦可。聖惠方用荊芥穗為末。生地黃汁調服一錢。**小便尿血**荊芥、縮砂等分為末。糯米飲下三錢，日三服。**崩中不止**荊芥穗於麻油燈上燒焦為末。每服二錢，童子小便服。此夏太君娘娘方也。**痔漏腫痛**荊芥煮湯，日日洗之。**大便下血**經驗方用荊芥炒為末。每米飲服二錢。婦人用酒下。亦可拌麵作餛飩食之。簡便方用荊芥二兩，槐花一兩同、紫為末。每服三錢，清茶送下。**小兒脫肛**荊芥、皂莢等分，煎湯洗之，以鐵漿塗上。亦治子宮脫出。**陰癩腫痛**荊芥穗瓦焙為散。每服二錢，茴汁清。**小兒臍腫**荊芥煎湯洗淨，以煨蔥刮薄，出火毒，貼之即消。**瘰癧潰爛**癧瘡牽至胸前兩腋，塊如茄子大。或牽至兩肩上，四五年不能療者，皆治之，其效如神。武進朱守仁傳云：其頭項不能回顧，用此數日，破可如舊。用荊芥根下一段，剪碎，煎沸湯溫洗良久，看瘡破處紫黑，以針刺去血，再洗三四次，愈。用樟腦、雄黃等分為末，麻油調掃上，出水。次日再洗再掃，以愈為度。**丁腫諸毒**荊芥一握，切，以水五升，煮取二升，分二服，冷飲。**一切瘡疥**荊芥末，以地黃自然汁熬膏，和丸梧子大。每服三十五丸，茶酒任下。**腳**

極濕爛。荊芥葉搗傳之。經脚生瘡。荊芥燒灰，以葱汁調傳。先以甘草湯洗之。小兒風寒。頸強有痰，不省人事，荊芥穗半兩，蠟麝香片腦各一字，為末，每茶服半錢。大人亦治。頭目諸疾。一切眼疾，血勞，風氣頭痛，頭旋目眩，荊芥穗為末，每酒服三錢。癃閉不通。小腹急痛，無問久新，荊芥、大黃為末等分，每溫水服三錢。小便不通，大黃減半；大便不通，荊芥減半。各名倒換散。

紫蘇

有紫白二種，皆以二三月下種，或宿子在地自生。其莖方，其葉圓而有尖，四圍有鋸齒。肥地者面背皆紫，瘠土者面青背紫，其面背皆白者即白蘇，乃荏也。嫩時採葉，和蔬茹之，或醃及梅滷作菹食，甚香美。入糖菓中亦佳。夏月作熟湯飲之。五六月連根採收，以火煨其根陰乾，則經久葉不落。八月開細紫花，成穗作房，如荊芥穗。九月半枯時收子，子細如芥子而色黃赤，亦可取油，如荏油。然燈甚明，或熬之以油器物用。

葉性溫，味辛。不可同鯉魚食，生毒瘡。主治。屬陽，為發生之物，辛溫能散氣，兼能通味，芳發泄，導解肌發表，療傷風傷寒及瘧疾初起外感霍亂濕熱脚氣。凡屬表症。放邪氣出路之要藥也。丹溪治春分後溫熱病頭疼身熱脊强目痛鼻乾口渴。每以此同葛根白芷。入六神通解散。助其威風發汗解肌。其病如掃。取其辛香以治抑鬱之氣停滯胸膈。入心氣飲開心胸鬱熱神妙。如寒滯腹痛。火滯痢疾。溼滯泄瀉。少佐二三分。從内略為疏解。最為妥當。參蘇飲治虚人感冒風寒方中。一補一散。古人良有深意。如不遵其義減去人參。或服之不應。或邪氣未散。而正氣先虚。須知用藥得法。全在君臣佐使之間也。此獨制魚蝦螃蟹之毒。如過傷其味者解之。同陳皮砂仁則行氣安胎同藿香烏藥則溫中止痛。同香附麻黃則發汗解肌。同川芎當歸則和血散血。同木瓜厚朴則散濕解暑。治霍亂脚氣。同桔梗枳殼則利膈寬腸。同杏仁蘿蔔子則消痰定喘。

梗性微溫味甘辛。體質中通。通可去滯。能使鬱滯上下宣行凡順氣諸品。惟此純良。其性微溫。比枳殼尤緩。病之虛者。寬腸利膈。疏氣而迅下。如安胎飲順氣養陰。入消脹湯散虛腫滿。

附方 感寒上氣 蘇葉三兩橘皮四兩酒四升。煑一升半。分再服。 傷寒氣喘 不止用赤蘇一把。水三升。煑一升。稍稍飲之。 勞復食復 欲死者蘇葉煑汁二升飲之亦可人生薑豆豉同煑欬。辛咳不止。香蘇濃煮，頓服三升良。霍亂脹滿。未得吐下，用生蘇搗汁飲之，佳。乾蘇煮汁亦可。諸失血病。紫蘇不限多少，入大鍋內，水煎令乾，去滓熬膏，以炒熟赤豆為末，和丸梧子大，每酒下三五十丸，常服之。金瘡出血。不止，以嫩紫蘇葉、桑葉同搗貼之。攧撲傷損。紫蘇搗傅之，瘡口自合。傷損血出。不止，以陳紫蘇葉蘸所出血，挼爛傅之，血不作膿，且愈後無瘢，甚妙也。瘋狗咬傷。紫蘇葉嚼傅之。蛇虺傷人。紫蘇葉搗飲之。食蟹中毒。紫蘇煮汁飲二升。飛絲入目。令人舌上生泡，用紫蘇葉嚼爛，白湯嚥之。乳癰腫痛。紫蘇煎湯頻服，并搗封之。欬逆短氣。紫蘇莖葉二錢，人參一錢，水一鍾煎服。

〔子〕微炒香，研用。性溫，味微辛，主治降氣。味辛氣香，主散降而且散，故專利鬱痰咳逆，則氣升喘急，則肺脹，以此下氣定喘，膈熱則痰壅，痰結則悶痛，以此豁痰散結。經云：膈中為上氣海如氣鬱不舒及風寒客犯肺經久遏不散則邪氣與真氣相持故飲食不進痰嗽發熱假弱非弱以此清氣開鬱大有神效研汁煑粥長食令人肥白身香其餘與葉同功發散風寒宜用葉清利上下宜用子。

附方順氣利腸 紫蘇子麻子仁等分研爛水濾取汁同米煑粥食之。治風順氣利腸寬中 用紫蘇子一升微炒杵以生絹袋盛於三斗清酒中浸三宿少少飲之。一切冷氣 紫蘇子高良薑橘皮等分蜜丸梧子大每服十丸空心酒下。風濕脚氣 方同上。風寒濕痺 四肢攣急脚腫不可踐地用紫蘇子二兩杵碎以水三升研取汁煑粳米二合作粥和葱椒薑豉食之。消渴變水 服此令水從小便出用紫蘇子炒三兩蘿蔔子炒三兩為末每服二錢桑根白皮煎湯服日三次。夢中失精 蘇子一升熬杵研末酒服方寸匕日再服。上氣欬逆 紫蘇子入水研濾汁同粳米煑粥食。

食蟹中毒紫蘇子煑汁飲之。

水蘇似蘇而好生水旁。故名。葉辛香可以煑雞。可以作菹。故又有龍腦香蘇、雞蘇之名。與薺薴一類二種爾。水蘇氣香，薺薴氣臭為異。三月生苗，方莖中虛，葉似蘇葉而微長，密齒，面皺色青。對節生，氣甚辛烈。六七月開花成穗如蘇。水紅色，中有細子。可種易生，宿根亦自生。沃地者苗高四五尺。其功專與理血下氣，清肺辟惡消穀。故太平和劑局方，治吐血、衂血、唾血、咳血、下血、血淋、口臭、口苦、口甜、喉腥、邪熱諸病，有龍腦薄荷丸一方，藥多不録。用治血病，果有殊效也。

〔莖葉〕性微溫，味辛。主治下氣殺穀，消飲食，辟口臭，去邪毒，辟惡氣。久服通神明，輕身耐老。治吐血、衂血、血崩、血痢、肺痿、帶下，諸氣疾及脚腫。釀酒、清酒及酒煑汁常服，治頭風目眩，及產後中風，惡血不止，服之彌妙。作生菜食，除胃間酸水。

附方溺血欲死雞蘇煑汁一升服之良。吐血下血雞蘇莖葉煎汁飲之。吐血欬嗽龍腦薄荷焙研末米飲服一錢取效。衂血不止梅師方用雞蘇五合香豉二合同擣搓如棗核大納鼻孔中即止。聖惠方用雞蘇二兩防風一兩為末每服二錢溫水下。仍以葉塞鼻。普濟方用龍腦薄荷生地黃等分為末冷水服。腦熱鼻淵肺壅多涕雞蘇葉麥門冬川芎藭桑白皮炒黃耆炙生地黃焙等分為末煉蜜丸如梧子大每服四十丸用人參湯下。風熱頭痛熱結上焦致生風氣痰厥頭痛用水蘇葉五兩皂莢炙去皮子三兩芫花醋炒焦一兩為末煉蜜丸梧子大每服二十丸食後荊芥湯下神效。耳卒聾閉雞蘇葉生擣綿裹塞之。沐髮令香雞蘇煑汁或燒灰淋汁沐之。頭生白屑方同上。暑月目昏多眵淚生龍腦薄荷葉擣爛生絹絞汁點之。霍亂困篤雞蘇三兩水二升煎一升分三服。中諸魚毒香蘇濃煑汁飲之良。蛇虺螫傷龍腦薄荷葉研末酒服并塗之

薄荷 人多栽蒔。二月宿根生苗，清明前後分之，方莖，其葉對生，初蒔形長而頭圓，及長則尖。吳、越、川、湖人多以代茶，可以生啖，可以作菹，令人口香。蘇州者休寧汉口白出者莖小而氣芳，最佳。江西者稍粗，川、蜀者更粗，食醫心鏡云：薄荷煎豉湯，煖酒和飲，煎茶生食並宜。

性溫，味辛。 同薤作韲食相宜。新病瘥人勿食之，食則令人虛汗不止。瘦弱人久食，動消渴病。

主治： 味辛能散，性溫能清，通利六陽之會首，祛除諸熱之風邪。取其性銳而輕清，善行頭面，用治失音，療口齒，清咽喉，同川芎達巔頂，以導壅滯之熱；取其氣香而利竅，善走肌表，用消浮腫，散肌熱，除背痛，引表藥入榮衛，以疏結滯之氣。入藥每劑止用二三分，勿太過，令人汗出不止。表虛者慎用。主心腹脹滿，宿食不消，下氣，煮汁飲之發汗，亦堪生食作菜，久食却腎氣，辟邪毒，令人口氣香潔。煎湯洗漆瘡，破血止痢。

擣汁含漱，去舌胎語澀。挼葉塞鼻，止衄血。塗蜂螫蛇傷。

〔附方〕清上化痰利咽膈，治風熱。以薄荷末煉蜜丸芡子大，每噙一丸。白沙糖和之亦可。風

氣瘙痒用薄荷蟬蛻等分爲末，每溫酒調服一錢。舌胎語蹇薄荷自然汁和蜜薑汁擦之。

眼弦赤爛薄荷以生薑汁浸一宿，曬乾爲末，每用一錢，沸湯泡洗。瘰癧結核或破未破

以新薄荷二斤取汁，皂莢一挺水浸去皮，擣取汁，同於銀石器內熬膏，入連翹末半兩，連白青皮、陳皮、黑牽牛

生半炒各一兩，皂莢仁一兩半，同擣和丸梧子大，每服三十丸，煎連翹湯下。衄血不止薄荷汁滴

之，或以乾者水賁綿褁塞鼻。血痢不止薄荷葉煎湯常服。水入耳中薄荷汁滴入立

效。蜂蠆螫傷薄荷葉挼貼之。火毒生瘡如灸火毒氣入內，兩股生瘡，汁水淋漓者，用薄

荷煎汁頻塗之，立愈。

牛膝 一名山莧菜。對節菜。以其葉似莧。而對節生也。處處有之。以懷慶川中家種者良。秋間收子。至春種之。嫩苗可作菜。莖功用同。性平。味甘。帶苦濇。甘則能補。帶濇能斂。兼苦直下。用之入腎。蓄腎主閉藏。澀精斂血。引諸藥下行。生用則宣。生治經閉管濇。白濁莖痛。瘀血阻滯。癥瘕凝結。女人經閉。產後惡阻。取其活血下行之功也。酒製熟則補。主治四肢拘攣。腰膝腿冷。骨節流痛。瘧疾燥渴。溼熱痿痺。老年失溺。取其補血滋陰之功也。若瀉痢脾虛而腿膝酸痛。及孕婦皆不宜用。治五淋尿血。莖中痛。即用一味大效。有老人久苦淋疾。百治不效。見集要方。有牛膝濃服之而愈。又有患血淋。小便在盆凝如鼠形。亦用牛膝煎濃汁飲。日五次。則血漸淡而安。又有小便不利。莖中痛欲死。用牛膝一兩。河水煎溫服。再以酒煎服即愈。或人麝香乳香尤良。

附方勞瘵積久不止者。長牛膝一握。生切。以水六升。煮二升。分三服。清早一服。未發前一服。臨發時。一服。

消渴不止下元虛損。牛膝五兩爲末。生地黃汁五升浸之。日曝夜浸。汁盡爲度。蜜丸梧子大。每空心溫酒下三十丸。久服壯筋骨。駐顏色。黑髮。津液自生。

卒暴癥疾腹中有如石刺。晝夜啼呼。牛膝二斤。以酒一斗。漬之。密封。于灰火中溫。令味出。每服五合至一升。隨量飲。

痢下腸蠱凡痢下。應先白後赤。若先赤後白。爲腸蠱。牛膝二兩。搗碎。以酒一升。漬經一宿。每服一兩盃。日三服。

婦人血塊土牛膝根。洗切。焙。搗爲末。酒煎溫服。極效。福州人單用之。

女人血病萬病丸。治女人月經淋閉。月信不來。遶臍寒疝痛。及產後血氣不調。腹中結瘕。癥不散諸病。牛膝。酒浸一宿。焙乾。漆炒令煙盡。各一兩。爲末。生地黃汁一升。入石器內。慢火熬至可丸。丸如梧子大。每服二丸。空心米飲下。

婦人陰痛牛膝五兩。酒三升。煮取一升半。去滓。分三服。

生胎欲去牛膝一握。搗碎。以無灰酒一盞。煎七分。空心服。仍以獨根上土牛膝莖燒香拂入牝戶中。**胞衣不下**牛膝八兩。葵子一合。水九升。煎三升。分三服。產後**尿血**用牛膝水煎頻服。**喉痺乳蛾**新鮮牛膝根一握。艾葉七片搗和人乳取汁灌入鼻內。須臾痰涎從口鼻出即愈。無艾亦可。又一方。牛膝搗汁。和陳醋灌之。**口舌瘡爛**牛膝浸酒含漱。亦可煎飲。**牙齒疼痛**牛膝研末含漱。亦可燒灰。**折傷閃肭**土牛膝搗罨之。**金瘡作痛**生牛膝搗敷立止。**卒得惡瘡**人不識者。牛膝根搗傅之。**癰癤已潰**用牛膝略刮去皮插入瘡口中。留半寸在外。以嫩橘葉及地錦草各一握搗捲其上。牛膝能去惡血。二草溫凉止痛。隨乾隨換。有十全之功也。**風瘙癮疹**及痞瘰。牛膝末酒服方寸匕。日三服。**骨疽癩病**方同上。

〔**莖葉**〕**主治寒濕痿痺。老瘧淋閟。諸瘡。功同根。春夏宜用之。**

〔**附方**〕**氣濕痺痛**腰膝痛。用牛膝葉一斤。切。以米三合。於豉汁中煮粥。和鹽醬空腹食之。**老**

瘧不斷。牛膝莖葉一把，切，以酒三升漬服。令微有酒氣，不即斷，更作，不過三劑止。**溪毒寒熱** 東間有溪毒中人，似射工，但無物。初病惡寒發熱煩懊，骨節强痛，不急治，生蟲食臟殺人。用雄牛膝莖紫色節大者一把，以酒水各一盃，同搗絞汁溫飲，日三服。**眼生珠管** 牛膝并葉搗汁，日點三四次。

紫菀 又名仙菜、返魂草，處處有之。二三月布地生苗，其葉二四相連，五六月內開黃白紫花，根如北細辛。連根葉采之，醋浸入少鹽收藏，作菜辛香可茹，號名仙菜。鹽不宜多，多則腐也。**性涼，味甘帶苦，色紫，體潤，恰合肺經血分。主治肺焦葉舉，久嗽痰中帶血，及肺痿痰喘消渴，使肺竅有清涼潤澤之功。因其色紫類肝，用入肝經。凡勞熱不足，肝之表病也；蓄熱結氣，肝之裏病也；吐血衄血，肝之逆上也；便血溺血，肝之妄下也，無不奏効。因其體潤，善能滋腎，腎主二便，以此潤大**

便燥結利小便短赤。開發陰陽。宣通壅滯。大有神功。同生地麥冬。入心寧神養血。同丹皮赤芍。入胃清熱凉血。夫桑皮色白。爲肺中氣藥。紫菀色紫。爲肺中血藥。別宜而用。

附方 肺傷欬嗽 紫菀五錢。水一盞煎七分。溫服。日三次。 久嗽不瘥 紫菀、款冬花各一兩。百部半兩。搗羅爲末。每服三錢。薑三片。烏梅一箇。煎湯調下。日二。甚佳。 小兒咳嗽 聲不出者。紫菀末。杏仁等分。入蜜同研。丸芡子大。每服一丸。五味子湯化下。 吐血欬嗽 吐血後欬者。紫菀五味。炒爲末。蜜丸芡子大。每含化一丸。 產後下血 紫菀末。水服五撮。 纏喉風痺 不通欲死者。用返魂草根一莖。洗淨。納入喉中。待取惡涎出。即瘥。神効。更以馬牙消津嚥之。即絕根本。一名紫菀。南人呼爲夜牽牛。 婦人小便 卒不得出者。紫菀爲末。井華水服三撮。即通。小便血者。服五撮。立止。

决明葉作菜食，利五臟，明目甚良。（决明有二種。一種馬蹄决明，莖高三四尺，葉大於苜蓿而本小末奓，晝開夜合，兩兩相帖。秋開淡黃花五出，結角如初生細豇豆，長四五寸。角中子數十粒，參差相連，狀如馬蹄。青綠色，入眼藥最良。一種茳芒决明，救荒本草所謂山扁豆是也。苗莖似馬蹄决明，但莖葉本小末尖，正似槐葉，夜亦不合。秋開深黃花，結角大如小指，長二寸許。味甘滑。二種苗葉皆可作酒麴，俗呼爲獨占缸。但茳芒嫩苗及花與角子，皆可瀹茹及點茶食。馬蹄者畧苦耳。）

子　性平。味苦甘微鹹。主治肝熱風眼赤淚，青盲目膚淫赤白膜眼。每旦取一匙，挼淨，空心吞之，百日後夜見物光。助肝益腎。以水調末塗腫毒，熁太陽穴，止頭痛。又貼胸心，止鼻紅。作枕治頭風明目，勝於黑豆。又解蛇毒。（園中種之，蛇不敢入。）

【附方】積年失明決明子一升為末每食後粥飲服方寸匕。青盲雀目決明一升地膚子五兩為末米飲丸梧子大每米飲下二三十丸。補肝明目決明子一升蔓菁子二升以酒五升煑曝乾為末每米飲服二錢溫水下日二服。目赤腫痛決明子炒研茶調傅兩太陽穴乾則易之一夜即愈。頭風熱痛方同上。鼻衄不止方見主治。癬瘡延蔓決明子一兩為末入水銀輕粉少許研不見星擦破上藥立瘥此東坡家藏方也。發背初起草決明生用一升搗生甘草一兩水三升煑一升分二服大抵血滯則生瘡肝主藏血決明和肝氣不損元氣也。

【附錄】茳芒 拾遺藏器曰陶云決明葉如茳芒按茳芒生道旁葉小於決明性平無毒火炙作飲極香除痰止渴令人不睡調中隋稠禪師採作五色飲以進煬帝者是也又有茳芒字從土音吐一名江蘺子乃草似莞生海邊可為席者與決明葉不相類時珍曰茳芒赤決明之一種故俗猶稱獨占缸說見前集解下。

合明草 拾遺藏器曰味甘性寒無毒主暴熱淋小便赤澁小兒瘈病明目下水止血痢搗絞汁服生下溼地。

葉如四出花向葉夜卽合。

益母 綱目作茺蔚。一名蓷。又名貞蔚。益明。猪麻。野天麻。火杴。處處有之。近水溼處甚繁。春初生苗。如嫩蒿。采浸淘洗。去苦水。煮作菜食。大益女人。入夏長三四尺。莖方如黃麻。其葉如艾而背青。一梗三葉。葉有尖岐。寸許一節。節節生穗。叢簇抱莖。四五月間穗內開小花。紅紫色。亦有微白色者。每萼內有細子四粒。大如同蒿子。有三稜。褐色。藥肆作巨勝貨之。宜採。夏至後卽枯。其根白色。花白者名鏨菜。功同。

性微溫。味甘辛微苦。苗莖葉根同功。主治調經活血。破血解毒。胎漏難產。胎衣不下。血運血風血痛。崩中漏下。尿血瀉血。疳痢痔疾。打撲損傷瘀血。二便不通。入面藥。令面光澤。治粉刺。擣汁服。主浮腫下水。消惡毒丁腫。乳癰丹遊等毒。併傅之。又服汁主子死腹中。及產後血脹悶。滴汁入耳中。主聤耳。

擣傳蛇虺毒煎湯洗癮疹

子 性微溫味辛甘。炒香用或蒸熟曬。舂去殼取仁用。 主治明目益精除水氣療血逆大熱頭痛心煩順氣活血養肝益心安神定魄治風解熱調女人經脉崩中帶下胎前產後諸症久服令人有子同四物香附爲女科要藥。

附方 濟陰返魂丹 昝殷產寶曰此方乃吉安文江高師禹備禮求于名醫所得者其効神妙又活人甚多能治婦人胎前產後諸疾危證用野天麻又名益母又名火枕又名負擔即茺蔚子也葉似艾葉莖類火麻方梗四面四五六月節節開花紅紫色如蓼花南北隨處皆有白花者不是于端午小暑或六月六日花正開時連根收採陰乾用葉及花子忌鐵器以石器碾爲細末煉蜜丸如彈子大隨證嚼服用湯爲使其根燒存性爲末酒服功與黑神散不相上下其葉不限丸數以病愈爲度或丸如梧子大每服五七十丸又可搗

汁濾淨，熬膏服之。胎前臍腹痛，或作聲者，米飲下。胎前產後臍腹刺痛，胎動不安，下血不止，當歸湯下。產後以童子小便化下。一丸能安魂定魄，血氣自然調順，諸病不生。又能破血痛，養脈息，調經絡，並溫酒下。胎衣不下，及橫生不順，死胎不下，經日脹滿，心悶心痛，並用炒鹽湯下。產後血運，眼黑，血熱口渴，煩悶如見鬼神，狂言不省人事，以童子小便和酒化下。產後結成血塊，臍腹奔痛，時發寒熱，有冷汗，或面垢顏赤，五心煩熱，並用童子小便酒下，或薄荷自然汁下。產後惡露不盡，結滯刺痛，上衝心胸滿悶，童子小便酒下。產後瀉血水，以棗湯下。產後痢疾，米湯下。月水不調，溫酒下。產後中風，牙關緊急，半身不遂，失音不語，童便酒下。產後氣喘咳嗽，胸膈不利，惡心吐酸水，面目浮腫，兩脅疼痛，舉動失力，溫酒下。產後月內咳嗽，自汗發熱，久則變為骨蒸，童便酒下。產後鼻衄，舌黑口乾，童便酒下。產後兩太陽穴痛，呵欠心忪，氣短羸瘦，不思飲食，血風身熱，手足頑麻，百節疼痛，並米飲化下。產後大小便不通，煩躁口苦者，薄荷湯下。婦人久無子息，溫酒下。

益母膏 近效方，治產婦諸疾及折傷內損有瘀血，母天陰則痛，神方也。三月採益母草。

一名負擔，一名夏枯草。連根葉莖花洗擇令淨了，箭水擗，曝水乾，以竹刀切長五寸，勿用鐵刀，置于大鍋中，以水浸過二三寸，煎煮候草爛，水減三之二，漉去草，取汁約五六斗，入盆中，澄半日，以綿濾去濁滓，以清汁入釜中，慢火煎至一斗，如稀餳狀，瓷瓶封收。每取梨大，暖酒和服，日再服，或和羹粥亦可。如遠行，即更煉至可丸收之。服至七日，則疼漸平復也。產婦惡露不盡，及血運一二服便瘥。其藥無忌，又能治風，益心力。

女人難產 益母草擣汁七大合，煎減半，頓服立止。無新者，以乾者一大握，水七合，煎服。

胎死腹中 益母草擣熟，以暖水少許和，絞取汁頓服之。

產後血運 心氣欲絕，益母草研汁服一盞，絕妙。

產後血閉 不下者，益母草汁一小盞，入酒一合，溫服。

帶下赤白 益母草花開時採，擣為末，每服二錢，食前溫湯下。

小便尿血 益母草擣汁服一升，立瘥。此蘇澄方也。

赤白雜痢 困重者，益母草日乾，陳鹽梅燒存性，等分為末，每服二錢，白痢乾薑湯，赤痢甘草湯下，名二靈散。

小兒疳痢 垂死者，益母草嫩葉同米煮粥食之，取足以瘥為度，甚佳。絞汁亦可。

痔疾下血 益母草葉擣汁飲之。

一切癰瘡婦人妬乳乳癰小兒頭瘡及浸淫黃爛熱瘡疥疽陰蝕。并用天麻草切五升以水一斗半煑一斗分數次洗之。以殺痒。急慢疔瘡聖惠方。用益母草搗封之。仍絞汁五合服即消。醫方大全。用益母草四月連花採之燒存性。先以小尖刀十字劃開疔根。令血出。次遶根開破捻出血拭乾。以稻草心蘸藥撚入瘡口。令到底。良久當有紫血出。捻令血淨再撚藥入。見紅血乃止。一日夜撚藥三五度。重者二日根爛出。輕者一日出。有瘡根脹起。即是根出。以針挑之。瘡出後仍傅藥生肌易愈。忌風寒房室酒肉一切毒物。毒已破益母草搗傅甚妙。勒乳成癰益母為末水調塗乳上一宿自瘥。生擣亦得。喉閉腫痛益母草搗爛新汲水一盌絞濃汁頓飲。隨吐愈。冬月用根。聤耳出汁茺蔚莖葉汁滴之。粉刺黑斑閨閣事宜云。五月五日收帶根天麻紫莖者。晒乾燒灰。以商陸根搗自然汁加酸醋和搜灰作餅。炭火煅過收之。半年方用。入面藥甚能潤肌。蘇頌曰。唐天后煉益母草澤面法。五月五日取根苗具者。勿令着土。曝乾搗羅。以麪水和成團如雞子大。再曝乾。仍作一爐四旁開竅。上下置火。安藥中央。大火燒一炊久，即去大火，留小火養之，勿令火絕，經一伏時，出之，甕器中研治篩，再研三日收用，如點豆法。日用一方，每十兩，如滑石一兩，胭脂一錢。

馬咬成瘡 苦低草切細，若醋炒塗之。

新生小兒 益母草五兩，煎水浴之，不生瘡疥。

夏枯草 原野間甚多，苗高一二尺許，其莖微方，葉對節生，莖端作穗，長一二寸，開淡紫小花，一穗有細子四粒，嫩苗淪過，浸去苦味，油鹽拌之可食。

性涼味苦辛。主治寒熱瘰癧鼠瘻頭瘡，破癥散癭結氣，脚腫溼痺，除目珠痛神效。 至夜疼甚者，以沙糖水浸一兩服之。有連眉稜骨及半邊頭痛，用黃連膏即更甚，用夏枯草二兩，香附二兩，甘草四錢，為末，每服一錢五分，清茶調服即愈。

附方

明目補肝 肝虛目睛痛，冷淚不止，血脉痛，羞明怕日。夏枯草半兩，香附子一兩，為末，每服一錢，臘茶湯調下。

赤白帶下 夏枯草花開時採，陰乾為末，每服二錢，食前米飲下。

血崩不

止。夏枯草爲末，每服方寸匕，米飲調下。產後血運，心氣欲絶者，夏枯草擣絞汁服一琖。大妙。撲傷金瘡，夏枯草口嚼爛署上即愈。汗斑白點，夏枯草煎濃汁，日日洗之。瘰癧馬刀，不問已潰未潰，或日久成漏，用夏枯草六兩，水二鍾煎七分，食遠溫服。虛甚者則煎汁熬膏服，并塗患處，兼以十全大補湯加香附、貝母、遠志七善。此物生血，乃治瘰癧之聖藥也。其草易得，其功甚多，

紅花。綱目作紅藍花，又名黃藍。二月八月十二月皆可下種，雨後布子，如種麻法，初生嫩葉苗可食，葉如小薊，花如大薊而紅，子收淘淨，搗碎煎汁，入醋拌蔬食，極肥美。又可爲車脂及燭。性溫，味辛，色紅類血。味辛性溫，善通利經脈，爲血中氣藥，能瀉而又能補，各有妙義。若多用三四錢，則過于辛溫，使血走散，同蘇木逐瘀血，合肉桂通經閉，佐歸芎治遍身胸腹血氣刺痛，此其行導活血之力也。若少用七八分，取其味辛

以疏肝氣，色赤以助血海，大補血虚，此其調暢和血之功也。若止用二三分，取其色赤入心，以配心血，又借辛味解散心經邪火，令血調和，此其滋養生血之効也。分兩多寡之義，能令攻守補瀉不同，操權者安可不詳爲酌量也哉。調劑當以此爲例。治產後血運，口噤血悶。按養痾漫筆云：有徐婦產運已死，但胸膈微熱。有名醫陸公曰：此血悶也。得紅花數十觔乃可活。急購得，以大鍋煑湯，盛三桶，舁婦寢其上熏之，冷再加。二時指動，半日腹乃起。此得唐許胤宗以黃芪湯熏柳太后風病法也。內惡血不盡，絞痛，胎死腹中，並酒煑服。亦主蠱毒。

〔附方〕六十二種風 張仲景治六十二種風，兼腹內血氣痛。用紅花一大兩，分爲四分，以酒一大升，煎鍾半，頓服之。不止再服。一切腫疾 紅花熟擣取汁服，不過三服便瘥。喉痺壅塞不通者紅藍花搗絞取汁一小升服之以瘥為度如冬月無生花以乾者浸溼絞汁煎服極驗熱病胎死紅花酒煮汁飲二三盞胎衣不下方同上産後血運心悶氣絶紅花一兩為末分作二服酒二盞煎一盞連服如口噤斡開灌之或入小便尤妙聤耳出水紅藍花三錢半枯礬五錢為末以綿杖拭淨吹之無花則用枝葉一方去礬噎膈拒食端午採頭次紅花無灰酒拌焙乾血竭瓜子樣者等分為末無灰酒一盞隔湯頓熱徐嚥初服二分次日四分三日五分

〔子〕主治天行瘡痘水吞數顆功與花同。

〔附方〕血氣刺痛紅藍子一升搗碎以無灰酒一大升拌子曝乾重搗篩蜜丸梧子大空心酒下四十九瘡疽不出紅花子紫草茸各半兩蟬蛻二錢半水酒鍾半煎減半量大小加減服女子中風血熱煩渴以紅藍子五合熬搗旦日取半大匙以水一升煎取七合去渣細細嚥之

〔苗〕生擣塗遊腫炒食益女人。

昆布又名綸布音關生登萊者搓出繩索之狀出閩浙者
大葉似莢蓋海中諸菜性味相近主療一致雖稍不
同亦無
大異也性寒味鹹主治十二種水腫癭瘤結聚氣破積
聚利水道去面腫惡瘡鼠瘻治陰𤺋腫含之嚥汁

附方昆布臛治膀胱結氣急宜下氣用高麗昆布一觔
白米泔浸一宿洗去鹹味以水一斛煑熟
劈細入葱白一握寸斷之更煑極爛乃下鹽酢糝薑橘
椒末調和食之仍宜食粱米粳米飯極能下氣無所忌
海藻亦可依
此法作之癭氣結核瘰癧腫硬以昆布一兩洗去鹹
晒乾爲散每以一錢綿裹好醋
中浸過含之嚥
汁味盡再易之項下五癭方同上項下卒腫其囊漸大欲
成癭者昆布
海藻等分爲末蜜丸杏
核大時時含之嚥汁

百部又名婆婦草野天門冬處處有之其根數十相連如
天冬苗有細葉如茴香其莖青肥嫩時可食煑炒皆
宜其根長者近尺新亦肥
實生時劈開晒乾用之性微溫味甘主治肺熱潤肺

咳嗽上氣。火炙酒漬飲之。并治疥癬。去蟲蠶咬毒。治傳
尸骨蒸勞瘵。殺蚘蟲寸白蟲。及一切樹木蛀蟲燼之即
死殺虱及蠅蠓。
附方 暴欬嗽 張文仲方。用百部根漬酒。每溫酒一升。日
三服。 葛洪方。用百部生薑各搗汁等分。
煎服二合。 續十全方。用百部藤根。搗自然汁。和蜜等
分。沸湯煎膏噙嚥。 普濟方。治卒欬不止。用百部根懸
火上炙乾。每含嚥汁。勿令人知。 小兒寒嗽 百部丸。用百部炒。麻黃去節。各七錢半。為末。杏仁去皮尖
炒。仍以水畧煮三五沸。研泥。入熟蜜和丸皂子大。每服二三丸。溫水下。 三十年嗽 百部根二十觔。
搗取汁。煎如飴。服方寸匕。日三服。 遍身黃腫 掘新鮮百條根。洗搗。
深師加蜜二觔。外臺加飴一觔。
罨臍上。以糯米飯半升。拌水酒半合。揉軟。蓋在藥上。以
帛包住。待一二日後。口內作酒氣。則水從小便中出。腫
自消也。百條根一名野天門冬。一名百部。狀
如葱頭。其莖葉柔細。一根下有百餘個數。 誤吞銅錢

百部根四兩。酒　升漬一宿。溫服一升。日再服。

百蟲入耳 百部炒研。生油調一字于耳門上。

熏衣去虱 百部秦艽為末。入竹籠燒烟熏之。自落。亦可煑湯洗衣。

蒲公英 一名金簪草。又名黃花地丁。江之南北頗多。他處亦有。嶺南絕無。小科佈地。四散而生。莖葉花絮並似苦苣。但小耳。嫩苗可食。二月採花。三月採根。可制汞。伏三黃。亦有紫花者。

性平。味甘。主治婦人乳癰。水腫。煑飲及封之立消。解食毒。散滯氣。化熱毒。消惡腫。結核。丁腫。擦牙。烏鬚髮。壯筋骨。白汁塗惡刺。狐尿刺瘡。

附方 還少丹 昔日越王曾遇異人得此方。極能固齒牙。壯筋骨。生腎水。凡年未及八十者。服之鬚髮反黑。齒落更生。年少服之。至老不衰。得遇此方。宿有仙緣。當珍重之。不可輕泄。用蒲公英一觔。一名構耨草。又名蒲公罌。生于澤中。三四月甚有之。秋後亦有放花者。連根帶葉取一觔洗淨。勿令見天日。晾乾。入斗子解鹽一兩。香附子五錢。二味爲細末。入蒲公草內淹一宿。分爲二十團。用皮紙三四層裹札定。用六一泥即蚯蚓糞。如法固濟。入竈內焙乾。乃以武火煅通紅爲度。冷定取出。去泥爲末。早晚擦牙漱之。吐嚥甚便。久久方效。

乳癰紅腫 蒲公英一兩。忍冬藤二兩。擣爛。水二鍾煎一鍾。食遠服。睡覺病即去矣。

疳瘡疔毒 蒲公英擣爛覆之。即黄花地丁也。別更擣汁和酒煎服取汗。

多年惡瘡 蒲公英擣爛貼。

蛇螫腫痛 方同上。

茄

一名落蘇。二月下種移栽。株高二三尺。有團如瓜蔞者。長四五寸者。有青紫白三色。一種渤海茄。白而堅實。一種番茄。白而扁。甘脆不澀。生熟可食。一種紫茄。蒂長味甘。一種水茄。形長味甘。可以止渴。洪容齋隨筆云。浙西常茄皆紫。其白者爲水茄。江西常茄皆白。其紫者爲水茄。亦一異也。**性寒味甘** 虛冷人不可多食。致腹痛動氣發瘡。女人傷子宮。秋後尤多損目。**主治寒熱。五藏勞。散血止痛。消腫寬腸。溫病傳尸勞氣。醋磨傅腫毒。老裂者燒灰治乳**

裂。

附方婦人血黃黃茄子。竹刀切。陰乾爲末。每服二錢。溫酒調下。腸風下血經霜茄連蒂燒存性爲末。每日空心溫酒服二錢匕。久患下血大茄種三枚。每用一枚溼紙包煨熟。安餅內。以無灰酒一升半沃之。蠟紙封閉三日。去茄暖飲。腹內鼈癥陳醬茄兒燒存性。入麝香輕粉少許。脂調貼之。卵癀偏墜用雙蒂茄子。懸于房門上。出入用眼視之。茄蔫所患亦蔫。茄乾亦乾矣。又法。用雙茄懸門上。每日抱兒視之二三次。釘鍼于上。十餘日消矣。大風熱痰用黃老茄子大者不計多少。以新瓶盛埋土中。經一年。盡化爲水。取出。入苦參末同丸梧子大。食已及臥時酒下三十丸。甚効。此方出江南人傳。腰脚拘攣腰脚風血積冷。筋急拘攣疼痛者。取茄子五十斤。切洗。以水五斗。煮取濃汁。濾去滓。更入小鐺中。煎至一升以來。即入生粟粉同煎。令稀稠得所。取出搜和。更入麝香硃砂末同丸。如梧子大。每日用秫米酒送下三十丸。近暮再服。一月乃瘥。男子女人。通用皆驗。磕撲青腫老黃茄極大者。切片如一指厚。新瓦焙研爲末。欲臥時溫酒調服二錢七。一夜消盡無痕迹也。**墜損跌撲** 散血止痛。重陽日收老茄子百枚。去蒂。四破切之。消石十二兩。擣碎。以不津器先鋪茄子一重。乃下消石一重。如此間鋪令盡。以紙數層密封。安置淨處。上下以新甎承覆。勿犯地氣。至正月後取出。去紙兩重。日中曝之。逐日如此。至二三月度茄已爛。開瓶傾出。濾去滓。別入新器中。以薄綿蓋頭。又曝至成膏。乃可用。每以酒調半匙。空腹飲之。日再。惡血散則痛止而愈矣。若膏久乾硬。即以飯飲化動用之。**發背惡瘡** 用上方。以酒服半匙。更以膏塗瘡口四圍。覺冷如水。瘡乾便瘥。其瘡有根本在膚腠者。亦可內消。**熱毒瘡腫** 生茄子一枚。割去二分。去瓤二分。似罐子形。合于瘡上。即消也。如已出膿。再用取瘥。**牙齒腫痛** 隔年糟茄燒灰。頻頻乾擦。立效。**蟲牙疼痛** 黃茄種燒灰。擦之。效。**喉痺腫痛** 糟茄或醬茄。細嚼嚥汁。**婦人乳裂** 秋月冷茄子裂開者。陰乾。燒存性。研末。水調塗。

蒂 燒灰。米飲服二錢。治腸風下血及血痔。口齒瘡䘌。生切擦癜風。白癜用白，紫癜用紫茄，蘸硫黄附末擦之，即消。

附方風蛀牙痛。茄蒂燒灰摻之，或加以細辛末等分，日日用之。

花治金瘡牙痛。

附方牙痛。秋茄花乾之，旋燒研塗痛處，立止。

根及枯莖葉主治凍瘡皴裂，煮湯漬之良。散血消腫，治血淋下血，血痢，陰挺，齒䘌，口蕈。

附方血淋疼痛。茄葉熏乾為末，每服二錢，溫酒或鹽湯下，隔年者尤佳。腸風下血。方同上。久痢不止。茄根燒灰，石榴皮等分為末，以沙糖水服之。女陰挺出。茄根燒存性，為末，油調在紙上，卷筒安人內，一日一上。口中生蕈。川醋漱口，以茄母燒灰，飛鹽等分，米醋調稀，時時擦之。牙痛取牙。茄科以馬尿浸三日，晒乾為末，每用點牙，即落，真妙。牙齒䘌瘡茄根擣汁頻塗之。○陳茄樹燒灰傳之。先以露蜂房煎湯漱過良。夏月趾腫不能行走者九月收茄根懸簷下。逐日煎湯洗之。

苦茄生嶺南樹小有刺。

（子）醋磨塗癰腫（根）可作湯浴。又主瘴氣。

苦瓠一名苦匏。又名苦壺盧。詩云。瓠有苦葉。國語云。苦匏不材。于人共濟而已。瓠匏同音。（瓤）及（子）性寒。味苦。主治大水。面目四肢浮腫。下水。令人吐利。石淋痰飲。煮汁漬陰。療小便不通。滴鼻中出黄水。去傷冷鼻塞。黄疸。吐蚘蟲。治癰疽疥癬。

附方急黄病苦瓠一枚。開孔。以水煑之。攪取汁。滴入鼻中。去黄水。黄疸腫滿苦壺盧瓤如大棗許。以童子小便二合浸之一時。取兩酸棗大。納兩鼻中。深吸氣。待黄水出良。　又方。用瓠瓤熬黄。爲末。

每服半錢，日一服，十日愈。然有吐者，當詳之。**大水脹滿**頭面洪大，用瑩滑好苦瓠白瓤，捻如豆粒，以麪裹煑一沸，空心服七枚，至午當出水一斗，三日水自出不止，大瘦乃瘥，二年內忌鹹物。聖惠用苦壺盧瓤一兩，微炒為末，每日粥飲服一錢。**通身水腫**苦瓠膜炒二兩，苦葶藶五分，搗合丸小豆大，每服五丸，日三，水下止。又用苦瓠膜五分，大棗七枚，搗丸一服三丸，如人行十里許，又服三丸，水出更服一丸，即止。**石水腹腫**四肢皆瘦削，用苦瓠膜炒一兩，杏仁半兩炒，去皮尖為末，糊丸小豆大，每飲下十丸，日三，水下止。**水蠱洪腫**苦瓠瓤一枚，水二升，煑至一升，煎至可丸，如小豆大，每米飲下十丸，待小便利，作小豆羮食，勿飲水。**小便不通**脹急者，用苦瓠子三十枚炒，螻蛄三個焙，為末，每冷水服一錢。**小兒閃癖**取苦瓠未破者，煑令熱，解開熨之。**風痰頭痛**苦瓠膜取汁，以葦管灌入鼻中，其氣上衝腦門，須臾惡涎流下，其病立愈除根，勿以昏運為疑。乾者浸汁亦效。其子為末吹入，亦效。年久頭風皆愈。**鼻窒氣塞**苦壺盧子為末，醇酒浸之，夏一日，冬七日，日日少少點之。**眼目昏暗**七月七日

山居本草卷三

取若瓠白瓤絞汁一合，以酢二升，古錢七文，同以緩火煎減半，每日取沫納背中，神效。**胬肉血瞖** 秋間取小柄壺盧，或小藥壺盧，陰乾，於緊小處鋸斷，內挖一小孔，如眼孔大，遇有此病，將眼皮上下，用手掙開，將壺盧孔合定，初雖甚痛，若然瘀肉血瞖皆漸下，不傷睛也。**齒䘌口臭** 若瓠子爲末，蜜丸半棗大，每旦漱口了，含一丸，仍塗齒齗上，涎出吐去妙。**風蟲牙痛** 壺盧子半升，水五升，煎三升，含漱之，莖葉亦可，不過三度。**惡瘡癬癩** 十年不瘥者，若瓠一枚，煮汁搽之，日三度。**九瘻有孔** 若瓠四枚，大如盞者，各穿一孔，如指大，湯煮十數沸，取一竹筒長一尺，一頭插瓠孔中，一頭注瘡孔上，冷則易之，用遍乃止。**痔瘡腫痛** 若壺盧、苦蕒菜，煎湯先熏後洗，乃貼熊膽、蜜陀僧、腦麝、片腦末，良。**下部懸癰** 擇人神不在日，空心用井華水，調百藥煎末一碗服之，後利後，却用秋壺盧，一名苦不老，生在架上而苦者，切片，置瘡上灸二七壯。萿端式病此連年，一灸遂愈。**卒中蠱毒** 或吐血或下血，皆如爛肝者，苦瓠一枚，水二升，煮一升服，立吐即愈。又方用苦酒一升，煮令消，服之取吐，神驗。**死胎不下** 若壺盧燒存性。研末。每服一錢。空心熱酒下。聤耳出膿乾瓠子一分。黄連半錢。爲末。以綿先繳淨。吹入半字。日二次。鼻中息肉苦壺盧子。苦丁香。等分。入麝香少許。爲末。紙燃點之。

〔花〕治一切瘻瘡。霜後收晒。研末傅之。

〔蔓〕治痲瘡。煎湯浴之即愈。

〔附方〕小兒白禿瓠藤同鬖鹽荷葉煎濃汁。洗三五次愈。

苦瓜一名錦荔枝。又名癩葡萄。苦以味名。荔枝葡萄皆以實及莖葉相似得名。性寒。味苦。主治除邪熱。解勞乏。清心明目。

〔子〕主治益氣壯陽。

壺盧俗作葫蘆者非。一名瓠瓜。又名瓠瓜。有長瓠。懸瓠。壺盧。匏瓜。蒲盧。名狀不一。實一類也。俱以正二月下種。生苗引蔓延緣。其葉似冬瓜葉而稍團。有柔毛。嫩時可食。詩云。幡幡瓠葉。采之烹之。五六月開白花。結實白色大小長短各有種色。瓠中之子。齒列而長。謂之瓠犀。性平滑味甘。多食令人吐利患脚氣虛脹冷氣者。忌之。主治除煩消熱利水道。潤心肺治石淋。消渴。惡瘡鼻中肉爛痛服丹石人宜之。

附方腹脹黃腫用亞腰壺盧。連子燒存性。每服一個。食前溫酒下。不飲酒者白湯下。十餘日見効。

葉爲茹耐饑。

蔓鬚花能解毒。

附方預解胎毒七八月。或三伏日。或中秋日。剪壺盧鬚如環子脚者陰乾於除夜煎湯浴小兒則可免出痘。

子主治齒齗或腫。或露。齒搖疼。痛用八兩。同牛膝四兩每用五錢煎水含漱。日三四次。

敗瓢 乃壺盧破開爲之。當以苦匏及年久者爲佳。性平。味苦。主治消腫殺蟲。痔漏下血崩中赤白帶。

附方 **中滿鼓脹** 用三五年陳壺盧瓢一個。以糯米一斗作酒待熟。以瓢于炭火上炙熱。入酒浸之。如此三五次。將瓢燒存性研末。每服三錢。酒下神效。**大便下血** 敗瓢燒存性。黃連等分研末。每空心溫酒服二錢。**赤白崩中** 舊壺盧瓢炒存性。蓮房炒存性等分研末。每服二錢。熱水調服。三服有汗爲度。卽止。甚者五服止。取妙。忌房事發物生冷。**腦漏流膿** 破瓢。白鷄冠花。白螺螄殼。各燒存性等分。血竭。麝香各五分。爲末。以好酒灑濕熱。艾連藥揉成餅。貼在頂門上。以熨斗熨之。以愈爲度。**腋下瘤癭** 用長柄茶壺盧燒存性。研末搽之。以消爲度。一府校老嫗右腋生一瘤。漸長至尺許。其狀如長瓠子。久而潰爛。一方士教以此法用之。遂出水。消盡而愈。**湯火傷灼** 舊壺盧瓢。燒灰傅之。

王瓜一名土瓜。又有鉤藤。老鴉瓜。馬瓟瓜。赤雹子。野甜瓜。師姑草。公公鬚。諸名。三月生苗。其蔓多鬚。故呼爲公公鬚。與地黃苗名婆婆奶。可爲屬對。嫩時可茹。其葉圓如馬蹄而有尖。面青背淡。澁而不光。六七月開五出小黃花成簇。結子。纍纍如瓜。熟時有紅黃二色。根如瓜蔞之小者。澄粉白膩。須深掘二三尺乃得正根。江西人沃土取根。作蔬食。味如山藥。

［根］性寒。味甘。主治消渴內痺。天行熱疾。酒黃病。壯熱心煩悶。諸邪熱結。鼠瘻。散癰腫留血。利大小便。治面黑面瘡。破癥瘕。癖落胎。帶下不通。下乳汁。逐四肢骨節中水。治馬骨刺人瘡。主蠱毒。小兒閃癖。痞滿。痰瘧。并取根葉擣汁服。取吐下。

［附方］小兒發黃。土瓜根。生擣汁三合與服。不過三次。黃疸變黑。醫所不能治。用土瓜根汁。平旦溫服一小升。午刻黃水當從小便出。不出再服。小便如泔。乃腎虛也。王瓜散。用王瓜根一

兩。白石脂二兩。菟絲子酒浸二兩。桂心一兩。牡蠣粉一兩。為末。每服二錢。大麥粥飲下。小便不通土瓜根搗汁入少水解之。筒吹入下部。大便不通上方吹入肛門內。二便不通。前後吹之取通。乳汁不下土瓜根為末。酒服一錢。一日二服。經水不利帶下。少腹滿。或經一月再見者。土瓜根散主之。土瓜根、芍藥、桂枝、䗪蟲各三兩。為末。酒服方寸匕。日三服。婦人陰癩方同上。一切瘺疾土瓜根搗傳之。燥則易。中諸蠱毒土瓜根大如指長三寸。切。以酒半升漬一宿。服。當吐下。面上痱瘡土瓜根搗末。漿水和勻。入夜別以漿水洗面塗藥。旦復洗之。百日光彩射人。夫妻不相識也。曾用有效。耳聾灸法溼土瓜根削半寸。塞耳內。以艾灸七壯。每旬一灸。愈乃止。

〔子〕主治反胃吐食。生用潤心肺。治黃病。炒用治肺痿吐血。腸風瀉血。赤白痢。

附方消渴飲水雹瓜去皮。每食後嚼二三兩。五七度瘥。傳尸勞瘵赤雹兒。俗名王瓜。焙爲末。每酒服一錢。**反胃吐食** 馬兜鈴上燒存性。一錢。入好棗肉平胃散末二錢。酒服。食即可下。即野甜瓜。北方多有之。**熱痰頭風** 懸栝樓一箇。赤兜兒七箇焙。大力子即牛蒡子焙。四兩。爲末。每食後茶或酒服三錢。忌動風發熱之物。**筋骨痛攣** 馬兜兒子炒開口爲末。酒服一錢。日二服。**赤目痛濇** 不可忍。小圓瓜瓤籬上大如彈丸。紅色皮上有刺者。九月十月採。日乾。槐花炒。赤芍藥等分爲末。每服二錢。臨臥溫酒下。**瘀血作痛** 赤兜兒燒存性研末。無灰酒空心服二錢。**大腸下血** 王瓜一兩燒存性。地黃二兩。黃連半兩。爲末。蜜丸梧子大。米飲下三十丸。

黃瓜 綱目作胡瓜。正二月下種。三月生苗引蔓。葉如冬瓜葉。亦有毛。四五月開黃花。結瓜圍二三寸。長者至尺許。青色。皮上有痦瘰如疣子。至老則黃赤色。其子與菜瓜子同一種。五月種者霜時結瓜。白色而短。并生熟可食。兼蔬蓏之用。糟醬不及菜瓜也。**性寒味甘有小毒** 多食動寒熱。多瘧病。發瘡疥。病後及小兒俱忌食之。不可多用醋。**主治清熱解渴利水道**

【附方】小兒熱痢嫩黃瓜同蜜食十餘枚良。水病肚脹四肢浮腫。用胡瓜一個破開連子以醋煮一半至爛空心俱食之須臾下水也。小兒出汗香瓜丸。用黃連胡黃連黃蘗川大黃煨熟鼈甲醋炙柴胡蘆薈青皮等分爲末。用大黃瓜黃色者一個。割下頭塡藥至滿蓋定簽住。慢火煨熟同搗爛。入麪糊丸綠豆大。每服二三丸。大者五七丸至十丸。食後新水下。咽喉腫痛老黃瓜一枚去子入硝塡滿陰乾爲末。每以少許吹之。杖瘡焮腫六月六日取黃瓜入甆瓶中水浸之。每以水掃於瘡上立効。火眼赤痛五月取老黃瓜一條。上開小孔去瓤入芒硝令滿懸陰處。待硝透出刮下。留點眼甚効。湯火傷灼五月五日掐黃瓜入瓶內。封掛簷下。取水刷之良。

絲瓜又名天羅。二月下種。生苗引蔓延樹竹。或作棚架。其葉大如蜀葵。而多丫尖。有細毛刺。取汁可染綠。其莖有稜。六七月開黃花五出。微似黃瓜花。其瓜大寸許。長一二尺。嫩時去皮可烹可暴。點茶充蔬。老則大如杵。筋絡纒紐如織成。經霜乃枯。惟可藉鞾履。滌釜器。故村人呼爲洗鍋羅。性冷。味甘。入藥用老者。主治痘瘡不快，枯者燒存性，入硃砂研末，蜜水調服，甚妙。煑食除熱利腸。老者燒存性服，去風化痰，凉血解毒，殺蟲，通經絡，行血脉，下乳汁，治大小便下血，痔漏崩中，黃積疝痛，卵腫，血氣作痛，癰疽瘡腫，齒䘌，痘疹胎毒，暖胃補陽，固氣和胎。

〔附方〕痘瘡不快初出或未出，多者令少，少者令稀。老絲瓜近蒂三寸，連皮燒存性，研末，砂糖水服。癰疽不斂瘡口太深，用絲瓜搗汁頻抹之。風熱腮腫絲瓜燒存性，研末，水調搽之。肺熱面瘡苦絲瓜、牙皂莢並燒灰等分，油調搽。玉莖瘡潰絲瓜連子搗汁，和五倍子末頻搽之。坐板瘡疥絲瓜皮焙乾爲末，燒酒調搽之。天泡溼瘡絲瓜汁調辰粉頻搽之。手足煉瘡老絲瓜燒存性，和臘猪脂塗之。肛門酒痔絲瓜燒存性，研末，酒服二錢。痔漏脫肛絲瓜燒灰、多年石灰、雄黃各五錢、爲末、以猪膽雞子清及香油和、調貼之、收上乃止。腸風下血霜後乾絲瓜燒存性、爲末。空心酒服二錢、一名蠻瓜、一名天羅、一名天絲瓜是矣。下血危篤不可救者絲瓜即天羅一個、燒存性、槐花減半、爲末。每空心米飲服二錢。酒痢便血腹痛、或如魚腦五色者、乾絲瓜一枚、連皮燒研、空心酒服二錢。一方煨食之、俗名魚鰦是也。血崩不止老絲瓜燒灰、棕櫚燒灰等分、鹽酒或鹽湯服。經脉不通乾絲瓜一個、爲末。用白鴿血調成餅、日乾研末、每服二錢、空心酒下、先服四物湯三服。乳汁不通絲瓜連子燒存性、研、酒服一二錢、被覆取汗、即通。乾血氣痛婦人血氣不行、上衝心膈、變爲乾血氣者、用絲瓜一枚燒存性、空心溫酒服。小腸氣痛遶臍衝心、連蒂老絲瓜燒存性、研末。每服三錢、熱酒調下。甚者不過二三服、即消。卵腫偏墜絲瓜架上初結者留下、待瓜結盡葉落取下、燒存性、爲末、煉蜜調成膏。每晚好酒服一匙。如在左左睡、在右右睡。腰痛不止天羅布瓜子仁、炒焦、擂酒服、以渣傅之。喉閉腫痛天羅瓜研汁灌

山居本草卷三下　菜部下　罡

之良。**卒然中風**防風荊芥一兩。升麻半兩。薑三片。水一鍾煎半盞。以絲瓜子研取漿半錢。和勻灌之。如手足麻痺。以羌活煎湯洗之。**化痰止嗽**天羅即絲瓜燒存性爲末。棗肉和丸彈子大。每服一丸。溫酒化下。**風蟲牙痛**經霜乾絲瓜燒存性爲末擦之。**風氣牙痛**百藥不效者用此大能去風。惟蛀牙不效。天羅即生絲瓜一個。擦鹽火燒存性。研末頻擦。涎盡即愈。腮腫以水調貼之。馬敏叔云。此乃嚴月軒家傳屢效之方。一試即便可睡也。**食積黃疸**絲瓜連子燒存性爲末。每服二錢。因麵得病麵湯下。因酒得病溫酒下。連進數服愈。**小兒浮腫**天羅、燈草、葱白等分。煎濃汁服。并洗之。**水蠱腹脹**老絲瓜去皮一枚剪碎。巴豆十四粒同炒。豆黃去豆。以瓜同陳倉米再炒熟。去瓜。研米爲末。糊丸梧子大。每服百丸。白湯下。蓋米收胃氣。巴豆逐水。絲瓜象人脉絡。借其氣以引之也。此乃元時杭州名醫宋會之之方。

藥。主治癬瘡頻搽摻之。療瘡疽丁腫卵癩。

附方 蟲癬清晨採露水絲瓜葉七片。逐片擦七下。如神。忌雞魚發物。陰子偏墜絲瓜葉燒存性。三錢。雞子殼燒灰二錢。溫酒調服。頭瘡生蛆頭皮內時有蛆出。以刀切破。擠絲瓜葉汁搽之。蛆出盡絕根。湯火傷灼絲瓜葉焙研。入辰粉一錢。蜜調搽之。生者搗傅。一日即好也。魚臍丁瘡絲瓜葉。即虞刺葉也。連鬚葱白。韭菜。等分。同入石鉢內研爛。取汁以熱酒和服。以渣貼腋下。病在左手貼左腋。右手貼右腋。病在左脚貼左胯。右脚貼右胯。在中貼心臍。用帛縛住。候肉下紅線處皆白則散矣。如有潮熱。亦用此法。却令人抱住。恐其顛倒則難救矣。刀瘡神藥古石灰。新石灰。絲瓜根葉。初種放兩葉者。韭菜根。各等分。搗一千下。作餅陰乾爲末。擦之。止血定痛生肌。如神效。侍御蘇海峯所傳。

藤根主治齒䘌腦漏。殺蟲解毒。

附方 預解痘毒五六月。取絲瓜蔓上卷鬚。陰乾。至正月初一日子時。用二兩半。煎湯。父母只令一人知。溫浴小兒身面上下。以去胎毒。永不出痘。縱出亦少也。諸瘡久潰絲瓜老根。熬水掃之。大凉。

即愈。**喉風腫痛** 絲瓜根。以瓦瓶盛水浸飲之。**腦崩流汁** 鼻中時時流臭黃水。腦痛。俗名控腦砂。有蟲食腦中也。用絲瓜藤近根三五尺。燒存性。每服一錢。溫酒下。以愈爲度。**牙宣露痛** 海上妙方。用絲瓜藤陰乾。臨時火煆存性。研擦。即止。最妙。惠生堂方。用絲瓜藤一握。川椒一撮。燈心一把。水煎濃汁漱吐。其痛立住如神。**咽喉骨鯁** 七月七日取絲瓜根陰乾。燒存性。每服二錢。以原鯁物煑湯服之。**腰痛不止** 絲瓜根。燒存性。爲末。每溫酒服二錢。神效甚捷。

菜瓜

綱目作越瓜。又名稍瓜。二三月下種。生苗就地引蔓。青葉黃花。並如冬瓜花葉而小。夏秋之間結瓜。有青白二色。大如絲瓜。一種長者至二尺許。俗呼羊角瓜。生熟皆可食。可充果蔬。醬豉糖醋藏浸皆宜。亦可作葅。

性寒。味甘。 生食多冷中動氣。心痛臍結發瘡。又令人虛弱。不益小兒。病後不可食。不可同牛乳食。又昏人耳目。

主治 利腸胃。止煩渴。利小便。去煩熱。解酒毒。宣洩熱氣。燒灰傅口吻瘡及陰莖熱瘡。和飯作鮓。久食益腸胃。

南瓜 二月下種。宜沙沃地。四月生苗。引蔓甚繁。一本可結數十。其色或綠或黃或紅。經霜收置暖處。可留至春。其肉厚。不可生食。去皮瓤瀹食。同猪肉煑食更良。亦可蜜煎。 性溫味甘。多食發脚氣。黃疸不可同羊肉食。 主治補中益氣。

冬瓜 一名白瓜。又名水芝。又名地芝。三月生苗。引蔓大葉團而有尖。莖葉皆有刺毛。六七月開黃花。結實大者徑尺餘。長三四尺。嫩時綠色有毛。老則蒼色有粉。其皮堅厚。其肉肥白。其瓤謂之瓜練。白虛如絮。可以浣練衣服。其子謂之瓜犀。在瓤中成列。霜後取之。其肉可煑爲茹。可蜜爲果。其子仁亦可食。蓋兼蔬果之用。收瓜忌酒漆麝香糯米。觸之則爛。 性冷利。味甘。主治小腹水脹。利小便。止渴益氣耐老。除心胸滿。去頭面熱。消熱毒癰腫。切片摩痱子甚良。擣汁服。止消渴煩悶。解毒。

附方　積熱消渴　白瓜去皮，每食後喫三二兩，五七度良。　消渴不止　冬瓜一枚，削皮，埋濕地中。一月取出，破開取清水，日飲之。或燒熟絞汁飲之。　消渴骨蒸　大冬瓜一枚，去瓤，入黃連末填滿，安瓮內，待瓜消盡，同研丸梧子大，每服三四十丸，煎冬瓜湯送下良。　產後痢渴　久病津液枯竭，四肢浮腫，口舌乾燥，用冬瓜一枚，黃土泥厚五寸，煨熟絞汁飲，亦治傷寒痢渴。　小兒渴利　冬瓜汁飲之。　小兒魃病　寒熱如疳，用冬瓜萹蓄各四兩，水二升，煎湯浴之。　嬰孩寒熱　冬瓜炮熟絞汁飲之。　水病危急　冬瓜不拘多少，任意喫之，神效無比。　十種水氣　浮腫喘滿，用大冬瓜一枚，切蓋去瓤，以赤小豆填滿，蓋合簽定，以紙筋泥固濟，日乾，用糯糠兩大籮，入瓜在內，煨至火盡，取出切片，同豆焙乾研末，水糊丸梧子大，每服七十丸，煎冬瓜子湯下，日三服，小便利為度。　發背欲死　冬瓜截去頭，合瘡上，瓜爛截去，更合之，瓜未盡，瘡已小斂矣，乃用膏貼之。　痔瘡腫痛　冬瓜煎湯洗之。　馬汗入瘡　乾冬瓜燒研，洗淨傅之。　食魚中毒　冬瓜汁飲之良。　面黑令白　冬瓜一個竹刀去皮。切片。酒一升半。水一升。同煑爛。濾去滓。熬成膏。瓶收。每夜塗之。

瓤 一名瓜練。性平。味甘。主治絞汁服。止煩躁熱渴。利小便。治五淋。壓丹石毒。洗面澡身。去鼾䵟。令人悅澤白晳。

附方 消渴煩亂 冬瓜瓤乾者一兩。水煎飲。水腫煩渴 小便少者。冬瓜白瓤水煑汁淡飲之。

子 性平。味甘。久服寒中。主治令人悅澤。好顏色。益氣不饑。久服耐老。除煩滿不樂。可作面脂。去皮膚風。及黑鼾。潤肌膚。治腸癰。

附方 服食法 取冬瓜仁七升。以絹袋盛。投三沸湯中。須臾取曝乾。如此三度。又與清苦酒漬之二宿。曝乾為末。日服方寸匕。令人肥悅明目。延年不老。又法。取子三五升。去皮為丸。空心日服三十丸。令人白淨如玉**補肝明目**治男子五勞七傷明目用冬瓜仁方同上**悅澤面容**白瓜仁五兩桃花四兩白楊皮二兩爲末食後飲服方寸匕日三服欲白加瓜仁欲紅加桃花三十日面白五十日手足俱白一方有橘皮無楊皮**多年損傷**不瘥者瓜子末溫酒服之**消渴不止**小便多用乾冬瓜子麥門冬黃連各二兩水煎飲之冬瓜苗葉俱治消渴不拘新乾**男子白濁**陳冬瓜仁炒爲末每空心米飲服五錢**女子白帶**方同上

瓜皮可作丸服亦入面脂主驢馬汗入瘡腫痛陰乾爲末罨之又主折傷損傷

附方跌撲傷損用乾冬瓜皮一兩眞牛皮膠一兩剉入鍋內炒存性研末每服五錢好酒熱服仍飲酒一甌厚蓋取微汗其痛即止一宿如初極效**損傷腰痛**冬瓜皮燒研酒服一錢

葉治腫毒殺蜂療蜂叮主消渴瘧疾寒熱又焙研傅多

年惡瘡。

附方　積熱瀉痢　冬瓜葉嫩心，拖麪煎餅食之。

藤燒灰，可出繡黥，煎湯洗黑鼾，并瘡疥，擣汁服解木耳毒，煎水洗脫肛，燒灰可淬銅鐵，伏砒石。

花椒　綱目作秦椒，以其初來自秦也。一名欓，音毀，又名大椒，處處有之。種易蕃茂，其葉對生，尖而有刺，四月開細花，五月結實，生青熟紅，大于蜀椒，其目不及蜀光黑也。綱目載入果部，味本辛辣，果中無所用之，氣味辛香入作料，與蔬菜拌炒相宜。今移入菜部。餘倣此。青嫩時油醬炒食佳。性溫味辛。有小毒。凡用須去目及閉口者，以酒拌蒸二時，放冷，密蓋待冷，取出入甆器中，勿令走氣也。又法：微炒使出汗，乘熱入竹筒中，以梗擣去裡面黃殼，取紅用，未盡再擣，或只炒熱，隔紙鋪地上，以碗覆待冷，研取紅用。諸椒皆同。諸椒辛爽，不宜多食，令人氣乏，傷血損目，五月尤忌。閉口者殺人。主治溫中，去寒痺，除風邪。

堅齒髮明目輕身上氣欬嗽久風濕痺喉痺吐逆疝瘕
下種濕氣惡風遍身四肢𤸷痺口齒浮腫搖動女人月
閉不通產後餘疾腹中冷痛出汗利五臟止多年痢生
毛髮滅瘢

附方膏痺尿多其人飲少用秦椒二分出汗瓜蒂二分爲末水服方寸匕日三服手足
心腫乃風也椒鹽末等分醋和傅之良損瘡中風以麪作餛飩包秦椒于灰中燒之令熟斷
開口封于瘡上冷即易之久患口瘡大椒去閉口者水洗麪拌煮作粥空腹吞之以飯壓下重者可
再服以瘥爲度牙齒風痛秦椒煎醋含漱百蟲入耳椒末一錢醋半盞浸良久少少滴入
自出

川椒綱目作蜀椒又名巴椒漢椒南椒點椒蓎藙音唐毅椒以川産爲良肉厚皮皺其子光黑如瞳人故謂之

椒目也。性熱味辛忌同花椒。不宜多食杏仁爲之使得鹽味佳畏款冬防風附子雄黃可收水銀中其毒者涼水麻仁漿解之。主治溫中。散寒除溼解鬱結消宿食通三焦。暖脾胃。補右腎命門。起陽衰。溲數足弱久瀉痢。一婦年七十餘。病瀉五年。百治不效。予以感應丸五十丸投之。大便二日不行。再以平胃散加椒紅茴香。棗肉爲丸與服。遂瘳。此除濕消食溫脾腎之功也。又上清訣曰。凡人傷飽覺氣上衝。心胸痞悶者。以水吞生椒一二十粒即散。以其能通三焦引正氣下行也。治頭風下淚寒邪欬逆逐骨節皮膚死肌寒熱痹痛破癥結殺蛇蟲開腠理通血脈調關節耐寒暑可作膏藥。

〔附方〕椒紅丸治元臟傷憊。目暗耳聾。服此百日。覺身輕少睡足有力。是其效也。服及三年。心智爽悟。目明倍常。面色紅悅。髭鬢光黑。用蜀椒去目及合口者。炒出汗。曝乾擣取紅一斤。以生地黃擣自然汁。入銅器中，煎至一升，候稀稠得所。和椒末丸梧子大，每空心服酒下三十丸。合藥時勿令婦人雞犬見。詩云：其椒應五行，其仁通六義。欲知先有功，夜間無夢寐。四時去煩勞，五臟調元氣。明目腰不痛，身輕心健記。別更有異能，三年精自秘。回老返嬰童，康健不思睡。九蟲頓消，三尸自逃避。若能久餌之，神仙應可冀。

補益心腎 仙方：椒苓丸。補益心腎，明目駐顏，順氣祛風，延年。真川椒一斤，炒去汗；白茯苓十兩，去皮。爲末，煉蜜丸梧子大，每服五十丸，空心鹽湯下。忌鐵器。

虛冷短氣 川椒三兩，去目幷合口者，以生絹袋盛，浸無灰酒五升中，三日，隨性飲之。

腹內虛冷 用生椒擇去不開者，用四十粒，以漿水浸一宿，令合口，空心新汲水吞下。久服暖臟，駐顏黑髮，明目，令人思飲食。

心腹冷痛 以布裹椒安痛處，用熨斗熨，令椒出汗，即止。

冷蟲心痛 川椒四兩，炒出汗，酒一碗淋之，服酒。

陰冷入腹 有人陰冷，漸漸冷氣入腹，陰囊腫滿，日夜疼悶欲死。以布裹椒包囊下，熱氣大通，日再易之，以消爲度。

呃噫不止 川椒四兩，炒研，麪糊丸梧子大，每服十丸，醋湯下。神效。

傳尸勞疰 最殺勞蟲。用真川椒紅色者，去子及合口。以黃草紙二重隔之。煨出汗。取放地上。以砂盆蓋定。以火炙密遮四刻。鈎一時許。爲細末。去殼。以老酒浸肉燃和丸梧子大。每服四十丸。食前鹽湯下。服至一觔。其疾自愈。此藥兼治諸痺。用肉桂煎湯下。腰痛用茴香湯下。腎冷用鹽湯下。昔有一人病此。遇異人授是方。服至二觔。吐出一蟲如蛇而安。遂名神授丸。

歷節風痛 白虎歷節風痛甚。肉裡枯虛生蟲。遊走痒痛。兼治痺疾。手身不遂。脚上行勞。并神授丸方。

寒溼脚氣 川椒二三升。疎布作囊盛之。日以踏脚。貴人所用。

諸瘡中風 生蜀椒一升。以少麪裹椒。勿令漏氣。分作兩裹。于塘灰火中燒熟。刺頭作孔。當瘡上罨之。使椒氣射入瘡中。冷即易之。須臾瘡中出水。及遍體出冷汗。即瘥也。

瘡腫作痛 生椒末。釜下土。蕎麥粉等分。醋和傅之。

囊瘡痛痒 紅椒七粒。葱頭七個。煮水洗之。一人途中苦此。湘山寺僧授此方。數日愈。名驅風散。

手足皴裂 椒四合。以水煮之。去渣漬之。半食頃。出令燥。須臾再浸。候乾。塗豬羊腦髓。極妙。

漆瘡作痒 譚氏方。用漢椒煎湯洗之。相感志云。凡至漆所。嚼川椒塗鼻上。不生漆瘡。

夏月溼瀉 川椒炒取紅。肉荳蔻煨。各一兩。爲末。粳米

飯丸梧子大每量人米飲服百丸。**飧瀉不化**及久痢小椒一兩炒蒼朮二兩土炒。碾末。醋糊丸梧

子大。每米飲服五十丸。**久冷下痢**或不痢腰腹若冷。用蜀椒三升。酢漬一宿。麴三升同椒一升拌

作粥食。不過三升瘥。**老小洩瀉**小兒水瀉及人年五十以上患瀉用椒一兩醋二升煑醋盡慢火焙

乾碾末。甕器貯之。每服二錢七。酒及米飲下。**水瀉奶疳**椒一分去目碾漢酥調少少塗腦上。日三

度**食茶面黃**川椒紅炒碾漢。調丸梧子大。每服十丸。茶湯下。**傷寒齒衄**傷寒衄血。纔而

齒縫出血不止。用開口川椒四十九粒入醋一盞同煎熟。入白礬少許服之。**風蟲牙痛**總錄用川

椒紅漢。水和白麪丸。皂子大。燒熟吱之。數度愈。一方花椒四錢。牙皂七七箇醋一碗煎漱之。**頭上白**

禿川椒漢。猪脂調傅三五度便愈。**婦人禿鬢**漢椒四兩。酒浸密室內日日搽之。自然長也。**蠍**

螫作痛川椒爵細塗之。發麻即止。**百蟲入耳**川椒碾細醋浸灌之自出。**毒蛇咬螫**

以閉口椒及葉搗封之良。**蛇入人口**因熱取凉臥地上。有蛇入口不得出者。用刀破蛇尾納生椒二三

三粒嚢定須臾郎自退出也。**小兒暴驚**啼哭絶死蜀椒。左顧牡蠣各四六銖。以酢漿水一升煑五合。每灌一合。**舌蹇語吃**用椒以生麪包丸。每服十粒醋湯送下。**痔漏脫肛**每日空心嚼川椒一錢涼水送下。三五次即收。**腎風囊癢**用椒杏仁研膏。塗掌心。合陰囊而臥甚效。

椒目主治水腫脹滿利小便。十二種水氣。止氣喘補腎虛耳卒鳴聾。膀胱急脹。

附方水氣腫滿椒目炒搗如膏。每酒服方寸匕。**留飲腹痛**椒目二兩巴豆一兩。去皮心熬搗以棗膏和丸。麻子大每服二丸。吞下其痛即止。又方。椒目十四粒巴豆一枚豉十六枚合擣爲二丸。服之取吐利。**痔漏腫痛**椒目一撮碾細。空心水服三錢如神。**崩中帶下**椒目炒碾細。每溫酒服約。**眼生黑花**年久不可治者。椒目炒一兩蒼朮炒一兩爲末。醋糊丸梧子大。每服二十丸醋湯下。

葉治奔豚伏梁氣及外腎釣弁霍亂轉筋和艾及葱研以醋拌罨之殺蟲洗脚氣及漆瘡

根治腎與膀胱虛冷血淋色瘀者煎湯細飲色鮮者勿服

野椒 綱目作崖椒生山谷不甚香子灰色不黑無光用炒鷄鴨良 性熱味辛主治肺氣上喘咳嗽同野薑為末酒服寸匕

蔓椒 又名豬椒狗椒以其氣濁也生林箐間枝軟如蔓子葉皆似椒採同菜煑炒肉皆可食 性溫味辛帶苦子根莖同 主治風寒濕痺歷節痛除四肢厥氣膝痛煎湯蒸浴取汗賊風攣急通身水腫用枝葉煎汁熬如餳狀每空心服一匙日三服

〔根〕主痔，燒末服。并煮汁淺之。

地椒（即蔓椒之小者。貼地生葉，形小味辛。以煮羊肉，味甚香美。）性溫，味辛。主治淋漯腫痛，可作殺蛀蟲藥。

〔附方〕牙痛，（地花椒、川芎藭尖。等分爲末擦之。）

胡椒（因其辛辣似椒，故得椒名。生南番諸國，及交趾、雲南、海南諸地。蔓生，附樹纏藤，狀如梧桐子，而無核，生青熟紅，皮皺。食品爲日用之物。）性熱，味辛。（多食損肺，助火昏目。）主治溫中下氣，暖腸胃，除寒濕，調五臟，壯腎陽，去寒痰，治冷痢，及胃虛脹，胃口虛冷，宿食不消，霍亂氣逆，心腹卒痛，冷氣上冲，胃寒吐水，大腸寒滑，臟腑中風冷，牙齒浮熱作痛，殺一切魚鼈蕈毒。

附方 心腹冷痛 胡椒三七粒清酒吞之或云一歲一粒 心下大痛 壽域方用椒四
十九粒乳香一錢研勻男用生薑女用當歸酒下又方用椒五分沒藥三錢研細分二服溫酒下又方胡
椒綠豆各四十九粒研爛酒下神效 霍亂吐利 孫真人用胡椒三十粒以飲吞之直指方用胡椒
四十九粒綠豆一百四十九粒為末研勻木瓜湯服一錢 反胃吐食 戴原禮方用胡椒醋浸日乾如
此七次為末酒糊丸梧子大每服三四十丸醋湯下聖惠方用胡椒七錢半煨薑一兩水煎分二服是齋
百一方用胡椒半夏湯泡等分為末薑汁糊丸梧子大每薑湯下三十丸 夏月冷瀉 及霍亂用胡椒
碾末飯丸梧子大每米飲下四十丸 赤白下痢 胡椒綠豆各一歲一粒爲末糊丸梧子大紅用生薑
白用米湯下 小兒虛脹 塌氣丸用胡椒一兩蠍尾半兩爲末麪糊丸粟米大每服五七丸陳米飲
下一方加萊菔子半兩 大小便閉 關格不通脹悶二三日則殺人胡椒二十一粒打碎水一盞煎
六分去滓入芒硝半兩煎化服 虛寒積癖 在背膜之外流於兩脅氣逆喘急久則營衛凝滯潰為癰

疳多致不救。用胡椒二百五十粒，蠍尾四箇，生木香二錢半，爲末，粟米飯丸綠豆大，每服二十丸，橘皮湯下，名磨積丸。**房勞陰毒** 胡椒七粒，葱心二寸半，麝香一分，擣爛，以黃蠟溶和，做成條子，插入陰內，少頃汗出即愈。**驚風內釣** 胡椒、木鼈子仁等分，爲末，醋調黑豆末，和杵丸綠豆大，每服三四十丸，荊芥湯下。**發散寒邪** 胡椒、丁香各七粒，碾碎，以葱白擣膏和塗兩手心，合掌握定，夾於大腿內側，温覆取汗則愈。**傷寒欬逆** 日夜不止，寒氣攻胃也。胡椒三十粒打碎，麝香半錢，酒一鍾，煎半鍾，熱服。**風蟲牙痛** 衛生易簡方：用胡椒、蓽茇等分，爲末，蠟丸麻子大，每用一丸，塞蛀孔中。韓氏醫通：治風、蟲、客寒三般牙痛，呻吟不止，用胡椒九粒，綠豆十一粒，布裹搥碎，以絲綿包作一粒，患處咬定，涎出吐去，立愈。普濟方：用胡椒一錢半，以羊脂拌打四十丸，擦之追涎。**阿伽陀丸** 治婦人血崩。用胡椒、紫檀香、鬱金、茜根、小蘗皮等分，爲末，水丸梧子大，每服二十丸，阿膠湯下。時珍曰：按酉陽雜俎，胡椒出摩伽陀國，此方之名因此而訛者也。**沙石淋痛** 胡椒、朴硝等分，爲末，每服用二錢，白湯下，日二。名二拗散。**蜈蚣咬**

山居本草卷之三下　菜部下

傷創椒嚼封之。即不痛。

大茴香 綱目作蘹香，俗作茴香。蒸以山茄，從俗爲便耳。茴根深，冬生苗作叢，肥莖絲葉。五六月開花如蛇牀花而色黃，結子大如麥粒，輕而有細稜。今人皆稱來者實別八角，又名曰八角茴香。廣西左右江峒中亦有之，形色各別，但氣味相同耳。北人得之，咀嚼爲酒。性溫味辛。得酒良，炒黃用。臭月殺蟲辟臭，臭肉下少許，亦無臭氣。多食損目發瘡，食料不宜過用。主治暖丹田，補命門，開胃下氣，調中止痛，霍亂嘔吐，膀胱胃間冷氣，及育腸氣，治乾霍亂，脚氣，腎勞，㿗疝，陰痛，諸瘻，及蛇傷。去鈴，先用茴香二兩，連皮生薑四兩，同入坩器內淹伏一時，慢火炒之。又入坩器內淹一伏時，慢火炒，入鹽一兩，爲末，糊丸梧子大。每服三五十丸，空心鹽酒下。能治脾胃虛弱，亦治小腸疝氣。

附方

開胃進食 茴香二兩，生薑四兩，同擣勻，入淨器內，濕紙蓋一宿，次以銀石器中文武火炒黃焦爲末酒糊丸梧子大每服十丸至二十五丸溫酒下。**疔瘡發熱**連背項者茴香子擣汁服之。

大小便閉鼓脹氣促八角茴香七箇大麻仁半兩爲末生葱白三七根同研煎湯調五苓散末服之一日一服。

小便頻數茴香不拘多少淘淨入鹽少許炒研爲末炙糯米糕蘸食之。

傷寒脫陽小便不通用茴香末以生薑自然汁調傅腹上外用茴香末入益元散服之。

腎消飲水小便如膏油用茴香炒苦楝子炒等分爲末每食前酒服二錢。

腎邪冷氣力弱者用大茴香六兩分作三分用生附子一箇去皮分作三分第一度用附子一分茴香一分同炒黃出火毒一夜去附子研茴香爲末空心鹽酒下一錢第二度用二味各一分同炒存性出火毒以附子去一錢半留一半同茴香爲末如前服第三度各一分同炒存性出火毒仝研爲末如前服之神效。

腎虛腰痛茴香炒研以猪腰子批開摻末入內濕紙裹煨熟空心食之鹽酒送下。

腰痛如刺簡便方用八角茴香炒研每服二錢食前鹽湯下外以糯米一二升炒熟袋盛拴於痛處。活人心統思仙散用八角茴香杜仲各炒研三錢木香一錢水一鍾酒半鍾煎服。**腰重刺脹**八角茴香炒為末。食前酒服二錢。**疝氣入腎**茴香炒作二包，更換熨之。**小腸氣墜**直指用八角茴香、小茴香各三錢，乳香少許，水服取汗。孫氏集效方治小腸疝氣一痛不可忍，用大茴香、荔枝核炒黑各等分，研末，每服一錢，溫酒調下。瀕湖集簡方用大茴香一兩，花椒五錢，炒研，每酒服一錢。**膀胱疝痛**本事方用舶茴香、杏仁各一兩，葱白焙乾五錢，為末。每酒服二錢，嚼胡桃送下。集要治疝氣膀胱小腸痛，用茴香鹽炒、晚蠶沙鹽炒等分為末，煉蜜丸彈子大，每服一丸，溫酒嚼下。**疝氣偏墜**大茴香末一兩，小茴香末一兩，用牙豬胞一個，連尿入二末於內，繫定，罐內以酒煮爛，連胞搗丸如梧子大，每服五十丸，白湯下。仙方也。**脇下刺痛**小茴香一兩炒，枳殼五錢麩炒，為末。每服二錢，鹽酒調服，神效。**辟除口臭**茴香煮羹及生食並得。**蛇咬久潰**小茴香搗末傅之。

小茴香綱目作蒔蘿，其子簇生，狀如蛇牀子而短，微黑色。**性溫味辛**苗子同性味，可作食料。

主治下氣利膈，主膈氣，消食滋食味，健脾開胃氣，治胃氣，壯筋骨，除疝，溫腸，殺魚肉毒，小兒氣脹，霍亂嘔逆，腹冷不下食，兩肋痞滿。

〔附方〕閃挫腰痛 蒔蘿作末，酒服二錢匕。 牙齒疼痛 舶上蒔蘿、芸薹子、白芥子等分研末，口中含水，隨左右嗃鼻，神效。

畢澄茄 海南諸番皆有之，蔓生，春開白花，夏結黑實，與胡椒一類二種，正如大腹子與檳榔相近耳。性熱味辛。採得去柄及皺皮，用酒浸蒸三時，杵細曬乾用。主治腰脚胃，止嘔吐噦逆，下氣消食，一切冷氣痰澼，霍亂吐瀉，肚腹疼，腎氣膀胱冷，皮膚風，心腹氣脹，令人能食，療鬼氣，能染髮及香身。

附方 **脾胃虛弱** 胸膈不快，不進飲食。用畢澄茄爲末，薑汁打神麴糊丸，梧子大，每薑湯下七十丸，日二服。**噎食不納** 畢澄茄、白荳蔻等分爲末，乾舐之。**及胃吐食** 吐出黑汁，治不愈者，用畢澄茄爲末，米糊丸，梧子大，每薑湯下三四十丸，日一服，愈後服平胃散三百帖。**傷寒欬逆** 呃噫日夜不定者，用畢澄茄、高良薑各等分爲末，每服二錢，水六分，煎十沸，入酢少許，服之。**痘瘡入目** 羞明生翳。畢澄茄末吹少許入鼻中，三五次效。**鼻塞不通** 肺氣上攻而致者，畢澄茄丸：用畢澄茄半兩，薄荷葉三錢，荊芥穗一錢半，爲末，蜜丸芡子大，時時含嚥。

吳茱萸 處處有之，以吳產者爲好，所以有吳之名也。枝柔而肥，葉長而皺，其子結於梢頭，纍纍成簇而無核，與椒不同。俗尚九月九日謂之上九，茱萸到此日氣烈熟色赤，折插頭頂，云辟惡氣禦冬。昔桓景隨費長房學道，長房謂之曰：九月九日，汝家有災，宜各作絳囊，盛茱萸繫臂上，登高飲菊花酒，可免。景如言，舉家登山，夕還，見雞犬牛羊一時暴死。長房曰：此代之矣。今則習以爲例。又淮南云：井上宜種茱萸，葉落井中，飲水無瘟疫。懸于屋。

辟鬼魅屋東種之。增年除害。性熱味辛微苦。有小毒。陳久者良。閉口者有毒勿用。多

食傷神動火昏目。咽閉發瘡。凡用須鹽湯浸去苦烈汁。或醋煑熬乾焙用主治辛熱能散能

溫。苦熱能燥能堅。故其所治之症。皆取其散寒溫中。燥

濕解鬱之力。下氣止痛。利五臟。去冷痰。逐風邪。開湊理。

欬逆寒熱。飲食不消。心腹諸冷絞痛。中惡心腹痛。霍亂

轉筋。胃冷吐瀉。腹痛。厥陰痰涎頭痛。痞滿吞酸。胃膈不

通。陰毒腹疼。疝氣脚氣。喉舌口瘡。止瀉痢。厚腸胃。消水

腫。通關節。下產後餘血。心痛遍身瘰痺刺痛。腰脚軟弱。

利大腸壅氣。腸風痔疾。殺三蟲。鬼魅疰氣。牙齒蟲䘌。諸

惡蟲毒。東垣云。濁陰不降。厥氣上逆。咽膈不通。口開目瞪。陰寒偏塞。氣不得上下。此病不已。令人寒中。

頭滿脇脹下利，宜吳萸之苦熱泄之，諸藥不可代也。衛婦爲痰涎逆氣裹急，宜此主之。集驗方云：常子正苦痰飲，每食飽或陰晴節變，率十日一發，頭疼背寒，嘔吐酸水，即數日伏枕不食，久治不效。偶得吳仙丹方，服之便已。小便作茱萸氣，酒飲皆隨小水出也。方用吳茱萸湯泡七次，茯苓等分爲末，蜜丸梧子大，熟水下五十丸。又方只用吳萸酒浸三宿，茯苓末拌之，每吞百粒，溫酒下。又咽喉口舌生瘡，以萸末醋調，貼兩足心，移夜便愈。其性雖熱，而能引熱下行故也。又治小兒痘瘡口噤者，嚼吳萸一二粒，抹之即開。

附方

風瘙癢痺 茱萸一升，酒五升，煮取一升半，溫洗之，立止。

賊風口偏 不能語者，茱萸一升，薑豉三升，清酒五升，和煎五沸，待冷服半升，一日三服，得少汗即瘥。

冬月感寒 吳茱萸五錢，煎湯服之，取汁。

頭風作痛 茱萸煎濃湯，以綿染頭，拭髮根良。

嘔涎頭痛 吳茱萸湯：用茱萸一升，棗二十枚，生薑一大兩，人參一兩，以水五升，煎取三升，每服七合，日三服。

嘔吐胸滿 方同上。

腳氣沖心 吳茱萸、生薑擂汁飲，甚良。

腎氣上噦 腎氣自腹中起，上築于咽喉逆氣連屬而不能出，或至數十聲，上下不得喘息。此由寒傷胃脘，腎虛氣逆，上乘于胃，與氣相併。難經謂之噦者，問六脉重者其聲噦，宜服此方。如不止，灸期門、關元、腎俞穴。用吳茱萸醋炒熱，橘皮、附子去皮各一兩，爲末，麪糊丸梧子大，每薑湯下七十丸。

陰毒傷寒 四枝逆冷，用茱萸一升，酒拌濕，絹袋二個包，蒸極熱，更互熨足心，候氣透，痛亦即止，累有效。

中惡心痛 吳茱萸五合，酒三升，煮沸，分三服。

心腹冷痛 方同上。

冷氣腹痛 吳茱萸二錢搗爛，以酒一鍾調之，用香油一盃入鍋煎熱，傾茱酒入鍋煎一滾，取服立止。

脾元氣痛 發歇不可忍，用茱萸一兩，桃仁一兩，和炒，茱焦去茱，取桃仁去皮尖研細，葱白三莖煨熟，酒浸溫服。

寒疝往來 吳茱萸一兩，生薑半兩，清酒一升，煎溫分服。

小腸疝氣 奪命丹，治遠年近日小腸疝氣，偏墜掣疼，臍下撮痛，以致悶亂，及外腎腫硬，日漸滋長，及陰間濕痒成瘡。用吳茱萸去梗一斤，分作四分：四兩酒浸，四兩醋浸，四兩湯浸，四兩童子小便浸一宿，同焙乾，澤瀉二兩，爲末，酒糊丸梧子大，每服五十丸，空心鹽湯或酒吞下。如宜方名星斗丸。

小兒腎縮 乃初生受寒所致，用

吴茱萸、硫黄各半兩，同大蒜研，塗其腹，仍以蛇牀子烟熏之。**婦人陰寒**十年無子者，用吴茱萸、川椒各一升，爲末，煉蜜丸彈子大，綿裹内陰中，日再易之，但子宫開即有子也。**子腸脱出**茱萸三升，酒五升，煎二升，分三服。**醋心上攻**如濃酸，用茱萸一合，水三盞，煎七分，頓服。近有人心如蜇破，服此二十年不發也，累用有效。**食已吞酸**胃氣虚冷者，吴茱萸湯泡七次，焙，乾薑炮，等分爲末，湯服一錢。**轉筋入腹**茱萸炒二兩，酒二盞，煎一盞，分二服，得下即安。**霍亂乾嘔**不止，吴茱萸泡炒、乾薑炮等分，水煎服之。**多年脾泄**老人多此，謂之水土同化。吴茱萸三錢，炮過，入水煎汁，入鹽少許，逼口服。蓋茱萸能暖膀胱，水道既清，大腸自固，他藥雖熱，不能分解清濁也。**臟寒泄瀉**倦怠減食，吴茱萸湯泡過，炒，猪臟半條，去脂洗淨，裝滿紮定，文火煮熟，擣丸梧子大，每服五十丸，米飲下，日二服。**滑痢不止**方同上。**下痢水泄**吴茱萸泡炒、黄連炒各二錢，水煎服，未止再服。**赤白下痢**和劑局方戊巳丸，治脾胃受濕，下痢腹痛，米穀不化，用吴茱萸、黄連、白芍藥各一兩，同炒爲末，蒸餅丸梧了大。每服二三十丸，米飲下。○百一選方：變通丸，治赤白痢，日夜無度，及腸風下血。用川黃連二兩，吳茱萸二兩，湯泡七次，同炒香，揀出各自爲末，粟米飯丸梧子大，另收。每服三十丸，赤痢甘草湯下黃連丸，白痢乾薑湯下茱萸丸，赤白痢各用十五丸，米湯下。此乃浙西河山純老以傳蘇韜光者，救人甚効。○鄧筆峯雜興方：二色丸，治痢及水泄腸風。用吳茱萸二兩，黃連二兩，同炒香，各自爲末，以百草霜末二兩同黃連作丸，以白芍藥末二兩同茱萸作丸，各用飯丸梧子大，各收。每服五十丸，赤痢烏梅湯下連霜丸，白痢米飲下茱芍丸，赤白痢各半服之。

赤痢臍痛：茱萸合黑豆湯吞之。

腸痔常血：下部痒痛如蟲咬者，掘地作坑燒赤，以酒沃之，擣茱萸二升入坑，乘熱坐有孔板熏之，冷乃下，不過三四度愈。

腹中癥塊：茱萸三升，擣，和酒煑熟，布裹熨癥上，冷更炒熱，更番熨之。癥移走，逐熨之，消乃止。

產後盜汗：嗇嗇惡寒。茱萸一雞子大，酒三升漬半日，煑服。

口瘡口疳：茱萸末，醋調塗足心，一夕愈。

咽喉作痛：方同上。

牙齒疼痛：茱萸煎酒含漱之。

小兒頭瘡：吳茱萸炒焦爲末，入汞粉少許，猪脂醋調塗之。

小

兒瘰瘡一名火灼瘡一名火爛瘡茱萸煎酒拭之良。老小風疹方同上。癰疽發背及發乳諸毒用吳茱萸一升擣爲末用苦酒調塗帛上貼之。陰下溼痒吳茱萸煎湯頻洗取效。骨在肉中不出者咀茱萸封之骨當腐出魚骨入腹刺痛不得出者吳茱萸水煮一盞溫服其骨必軟出未出再服。蛇咬毒瘡用吳茱萸一兩爲末冷水和作三服立安。肩疽白禿並用吳茱萸鹽醃過炒研醋和塗之。寒熱怪病寒熱不止數日四肢堅如石擊之似鐘磬聲日漸瘦惡用茱萸木香等分煎湯飲之愈。

葉性熱味苦辛。主治霍亂下氣。止心腹痛冷氣內外腎釣痛鹽研罨之神驗。乾即易轉筋者同艾擣以醋和罨之大寒犯腦頭痛以酒拌葉袋盛蒸熟更互枕熨之痛止爲度。

莖主治大小便卒關格不通取南行枝如手第二指中節含之立下。

根及白皮主治中惡腹中刺痛下痢不禁疥癩痔白癬殺三蟲牙齒止痛蟯蟲喉痺咳逆止瀉消食女人經產餘血。

附方寸白蟲茱萸東北陰細根。大如指者勿洗去土。四寸切。以水酒各一升漬一宿。平旦分再服。當取蟲下。肝勞生蟲眼中赤脉。吳茱萸根爲末一兩半。粳米半合。雞子白三箇。化蠟一兩半。和丸小豆大。每米湯下三十丸。當取蟲下。脾勞發熱有蟲在脾中爲病。令人好嘔者。取東行茱萸根大者一尺。大春子八升。橘皮二兩。三物㕮咀。以酒一斗浸一宿。微火薄暖之。絞去滓。平旦空腹服一升。取蟲下。或死或半爛。或下黃汁。凡作藥時。切忌言語。腎熱肢腫拘急。茱萸根一合半。桑白皮三合。酒二升。煑一升。日一服。

食茱萸 古名藙音毅及欓子。又名艾子、越椒、欓子、辣子。與吳茱萸一類二種也。周處風土記以椒茱萸薑爲三香，入食料用，則自古尚之矣。**性熱，味苦辛。**多食動火發瘡，病目者忌之。**主治功同吳茱萸，力少劣爾。溫中暖胃，燥濕逐水，消食，除欬逆，去臟腑冷，心腹冷氣痛，冷痢帶下。殺腥物，療蠱毒飛尸着喉口者，刺破以子揩之，令血出，當下涎沫而愈。**

［附方］**赤白帶下。**欓子、石菖蒲等分爲末，每旦鹽酒溫服二錢。**久瀉虛痢腹痛**者，欓子丸治之。欓子、肉豆蔻各一兩，陳米一兩半，以米一分同二味炒黃爲末，一分生碾爲末，粟米粥丸梧子大，每陳米飲下五十丸，日三服。

鹽麩子 一名五棓音倍，又名天鹽、木鹽、鹽梅子、鹽膚子。蜀人謂之酸桶，生吳東南山原。狀如椿，其葉兩兩對生面青背白五六月開花黃色七月結子大如細豆而扁生青熟紫其核淡綠狀如腎形核外薄皮上有薄鹽小兒食之滇蜀人采爲木鹽葉上有蟲結成五倍子八九月取之性微寒味酸鹹主治生津降火化痰潤肺滋腎消毒收治風濕眼痛癬瘡喉中熱結喉痺止渴解酒毒黃疸飛尸蠱毒天行寒熱咳嗽黑髮去頭上白屑擣末服之

樹白皮主治破血止血血痢蠱毒殺蛇蟲並煎湯服之

根白皮主治酒疸擣碎米泔浸一宿空心溫服一二升

諸骨鯁以醋煎濃汁時呷之

附錄咸平樹眞臘國人不能爲酸但用酸角雲南臨安咸平樹葉及莢與子爲之酸角諸處有之狀如猪牙皁莢浸成醋草扶桑東有女國產鹹草葉似水和羹酸美如醋鹹草邪蒿而氣香味鹹彼人食之

附五倍子 一名文蛤又名百蟲倉法製過名百藥煎生于鹽麩子樹上入九月取之 性平。味酸澀主治斂肺降火化痰飲止咳嗽消渴盜汗嘔吐失血久痢黄病心腹痛小兒夜啼烏鬚髮治眼赤溼爛消腫毒喉痺斂潰瘡金瘡收脫肛子腸墜下治牙宣疳䘌肺臟風毒流溢皮膚作風濕癬瘡疥癢膿水五痔下血不止小兒面鼻疳瘡腸虛泄痢爲末服之口瘡摻之便可飲食生飲食消酒毒毒藥。

附方虛勞遺濁 玉鎖丹治腎經虛損心氣不足思慮太過眞陽不固溺有餘瀝小便白濁如膏夢中頻遺骨節拘痛面黧肌瘦盜汗虛煩食減乏力此方性溫不熱極有神效用五倍子一觔白茯苓四兩龍骨二兩爲末水糊丸梧子大每服七十丸食前用鹽湯送下日三服 寐中盜汗 五倍子末蕎麥麪等

分水和作餅，煨熟，夜臥待饑時乾喫二三個，勿飲茶水，甚妙。

自汗盜汗 常出爲自汗，睡中出爲盜汗。用五倍子研末，津調塡臍中，縛定一夜即止也。

心疼腹痛 五倍子生研末，每服一錢，鐵杓內炒起烟黑色者爲度，以好酒一鍾傾入杓內，服之立止。

消渴飲水 五倍子爲末，水服方寸匕，日三服。

小兒嘔吐 不定，用五倍子二個，一生一熟，甘草一握，濕紙裹煨過，同研爲末，每服半錢，米泔調下，立瘥。

小兒夜啼 五倍子末，津調塡于臍內。

暑月水泄 五倍子末，飯丸黃豆大，每服二十丸，荷葉煎水下，即時見效。

熱瀉下痢 五倍子一兩，枯礬五錢，爲末，糊丸梧子大，每服五十丸，米飲送下。

瀉痢不止 五倍子一兩，半生半燒，爲末，糊丸梧子大，每服三十丸，紅痢燒酒下，白痢水酒下，水瀉米湯下。集靈用五倍子末，每米飲服一錢。

滑痢不止 用五倍子醋炒七次，爲末，米湯送下。

脾泄久痢 五倍子炒半兩，倉米炒一升，白丁香、細辛、木香各三錢，花椒五錢，爲末，每服一錢，蜜湯下，日二服。忌生冷魚肉。

赤痢不止 文蛤炒研末，水浸烏梅肉和丸，梧子大，每服七十丸，烏梅湯下。

腸風下

血五倍子、白礬各半兩，爲末，順流水丸梧子大，每服七丸，米飲下。忌酒。**臟毒下血**五倍子不拘多少，爲末，大鱖魚一枚，去腸胃鱗腮，填藥令滿，入瓶內煅存性，爲末，每服一錢，溫酒下。**糞後下血**不拘大人小兒，五倍子末，艾湯服一錢。**腸風臟毒**下血不止，五倍子半生半燒，爲末，陳米飯和丸如梧子大，每服二十丸，食前粥飲送下，日三服。**酒痢腸風**下血，見百藥煎。**小兒下血**腸風臟毒，五倍子末，煉蜜丸小豆大，每米飲服二十丸。**大腸痔疾**五倍子煎湯薰洗，或燒烟薰之，自然收縮。**脫肛不收**三因方用五焙子末二錢，入白礬一塊，水一椀煎湯洗之，立效。簡便用五倍子半兩，水一椀煎極爛，盛坐桶上薰之，待溫以手輕托上，內服參芪升麻藥。普濟方用五倍子、百草霜等分，爲末，醋熬成膏，鵞翎掃傅上，即入。**產後腸脫**五倍子末摻之，或以五倍子、白礬煎湯薰洗。**女人陰血**因交接傷動者，五倍子末摻之，良。**孕婦漏胎**五倍子末，酒服二錢，神效。**風毒攻眼**腫痒澀痛不可忍者，或上下瞼赤爛，或浮瞖瘀肉侵睛，神効驅風散用五倍子一兩，蔓荊子一兩半，爲末，服二錢，水二盞。銅石器內煎汁去滓。乘熱洗。留滓再煎用。大能明目去濕。**小便尿血** 五倍子末。鹽梅搗和丸梧桐子大。每空心酒服五十丸。**風眼赤爛** 集靈方。用五倍子煅存性為末。入飛過黃丹少許傅之。日三上。甚良。普濟方。用五倍子研末傅之。名拜堂散。**爛弦風眼** 五倍子。銅青。白善土。等分為末。熱湯泡開。閉目淋洗。冷即再熱洗之。眼弦不可入湯。**眼中胬肉** 方同上。**耳瘡腫痛** 五倍子末。冷水調塗。濕則乾摻之。**聤耳出膿** 普濟方。用五倍子末吹之。經驗方。用五倍子焙乾一兩。全蠍燒存性三錢。為末。摻耳中。**鼻出衄血** 五倍子末吹之。仍以末同新綿灰等分。米飲服二錢。**牙縫出血** 不止者。五倍子燒存性研末傅之。即止。**牙齒動搖** 及外物傷動欲落者。五倍子。乾地龍炒等分為末。先以鹽揩過。然後傅之。**風牙腫痛** 五倍子一錢。黃丹。花椒各五分。為末摻之。即止也。五倍末。冷水調塗頰外。甚效。**唇緊作痛** 五倍子。訶子等分。為末傅之。**天行口瘡** 五倍子末。摻之。吐涎即愈。**咽中懸癰** 舌腫塞痛。五倍子末。白殭蠶末。甘草末等分。白梅肉搗和丸彈子大。噙嚥

山居本草卷三下　菜部下

其癰自破也。

口舌生瘡 儒門事親赴筵散用五倍子密陀僧等分爲末醋水漱過乾貼之院方加晚蠶蛾。澹寮方用五倍子一兩滑石半兩黃栢蜜炙半兩爲末漱淨摻之便可飲食。

白口惡瘡 狀似木耳不拘大人小兒並用五倍子青黛等分爲末以筒吹之。

走馬牙疳 五倍子青黛枯礬黃蘗等分爲末先以鹽湯漱淨摻之立效。

牙齦疳臭 五倍子炒焦一兩枯礬銅青各一錢爲末先以米泔漱淨摻之絶效方也。

疳蝕口鼻 五倍子燒存性研末摻之。

下部疳瘡 全幼心鑑用五倍子枯礬等分研末先以虀水洗過搽之。杏林摘要用五倍子花椒去子炒各一錢細辛焙三分爲末先以葱湯洗淨搽之一日生肉也。

陰囊濕瘡 出水不瘥用五倍子臘茶各五錢膩粉少許研末先以葱椒湯洗過香油調搽以瘥爲度。

魚口瘡毒 綱目未成膿者用南五倍子炒黃研末入百草霜等分以醋調塗于患處一日一夜即消。

一切諸瘡 五倍子黃蘗等分爲末傅之

一切腫毒 五倍子炒紫黑色蜜調塗之。簡便治一切腫毒初起無頭者五倍子大黃黃蘗等分爲末新汲水調塗四圍日三五次。一切癬瘡五倍子去蟲。白礬燒過。各等分爲末。搽之。乾則油調。小兒口瘡白礬裝入五倍子內燒過同研摻之。癩頭軟節及諸熱瘡用五倍子七箇研末。香油四兩熬至一半。布絞去滓。搽之三四遍即可。勿以水洗之。風癩濕爛五倍子末。津調塗之。頭瘡熱瘡風濕諸毒用五倍子白芷等分研末。摻之。膿水即乾。如乾者以清油調塗。瘡口不收五倍子研末。以臘醋脚調塗四圍效。一切金瘡五倍子降眞香等分炒研末傅之。皮肉自痊。名啄合山。金瘡出血不止者。五倍子末貼之。若閉氣者。以五倍子末二錢。入龍骨末少許。湯服立效。杖瘡腫痛五倍子去穰米醋浸一日。慢火炒黃。研末乾摻之。不破者醋調塗之。手足皸裂五倍子末。同牛骨髓塡納縫中。即安也。鷄骨哽咽五倍子末。摻入喉中即化下。小兒脫肛五倍子爲末。先以艾紙捲倍子末成筒。放便桶內。以瓦盛之。令病者坐于桶上。以火點着。使藥烟熏入肛門。其肛自上。隨後將白礬爲末。復搽肛門。其肛自然再不復脫。魚口便毒五倍子不拘多少。以淨瓦器盛之。用陳醋熬成膏。用綿布

難貼之如乾即用五倍子一個放食鹽少許
換三五次即愈**偏墜氣痛**在內以火紙包定用水浸濕
放文武火灰內煨聖惠總錄用針砂八兩米
存性為末酒調服**染烏鬚髮**醋浸五日炒畧紅色研末
五倍子百藥煎沒石子各一兩訶黎勒皮三兩研末各
包先以皂莢水洗鬚用米醋打蕎麥麪糊和針砂末
傅上荷葉包過一夜次日取去以蕎麥過糊四味敷之
一日洗去即黑杏林摘要用五倍子一觔研末銅鍋
炒之勿令成塊如有烟起即提下攪之從容上火慢炒
直待色黑為度以濕青布包扎足踏成餅收貯聽用每
用時以皂角水洗淨鬚髮用五倍子一兩紅銅末淅炒
一錢六分生白礬六分訶子肉四分沒石子四分硇砂
一分為末烏梅酸榴皮煎湯調勻盛重湯煑四五十
沸待如飴狀以眉掠刷於鬚髮上一時洗去再上包住
次日洗去以核桃油
潤之半月一染甚妙**中河豚毒**五倍子白礬末等分以水調下
百藥煎以五倍一觔為粗末真好茶四兩煎濃汁人酵糟四兩擂爛拌和器盛置糠缸中罨之待發起
如發麪狀即成矣捏作餅丸曬乾用又方每觔用糯米
二兩滾水浸過細茶二兩研末入罐內封固六月要一

七取開用又方每觔入酒麯半觔研末細茶四兩研末三用小蓼汁調勻入罈中安緊上以稻草封固另用籮一隻多着稻草將藥鋪坐草中上以稻草蓋置淨處過一七後看藥上霜起成捏作餅丸晒乾用性平味酸鹹微甘主治清肺化痰定嗽解熱生津止渴收濕消酒烏鬚髮止下血久痢脫肛牙齒宣䘌面鼻疳䘌口舌糜爛風濕諸瘡餘與五倍子同功。

附方斂肺劫嗽百藥煎訶黎勒荊芥穗等分為末薑汁入蜜和丸芡子大時時噙之定嗽化痰百藥煎片黃芩橘紅甘草各等分共為細末蒸餅丸菉豆大時時乾嚥數丸甚佳清氣化痰百藥煎細茶各一兩荊芥穗五錢海螵蛸一錢蜜丸芡子大每服噙一丸妙染烏鬚髮川百藥煎一兩鍼砂醋炒蕎麥麪各半兩先洗鬚髮以荷葉熬醋調刷荷葉包一夜洗去即黑妙沐髮除膩百藥煎末乾摻髮上一夜篦之揩牙烏鬚用百藥煎半兩玄胡索三錢雄黃三錢為末先以薑

擦去涎用此揩牙以津洗自日日用之甚佳。

牙痛引頭上。方同

風熱牙痛百藥煎泡湯噙嗽。

牙齦疳蝕百藥煎。五倍子。青鹽煅。各一錢半。銅綠一錢爲末。日摻二三次。神效。

煉眉瘡癬小兒面湮瘡。又名煉銀瘡。乃母受胎時。食酸辣邪物所致。百藥煎五錢。生白礬二錢爲末。油調搽之。

腳肚生瘡初起如粟米大。搔之不已。成片包腳相交。黃水出。痒不可忍。久成痼疾。用百藥煎末。唾調逐瘡四圍塗之。自外入內。先以貫衆煎湯洗之。日一次。

乳結硬痛百藥煎末。每服三錢。酒一盞煎數沸服。之取效。

腸癰內痛大棗連核燒存性。百藥煎等分爲末。每服一錢。溫酒下。日一取效。

大腸便血百藥煎。荊芥穗燒存性。等分爲末。糊丸梧子大。每服五十丸。米飲下。

腸風下血百藥煎二兩半。生用半炒存性。爲末。飯丸如梧子大。每服五十丸。米飲下。名聖金丸。

大腸氣痔作痛下血。百藥煎末。每服三錢。稀粥調服。日二次。

腸風臟毒下血者。用百藥煎燒存性。烏梅連核燒過。白芷不見火爲末。水糊丸。如梧子大。每服七十丸。米飲下。

酒痢下血百藥煎。五倍子。陳槐花等分。焙研末。

酒糊丸梧子大每服五十丸米飲送下。下痢脫肛百藥煎一塊陳白梅三箇木瓜一握以水一椀煎半椀日二服。男婦血淋用真百藥煎車前子炒黃連各三錢半木香二錢滑石一錢為末空心燈草湯服二錢日二服。消暑止渴百藥煎臘茶等分為末烏梅肉擣和丸芡子大每含一丸名水瓢丸。

川芎苗綱目作芎藭又有胡藭香果山鞠窮諸名人多栽蒔清明後宿根生苗分其枝橫埋之則節節生根八月根下始結芎藭冬可采取晒乾用葉名蘼蕪狀如芹而微細嫩苗可煠食拌肉炒更佳亦可作蔬中香料

性溫味辛。煠食治身中老風頭中久風風眩理勢逆定驚氣辟邪惡除蠱毒鬼疰去三蟲久服通神作飲止泄瀉。

附川芎性溫味辛氣香上升能升清陽之氣居上部功多。

因其性味辛溫能橫行利竅使血流氣行為血中之氣

藥。以其氣升。主頭風頭疼。三焦風熱。頭面遊風。暴赤眼痛。血虛頭暈。用之升解。以其辛散。主治胸膈鬱滯。脇肋疼痛。腰背拘急。腿足酸疼。寒痺筋攣。癥瘕瘰癧。用之疏散。以其性溫。流行血海。能通遍身血脉。宿血停滯。女人經水不調。一切胎前產後。用之溫養。但單服及久服。反走散膽中真元。故丹溪云。久服能致暴亡。凡禁用者。如心虛血少。驚悸怔忡。肺經氣弱。有汗骨蒸。恐此辛溫香散故也。如火氣升上。吐衄咳嗽。熱據痰喘。中滿腫脹。恐此引氣上腦故也。蜜和大丸。夜服。治風痰有效。齒根出血。含之即止。以川產體圓。如雀腦實大色白者佳。枯及油者勿用。小而中虛者名撫芎。能開鬱寬胸。

附方 生犀丸 宋真宗賜高相國，去痰清目，進飲食。生犀丸。用川芎十兩，緊小者，粟米泔浸二日，換切片子，日乾爲末，分作兩料。每料入麝腦各一分，牛黄半兩。重湯煑蜜和丸，小彈子大。茶酒嚼下一丸。痰加硃砂半兩。膈痰加牛黄一分，水飛鐵粉一分。頭目昏加細辛一分。口眼喎斜加炮天南星一分。

氣虛頭痛 眞川芎爲末，臘茶調服二錢，甚捷。曾有一婦人產後頭痛，一服即愈。

氣厥頭痛 婦人氣盛頭痛，及產後頭痛。川芎、天台烏藥，等分爲末。每服二錢，葱茶調下。

風熱頭痛 川芎一錢，茶葉二錢，水一鍾，煎五分，食前熱服。

頭風化痰 川芎洗切，晒乾爲末，煉蜜丸如小彈子大。不拘時嚼一丸，茶清下。

偏頭風痛 京芎細剉，浸酒，日飲之。

風熱上衝 頭目運眩，或胸中不利。川芎、撫芎各一兩，爲末。每服三錢，用茶清調下。胸中不利，以水煎服。

首風旋運 及偏正頭痰，多汗惡風，胸膈痰飲。川芎一觔，天麻四兩，爲末。煉蜜丸如彈子大。每嚼一丸，茶清下。

失血眩運 方見當歸下。

切心痛大芎一箇爲末燒酒服之一箇住一年兩箇住二年。

經閉驗胎經水三箇月不行驗胎法川芎生爲末空心煎艾湯服一匙腹內微動者是有胎不動者非也。

損動胎氣因跌撲舉重損胎不安或子死腹中芎藭爲末酒服方寸匕須臾一二服立出良。

崩中下血晝夜不止千金方用芎藭一兩清酒一大盞煎取五分徐徐進之。聖惠加生地黃汁二合同煎。

酒癖脇脹時復嘔吐腹有水聲川芎藭三稜炮各一兩爲末每服二錢葱白湯下。

小兒腦熱好閉目或太陽痛或目赤腫川芎藭薄荷朴硝各二錢爲末以少許吹鼻中。

齒敗口臭水煮芎藭含之。

牙齒疼痛大川芎藭一箇入舊糟內藏一月取焙入細辛同研末揩牙。

諸瘡腫痛撫芎煅研入輕粉麻油調塗。

產後乳懸婦人產後兩乳忽長細小如腸垂過小肚痛不可忍危亡須臾名曰乳懸將芎藭當歸各一斤以半斤剉散於瓦石器內用水濃煎不拘多少頻服仍以一斤半剉塊於病人桌下燒烟令將口鼻吸烟用盡未愈再作一料仍以草麻子一粒貼其頂心。

桂入食料，腥素俱宜。（注：體素有火者忌之，體寒宜之。）溫中暖胃。補命門不足。益火消陰。堅筋骨。通血脈。疏氣道。宣導百藥。無所畏。久服不老。（一名牡桂，又名梫，梫者能侵害他木也，故呂氏春秋云：桂下無雜木。桂釘木根，其木即死是也。出交趾、廣西、潯州府等處。以甘辛香脆者爲佳。）性熱，味甘辛。主治寒痺風瘖。陰盛失血。瀉痢驚癇。利肝肺氣。心腹痛。寒熱冷痰。霍亂轉筋。頭疼腰痛。出汗止煩。止唾止渴。欬嗽鼻齆。墮胎。補下焦不足。治沉寒痼冷冷病。滲泄。冷痢。去營衛中風寒。表虛自汗。春夏爲禁藥。秋冬下部腹痛，非此不能止。

心（用紫色厚者，去上粗皮，取心中味辛者用。）性溫，味甘辛微苦。主治九種心痛，腹內冷氣痛不可忍。欬逆結氣壅痺。脚痺不仁。止下痢，殺三蟲，去鼻中息肉，破血通經，下胞衣，治一切風氣，五勞七傷，通九竅，利關節，益精明目，暖腰膝，除風痺，骨節攣縮，續筋骨，生肌肉，消瘀血，破痃癖癥瘕，風僻失音，喉痺，腸虚失血，內托癰疽痘瘡，能引血化汗化膿，解蛇蝮毒，殺草木毒。

附牡桂 即木桂也，薄而味淡，去粗皮用。其細枝為桂枝，枝之嫩小者為柳枝。 性溫，味甘辛。主治上氣咳逆，結氣喉呼吸，利關節，補中益氣，久服輕身，去傷風頭疼，開腠理，解表發汗，除皮膚風濕，冷風疼，心腹痛，溫筋通脉，止煩出汗，泄奔豚，散下焦畜血，利肺氣，横行手臂，治痛風。

附方陰痺熨法寒痺者留而不去時痛而皮不仁刺布衣者以火焠之刺大人者以藥熨之熨法用醇酒二十斤蜀椒一斤乾薑一斤桂心一斤凡四物㕮咀漬酒中用綿絮一斤細白布四丈并納酒中置馬矢熅中封塗勿使泄氣五日五夜出布絮曝乾復漬以盡其汁每漬必晬其日乃出乾之并用滓與絮複布為複巾長六七尺為六七巾每用一巾生桑炭火炙巾以熨寒痺所刺之處令熱入至病所寒則復炙巾以熨之三十遍而止汗出以巾拭身亦三十遍而止起步內中無見風每刺必熨如此病已矣

足躄筋急桂末白酒和塗之一日一上

中風口喎面目相引偏僻頰急舌不可轉桂心酒煮取汁故布蘸搨病上正即止左喎搨右右喎搨左常用大效

中風逆冷吐清水宛轉啼呼桂一兩水一升半煎半升冷服

中風失音桂著舌下嚥汁又方桂末三錢水二盞煎一盞服取汁

喉痺不語方同

偏正頭風天陰風雨即發桂心末一兩酒調塗傅額上及頂上

暑月解毒桂苓丸用肉桂去粗皮不見火茯苓去皮等分為細末煉蜜丸龍眼大每新汲水化服一丸

桂漿渴水

夏月飲之，解煩渴，益氣，消痰。桂末一大兩，白蜜一升，以水三斗，先煎取一斗，入新瓷瓶中，乃下二物，打二三百轉，先以油紙一重覆上，加二重封之，每日去紙一重，七日開之，氣香味美，格韻絕高，今人多作之。

九種心痛 聖惠方。用桂心二錢半，為末，酒一盞半，煎半盞，飲立效。外臺秘要：桂末酒服方寸匕，須臾六七次。

心腹脹痛 氣短欲絕，桂二兩，水一升二合，煮八合，頓服之。

中惡心痛 上方同。

寒疝氣痛 四肢逆冷，全不飲食，桂心研末一錢，熱酒調下，取效。

產後心痛 惡血中心，氣悶欲絕，桂心為末，狗膽汁丸芡子大，每熱酒服一丸。

產後瘕痛 桂末酒服方寸匕，取效。

死胎不下 桂末二錢，待痛緊時，童子小便溫熱調下。名觀音救生散，亦治產難橫生。加麝香少許，酒下。比之水銀等藥不損人。

血崩不止 桂心不拘多少，砂鍋內煅存性，為末，每米飲空腹服一二錢。名神應散。

反腰血痛 桂末和苦酒塗之，乾再上。

吐血下血 肘后用桂心為末，水服方寸匕。王璆曰：此陰乘陽之症也，不可服涼藥。南陽趙宣德暴吐血，服二次而止。其壻亦以二服而安。

小兒久痢 赤白，用桂去皮

以薑汁炙紫黃連以茱萸炒過等分為末紫蘇木瓜煎湯服之名金鎖散。**小兒遺尿**桂末搗雞肝等分擣丸小豆大。溫水調下日二服。**嬰兒臍腫**多因傷濕桂心炙熱熨之日四五次。**外腎偏腫**桂末水調方寸匕塗之。**食果腹脹**不拘老小用桂末飯和丸綠豆大吞五六丸白湯下未消再服。**打撲傷損**瘀血溷悶身體疼痛。辣桂為末酒服二錢。**乳癰腫痛**桂心甘草各二分烏頭一分炮為末和苦酒塗之膿化為水神效。**重舌鵝口**桂末和薑汁塗之。**諸蛇傷毒**桂心栝蔞等分為末竹筒密塞遇毒蛇傷即傅之塞不密即不中用也。**閉口椒毒**氣欲絕或出白沫身體冷急煎桂汁服之多飲新汲水一二升。**中鉤吻毒** **解芫青毒**並煮桂汁服之。

甘草為諸藥之君九土之精治七十二種金石毒解一千二百般草木毒調和眾味有功故有國老之號凡飲食

菜果中加入些些可免毒害得黑豆大豆更良名甘豆湯嶺南有蠱毒凡飲食時先取炙甘草一寸嚼之嚥汁若中毒隨即吐出仍以炙甘草三兩生薑四兩水六升煎二升日三服毒隨大小溲出又常帶三五寸隨身備急若經含甘草而食物不吐者非毒物也文有蜜甘蜜草美草蕗草靈通國老諸名以大逕寸結緊斷文者爲佳性平味甘色黃味甘屬土土居中央兼乎五行專入脾經取性氣緩緩可去急熱藥用之緩其熱寒藥用之緩其寒使補不至於驟而瀉不至於迅有調和相協之義故稱曰國老生用凉而瀉火主散表邪消癰腫和咽痛解百藥除胃積熱去尿管痛此

甘涼除熱之力也。炙則溫而補中。主脾虛滑瀉胃虛口渴寒熱咳嗽氣短困倦勞役虛損此甘溫助脾之功也但味厚而太甜補藥中不宜多用恐戀膈不思食也如心肺火盛痢痰初起中滿腫脹氣鬱嘔吐併嗜酒者不宜用之。粗大者解毒消腫入六一散用細者不堪忌豬肉與海藻大戟芫花甘遂等物相反同服殺人

主治溫中下氣安魂定魄補五勞七傷。一切虛損驚悸煩悶。健忘通九竅利百脈益精養氣壯筋骨除煩滿益氣傷臟咳嗽止渴通經脈利血氣主腹中冷痛生用瀉火熱熱用散表寒去咽痛除邪熱緩正氣養陰血補脾胃潤肺。吐肺痿之膿血消五發之瘡疽解小兒胎毒驚

痸降火止痛稍生用治胸中積熱去莖中痛加酒煑之胡索苦楝子尤妙頭生用能行足厥陰陽明二經汚濁之血消腫導毒主癰腫宜入吐藥。

附方

傷寒心悸脉結代者甘草二兩水三升煑一半服七合日一服

傷寒咽痛少陰證甘草湯主之用甘草二兩蜜水炙水二升煑一升半服五合日二服

肺熱喉痛有痰熱者甘草炒二兩桔梗米泔浸一夜一兩每服五錢水一鍾半入阿膠半片煎服。

肺痿多涎肺痿吐涎沫頭眩小便數而不欬者肺中冷也甘草乾薑湯溫之甘草炙四兩乾薑炮二兩水三升煑一升五合分服。

肺痿久嗽涕唾多骨節煩悶寒熱以甘草三兩炙搗爲末每日取小便三合調甘草末一錢服之

小兒熱嗽甘草二兩猪膽汁浸五宿研末蜜丸綠豆大食後薄荷湯下十丸名涼膈丸。

初生解毒小兒初生未可便與朱砂蜜只以甘草一指節長炙碎以水二合煑取一合以綿染點兒口中可爲一蜆

殼，當吐出胸中惡汁。此後待兒饑渴，更與之。令兒智慧無病，出痘稀少。**初生便閉**甘草、枳殼煨各一錢，水半盞煎服。**小兒撮口**發噤，用生甘草二錢半，水一盞煎六分，溫服，令吐痰涎，後以乳汁點兒口中。**嬰兒目澀**月內目閉不開，或腫羞明，或出血者，名慢肝風，用甘草一截，以豬膽汁炙為末，每用米泔調少許灌之。**小兒遺尿**大甘草頭煎湯，夜夜服之。**小兒尿血**甘草一兩二錢，水六合，煎二合，一歲兒一日服盡。**小兒羸瘦**甘草三兩，炙焦為末，蜜丸綠豆大，每溫水下五丸，日二服。**大人羸瘦**甘草三兩，炙，每旦以小便煑三四沸，頓服之良。**赤白痢下**崔宣州衍所傳方，用甘草一尺，炙劈破，以淡漿水蘸水一升半，煎取八合，服之立效。梅師方用甘草一兩炙，肉豆蔻七個煨，剉，以水三升，煎一升，分服。**舌腫塞口**不治殺人，甘草煎濃湯，熱漱頻吐。**太陰口瘡**甘草二寸，白礬一粟大，同嚼，嚥汁。**發背癰疽**崔元亮海上集驗方云：李北海言此方乃神授，極奇秘。用甘草三大兩，生搗篩末，大麥麵九兩，和勻，取好醋少許入內，下沸水搜如餅狀，方圓大於瘡一分，熱傅腫上，以

山居本草卷三下　菜部下　[illegible]

紙片及故紙隔令通風冷則換之已成者膿水自出未成者腫便內消仍當喫黃芪粥為妙又一法甘草一大兩水炙搗碎水一大升浸之器上橫一小刀子露一宿平旦以物攪令沫出去沫服之但是瘡腫發背皆甚效

諸般癰疽　甘草三兩微炙切以酒一斗同浸瓶中用黑鉛一片溶成汁投酒中取出如此九度令病者飲酒至醉寢後即愈也

一切癰疽　諸發預期服之能消腫逐毒使毒不內攻功效不可具述用大橫文粉草二觔搥碎河水浸一宿揉取濃汁再以密絹過銀石器內慢火熬成膏以甆罐收之每服一二匙無灰酒或白湯下曾服丹藥者亦解之或微利無妨名國老膏

癰疽秘塞　生甘草二錢半井水煎服能疎導下惡物

乳癰初起　炙甘草二錢新水煎服仍令人呷之

些小癰癤　發熱時即用粉草節晒乾為末熱酒服一二錢連進數服痛熱皆止

痘瘡煩渴　粉甘草炙桔梗根等分水煎服之甘草能通血脉發竅痘也

陰下懸癰　生於穀道前後初發如松子大漸如蓮子數十日後赤腫如桃李狀膿即破破則難愈也用橫文甘草一兩四寸截斷以溪澗長流水一盌河水井水不用以文武火慢

慢燕水炙之。自早至午，令水盡為度，劈開硯之，中心水潤乃止。細剉，用無灰好酒二小盆，煎至一盆，溫服。此日再服，使可保無虞。此藥不能急消，過二十日方得消盡。興化守康朝病已破，眾醫拱手，服此二劑即合口，乃詔川劉從周方也。

陰頭生瘡 蜜炙甘草末，頻頻塗之，神效。

陰下濕癢 甘草煎湯，日洗三五度。

代指腫痛 甘草煎湯漬之，良。

凍瘡發裂 甘草煎湯洗之，次以黃連、黃檗、黃芩末，入輕粉、麻油調傅。

湯火瘡灼 甘草煎蜜塗。

蠱毒藥毒 甘草節以真麻油浸之，年久愈妙。每用嚼咽，或水煎服，神妙。

小兒中蠱 欲死者，甘草半兩，水一盞，煎五分服，當吐出。

牛馬肉毒 甘草煎濃汁，飲一二升，或煎酒服，取吐或下。如渴，不可飲水，飲之即死。

飲饌中毒 未審何物，卒急無藥，只煎甘草薺苨湯，入口便活。

水莨菪毒 菜中有水莨菪，葉圓而光，有毒，誤食令人狂亂，狀若中風，或作吐，以甘草煮汁服之即解。

山居本草卷三